역자서문

학생들에게 진단학에 대한 학문을 강의하는 사람으로 단순히 진단학에 대한 것만을 강의할 수 없다는 것은 누구나 공감하는 일 일 것이다. 기초가 되는 해부학적 지식과 임상역학, 질환에 대한 기초 지식을 배경으로 각 질환을 입증하는 근거 자료를 확보한다. 또한 그러한 지식을 바탕으로 임상에 나가 환자의 질환에 대한 확실한 검사방법이 요구되어진다.

이러한 조건을 충족시킬 수 있는 소중한 책자로서 물리치료과 학생들은 물론 인턴생활을 하는 의사들 또한 쉽게 접할 수 있는 책이라 판단되어 이 책을 번역하게 되었다.

정형물리치료 가이드이지만 임상에서 일어날 수 있는 내과적 상황과 응급상황, 악성종양의 위험징후, 운동을 그만 두어야 할 상황, 주요기관의 병리적 증상과 징후, 간단히 알아야 할 약물분류, 기초적으로 알고 있어야 할 임상에서의 의학약어 등이 정리되어 있어 여러 책을 가지고 다니지 않아도 임상에서의 역할을 충분히 해낼 수 있으리라 생각된다.

또한 각 부위별로 정리된 검사방법을 사진으로 보여줌으로써 학습되지 않은 사람들도 쉽게 접근이 용이하므로 당황하지 않고, 각 부위별 진단이 가능할 것이다.

임상에 나가게 되는 예비 물리치료사와 임상에 나가 환자들을 대하는 물리치료사들에게 쉽게 부담없이 접할 수 있는 소중한 책이 되기 바란다.

이 책을 소개해 주신 영문출판사 사장님께 감사드리고, 이책을 함께 번역해준 김완태 선생님, 그리고 편집부 직원 여러분께 감사드린다.

2011년 9월 역자 대표 **엄 기 매**

목차(Contents)

제 1 장 주의(ALERTS/ALARMS)

개정 2판

정형물리치료 핵심 노트

Ortho Notes Clinical Examination Pocket Guide **2nd Edition**

개정 2판

정형물리치료 핵심노트

역자 엄기매 외

2nd Edition

Ortho Notes

Clinical Examination Pocket Guide

Dawn Gulick, PhD, PT, ATC, CSCS

영 문 출 판 사

■ **옮긴이** (가나다순)

김명준 경동대학교 물리치료학과 교수
김미영 용인대학교 물리치료학과 외래교수
김성수 광주보건대학 물리치료과 교수
김완태 양평보건소 가정방문팀
김용수 신성대학 물리치료과 교수
문상은 마산대학 물리치료과 교수
박윤기 대구보건대학 물리치료과 교수
송명수 원광보건대학 물리치료과 교수
엄기매 여주대학 물리치료과 교수
정병옥 김천대학교 물리치료학과 교수
최재원 경북전문대학 물리치료과 교수
황 룡 동남보건대학 물리치료과 교수

Ortho Notes 2E Clinical Examination Pocket Guide

by Dawn Gulick, PhD., PT, ATC, CSCS

개정 2판

정형물리치료 핵심노트

2011년 9월 22일 초판인쇄
2011년 9월 29일 초판발행

지은이 : Dawn Gulick, PhD., PT, ATC, CSCS
옮긴이 : 엄 기 매 외
발행인 : 박 병 조
발행처 : 도서출판 영문출판사
등 록 : 1987년 12월 21일 제2-419호
주 소 : 서울시 강남구 삼성동 69-1
전 화 : (02)514-5590, 776-5590
팩 스 : (02)756-8943
E-mail : yeongmunsa@empal.com
정 가 : 30,000원
ISBN 978-89-7224-261-1 93510

• 파본은 교환해 드립니다.

제 2 장 어깨관절(Shoulder)

제 3 장 팔꿈치관절(Elbow)

제 4 장 손과 손목관절(Wrist & Hand)

제 5 장 척추(Spine)

제 6 장 엉덩관절(Hip)

제 7 장 무릎관절(Knee)

제 8 장 발과 발목관절(Ankle & Foot)

제 1 장

주의(ALERTS/ALARMS)

내과적 문제 스크리닝 (Medical screening)

아래와 같은 상황을 경험하거나 언급을 들은 적이 있는가?	
암	만성기관지염
당뇨	폐렴
고혈압	폐기종
어지러움, 현기증	편두통
흉통	빈혈
호흡곤란	위궤양
혈액 응고	후천성면역결핍증/인간면역바이러스 감염
뇌졸중(뇌일혈)	혈우병
신질환	길레인 바레증후군
요관감염	통풍
알러지(라텍스, 음식, 약)	갑상선질환
천식	다발성 경화증
골다공증	결핵
류마티스열/성홍열	섬유성근염
간염/황달	임신
소아마비	탈장
두부손상/뇌좌상	우울증
간질, 발작	빈번한 낙상
파킨슨씨병	장, 방광 관련 문제들
관절염	

아래의 진단과정 또는 시술을 받아본 경험이 있습니까?	
단순방사선 검사	혈액검사
컴퓨터 단층촬영	조직검사
자기공명영상검사(MRI)	근전도(EMG) 또는 신경전달 속도검사(NCV)
골주사검사	심전도(EKG) 또는 스트레스 부하검사
소변검사	수술

정상 신체활력 징후와 이에 영향을 미치는 병적 상태

나이	유아기	아동기	청소년기	어른 및 노인	증가하는 상태:	감소하는 상태:
체온 (T)	98.2°	98.6°	98.6°	98.6°	감염, 운동 ↑혈당치 상승	↓헤마토크릿 & 혈색소치 감소, 진통제, ↓혈당치 감소, 노화
심박수 (HR)	80 –180	75 – 140	50 – 100	60 – 100	감염, ↓헤마토크릿 & 혈색소치 감소 ↓혈당치 감소, 불안, 빈혈, 통증, ↓저칼륨혈증, 운동	마약성진통제, 급성 심근경색 ↑고칼륨혈증
호흡수 (RR)	30 – 50	20 – 40	15 – 22	10 – 20	감염, ↓헤마토크릿 & 혈색소치 감소 ↑혈당치 증가, 불안, 통증, 급성심근경색, 천식, 운동	마약성진통제
수축기 혈압 (SBP)	73	90	115	< 130	↑혈당치 상승, 관상동맥질환, 불안, 통증, 운동 (수축기 혈압만)	↓헤마토크릿 & 혈색소치 감소 ↓저칼륨혈증 마약성진통제, 급성심근경색, 빈혈
이완기 혈압 (DBP)	55	57	70	< 85		

응급상황을 나타내는 증상 혹은 징후 (Signs/Symptoms of emergency situations)

- 수축기혈압(SBP) ≥ 180 mm Hg or ≤ 90 mm Hg
- 이완기혈압(DBP) ≥ 110 mm Hg
- 휴식 시 심박수(Resting HR) > 100 bpm
- 휴식 시 호흡수(Resting RR) > 30 bpm
- 의식 수준의 급작스런 변화
- 통제할 수 없는 두통을 동반한 안면통증
- 갑자기 발생한 부정맥 또는 가슴통증
- 복부 반발성 압통
- 검고 끈적한 또는 혈액이 섞인 변

전신적 질환임을 의미하는 위험 징후 (Generalized systemic red flags)

- 손상기전이 밝혀지지 않는 잠행성 발생
- 손상보다 심하게 호소하는 증상
- 위치를 바꾸거나 쉬어도 증상의 변화가 없을 때
- 예상 치유기간을 넘어 증상이 계속될 때
- 최근 또는 현재의 열, 오한, 야간 발한, 감염
- 설명되지 않는 체중 감소, 창백, 구역, 대소변 습관 변화
- 두통 또는 시야의 변화
- 양측성 증상
- 색소 침착, 부종, 발적, 손톱의 변화, 위약감, 감각 감소, 저린감, 화끈거림
- 골반 내 병변을 위한 허리근 검사 = 바로 누운 자세, 30°까지 하지직거상검사와 저항적 엉덩관절 굴곡검사; 양성검사 시 골반 내 염증 또는 복부하방 감염, 음성검사 시 엉덩이 관절이나 척추통증 내장기를 보기 위한 반발압통
- 블룸버그 징후 = 바로 누운 자세에서 아픈 곳에서 좀 떨어진 곳에 손을 댄 후 수직으로 깊게 누른 후 빨리 손을 뗀다 = 무통; (+) = 손을 뗄 때 통증
- (+) McBurney 지점의 통증(충수돌기) = 오른쪽 위앞엉덩뼈가시(ASIS)와 배꼽사이의 1/3–1/2의 압통
- (+) Kehr 징후(비장) = 격심한 왼쪽 어깨 통증

내장기관의 신경분포와 관련통 양상 (Visceral innervation & Referral patterns)

분절신경 분포	내장기	연관통 패턴
C3-5	가로막(횡격막, diaphragm)	목뼈(경추, C-spine)
T1-5	심장(heart)	전방 목, 가슴, 좌측 팔
T4-6	식도(esophagus)	흉곽하부와 상복부
T5-6	폐(lungs)	등뼈(흉추, T-spine)
T6-10	위(stomach)	상복부와 등뼈
	췌장(pancreas)	상복부, 하부 등뼈와 상부 허리뼈
	담관(bile duct)	상복부, 중간 등뼈
T7-9	담낭(gallbladder)	우상복부, 좌측 등뼈
	간(liver)	우측 등뼈
T7-10	소장(small intestine)	중간 등뼈
T10-11	정소/난소(testes/ovaries)	하복부, 엉치뼈(천추, sacrum)
T10-L1	신장(kidney)	허리뼈, 복부
T10-L1	자궁(uterus)	등허리(흉요), 허리엉치(요천추) 이행부
S2-4	전립선(prostate)	엉치뼈, 정소, 등허리(흉요추) 이행부
T11-L2, S2-4	요관(ureter)	사타구니, 두덩뼈(치골) 상부, 안쪽 허벅지
	방광(bladder)	엉치뼈끝(천추첨부), 두덩뼈 상부

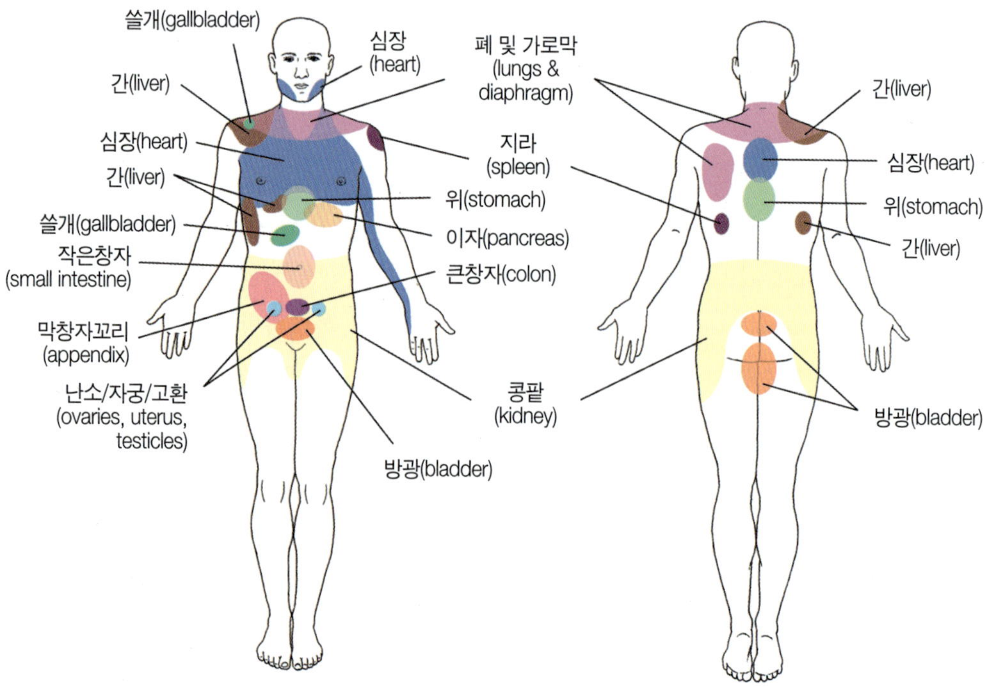

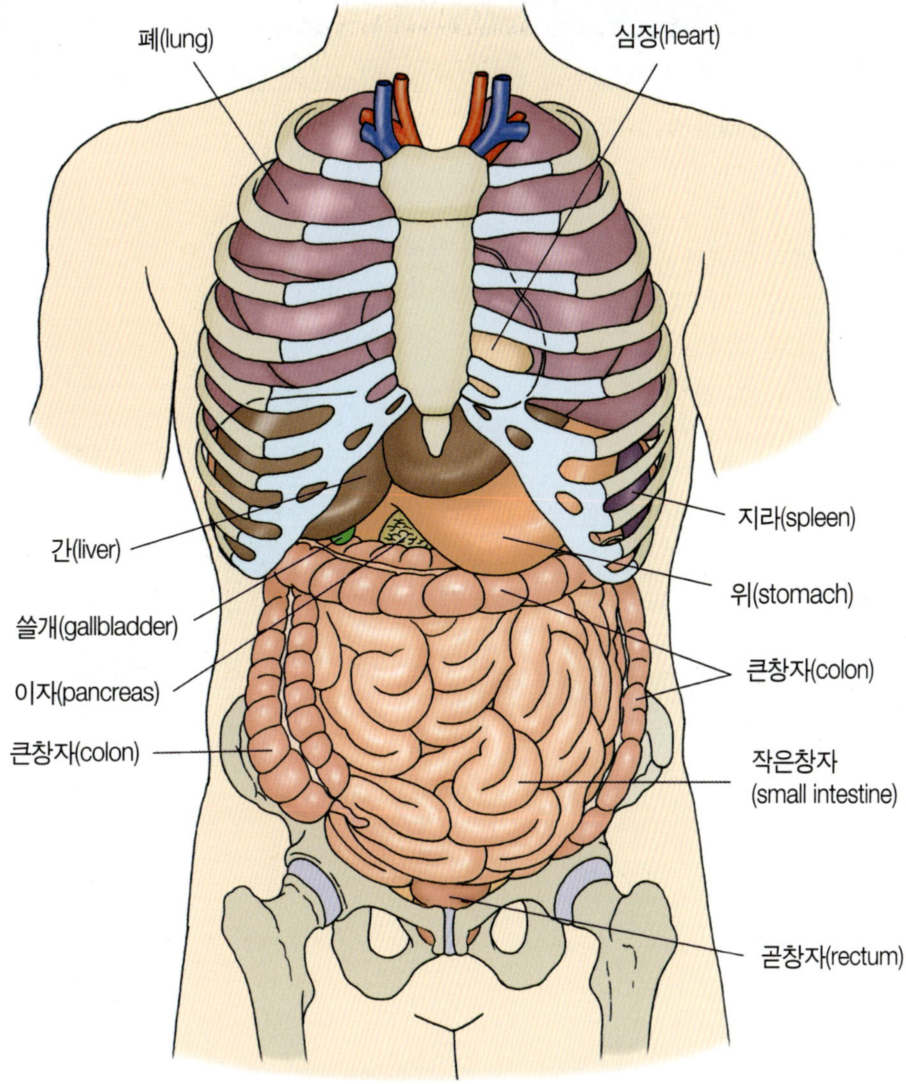

Source: From Gulick, D. screening Notes: Rehabilitation Specialist' s Pocket Guide. FA Davis, Philadelphia, 2006, pages 11-12.

악성종양의 초기 위험 징후 (Early warning signs of cancer)

"CAUTION" = 악성종양을 나타내는 신호

C = 7~10일 이상의 대소변 양상의 변화
A = 6주 안에 치유되지 않는 통증
U = 비정상적인 출혈 또는 분비물
T = 유방이나 기타 부위의 종괴나 두꺼워짐
I = 소화불량 또는 연하곤란, 조기 포만감
O = 사마귀나 점의 명확한 변화

- A = 비대칭적인 모습
- B = 경계면의 불규칙성
- C = 균일하지 않은 색소 침착
- D = 6 mm 이상의 직경(연필 지우개 보다 크다.)
- E = 진화(상태의 변화)

N = 지속적으로 괴롭히는 기침 또는 쉰목소리(녹슨 색깔의 가래)
S = 추가적 징후 및 증상

- 10~14일 동안 10~15 파운드 체중 감소
- 생명징후의 변화
- 잦은 감염(호흡기, 비뇨기)
- 심부힘줄 반사의 변화
- 몸쪽 근육 약화
- 야간통
- 병적 골절
- 45세 이상

운동을 그만두어야 할 심혈관계 징후 (Cardiovascular signs to discontinue exercise)

- 휴식기 심박수가 40 이하 또는 130 이상
- 불규칙 박동; 두근거림
- 시간당 6회 이상의 부정맥
- 250 mg/dL 이상의 혈당치
- 90% 이하의 산소 포화도
- 화씨 100° 이상의 체온
- SBP > 250 또는 DBP > 120 mm Hg
- 10 mm Hg 이상의 수축기혈압 감소
- 지남력 변화
- 차갑고, 축축하환, 청색증
- PO_2 <60; 혈색소치 8 g/dL 이하
- 호흡곤란; 기립성 호흡곤란
- 어지러움; 기절
- 양측 발 또는 다리의 부종
- 팔로 방사통이 동반되거나 동반되지 않는 가슴통증
- 여성에서 우측 이두박근 또는 흉곽 중심의 통증

주요 기관 병리의 증상과 징후 (Signs & Symptoms of specific organ pathology)

호흡기계

- 혈액을 동반하거나 동반하지 않은 기침
- 가래
- 운동 시 호흡곤란
- 곤봉지
- 가슴통증
- 기관지 협착음
- 깊은 흡기 시 통증
- 누워 있을 때 통증 증가, 병변 쪽으로 누우면 통증 감소
- 산소포화도 감소
- 신체 검사상의 징후
  - 흉막통
  - 얕은 호흡
  - 빠른 호흡수
  - 빠른 심박수
  - 각혈

간담도계

- 우상복부 통증
- 체중 감소
- 복수/다리 부종
- 수근관 증후군(양측)
- 간헐적 소양증
- 위약감과 피로감
- 어두운 색 소변/진흙색깔의 변
- 불수의적 손떨림 = 전박부에서 뒤로 젖힌 손목을 계속 유지하지 못하고 일어나는 진전
- 황달/멍, 눈의 공막의 황색변형(안구공막의 황색화)
- 어깨뼈 사이의 등척추와 우측 어깨, 우측 어깨지대, 우측 어깨밑 영역으로 방사되는 통증

위장관계

- 등으로 방사되는 상복부 통증
- 피가 섞이거나 검고 타르같은 변
- 위급하거나 불수의적인 배변
- McBurney 부위의 압통
- 식사와 함께 변하는 통증 양상
- 구역, 구토, 포만감
- 설사 또는 배변 활동 감소
- 증상을 악화시키거나 강화시키는 음식
- 체중 감소, 식욕 감소

신요로계

- Murphy 검사 양성 = 신장주위의 타진
- 열; 오한
- 혈액뇨(hematuria)
- 흐리고 냄새나는 소변
- 통증을 동반하고 자주 계속되는 소변
- 지속되는 통증(신결석)
- 신장 부위에서 느껴지는 배부통
- 늑척추각 압통

전립선

- 50세 이상 남자
- 소변의 시작과 중단이 어려움
- 소변횟수의 변화
- 야간뇨
- 요실금/배뇨를 뚝뚝 흘림
- PSA 수치 > 4 ng/mL
- 성기능 부전

여성생식기계

- 주기적 통증
- 비정상 출혈
- 구역, 구토
- 질분비물
- 만성 변비
- 저혈압 (blood loss)
- 생리를 하지 않거나, 불규칙적인 생리

내장관 병리를 알아내는 방법 (Tasks that may aggravate & Incriminate visceral pathology)

- 담낭 = 전방으로 굴곡함
- 신장 = 이환측으로 기댐
- 췌장 = 똑바로 앉거나 앞으로 기댐
- 식도 = 삼켜본다
- 위장관 = 식사
- 심장 = 차가운 공기 또는 운동
- 콩팥 = 병변 쪽으로 굽음

고혈당의 징후와 증상 (Signs & Symptoms of hyperglycemia)

- 혈당 > 180 mg/dL
- 피부가 건조하고 빨갛게 됨
- 과일향의 호흡 냄새
- 흐린 시야
- 어지러움
- 위약감
- 구역
- 구토
- 쥐어짜는 통증
- 소변량 증가
- 의식소실/경련

저혈당의 징후와 증상 (Signs & Symptoms of hypoglycemia)

- 혈당 <50-60 mg/dL
- 피부가 창백하고, 차갑고, 땀이 남
- 지남력이 떨어지고 안절 부절함
- 두통
- 어눌한 말
- 빈맥
- 의식소실

천식반응 (Asthmatic response)

- 기침, 천명
- 복장뼈밑(흉골하) 가슴 조임
- 호흡 시 보조근의 사용
- 호흡수 > 24 bpm
- 최대 호흡속도 , 기준 또는 기대치의 80%
- 최대 호흡속도 증가, 분무약 사용 후 15% 이상 증가

마르판 증후군의 징후와 증상 (유전성 상염색체 우성 질병) (Signs & Symptoms of Marfan' s syndrome)

- 불규칙적으로 팔, 다리, 손가락, 발가락의 길이 차이 (하지가 상지보다 길다.)
- 앞쪽 이마 돌출 부위가 긴 머리뼈
- 척추후측만증(kyphoscoliosis)
- 함몰된 가슴(오목)
- Slender ↓ sub-q fat(sub-q 비만이 감소되어 날씬해짐)
- 힘줄과 인대의 약화, 관절 과운동성을 지닌 관절낭
- 심장판막의 결함 = 잡음
- 대동맥류 해리의 발생빈도 증가
- 탈장
- 수면성 무호흡
- 안구렌즈의 탈구; 근시
- “엄지 증상” = 엄지를 손바닥 쪽으로 구부릴 때, 엄지 손끝이 손바닥을 넘어가면 양성반응.

우울증의 징후와 증상 (Signs & Symptoms of depression)

- 슬픔; 자주 반복되고 설명할 수 없는 울음
- 죄의식, 쓸모없고 희망이 없다는 감정
- 자살 생각
- 수면장애
- 피곤, 기운 없음; 무관심
- 식욕감퇴
- 집중력, 기억력과 판단력 감퇴

라임병의 징후와 증상 (Signs & Symptoms of Lyme's disease)

주의: 다양한 조직의 염증 상태, 스피로헤타의 전염은 48시간 걸린다. 혈액검사는 질병을 확진. 임상의는 GBS, 다발성경화증(MS), FMS를 배제해야 한다.

초기 국소 반응(early localized stage)

- 7~14일 안에 홍반이 동반된 발진(3~30일 범위)
- 발진은 붉은 색이 확대되어 견고해지거나 고리모양의 중앙 반점이 됨(황소의 눈)
- 발진의 평균지름 5~6 인치
- 발진 촉지 시 열이 있을 수도 있고, 없을 수도 있다.
- 발진은 항상 통증이 있거나 가렵지 않다.
- 열
- 불안
- 두통
- 근육 통증
- 관절 통증

초기 감염 단계(early disseminated stage)

- 물린 부위에 2개 이상의 발진이 생기지 않는다.
- 이동하는 통증 (통증 부위의 이동)
- 두통
- 목 뻣뻣함 (목 경직)
- 안면마비
- 사지로 무감각/저림
- 비정상적 맥박
- 흉통
- 시야 변화
- 100°~102°의 열
- 심한 피로

후기 단계(late stage)

- 1~2개의 관절의 관절염
- 신경학적인 변화 – 방향감각 상실, 정신착란, 현기, 정신적 혼미, 사지 무감각
- 난시(시각 결손)
- 심부전

치매 척도 (Dementia scales)

score	최대	과제
	 5 5	**지남력:** 오늘은 (년도) (계절) (날짜) 몇(월 일) 입니까? 우리가 있는 곳은 (나라 이름) (도시) (건물) (층) 어디입니까?
	 3	**등록:** 3가지 이름 말하기 : 1초마다 하나씩 말하기, 3가지 말해준 뒤 환자에게 말해보게 한다. 1개의 정답을 준 뒤 나머지 3개를 배울 때까지 반복 시도 횟수 : ___________
	 5	**주의력, 계산력:** 연속적인 7과 관련된 문제, 1개 정답 시 1점, 5 정답 후에 중지 (다른 방법; 단어 꺼꾸로 말하게 한다.)
	 3	**기억력:** 위의 3가지 물체를 말해보게 한다. 정답 시 각 1점을 준다.
	 2 1 3 1 1 1	**언어:** 물건 이름 말하기(연필, 시계) 따라서 말하기(아니다, 만약, 그리고, 그러나) 3단계 요구를 따르게 한다; "종이를 집어서, 반으로 접고, 계단 위에 올리게 한다." 읽고 따라서 하기: "눈을 감아라." 문장 써보기 그림 따라서 그려보기: 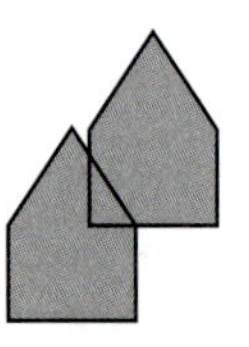
	30	**총점 (정상 ≥ 24)**

깊은힘줄 반사		
등급	반응	검사방법
0	없음	상지 = 팔 검사 시에 다리를 교차하고, 등척성으로 다리를 벌리며 시행 하지 = 다리 검사 시 환자의 손가락을 교차하고, 팔꿉관절을 벌리는 방향으로 등척성으로 힘을 주며 시행한다.
1+	검소된 상태	
2+	정상	
3+	항진	
4+	반복운동을 동반한 항진	

뇌신경		
신경	기능	검사방법
I. 후각(olfactory)	냄새	눈을 감고 냄새 식별
II. 시각(optic)	시야	한쪽 눈을 감고 시야를 측정
III. 눈돌림(동안신경, oculomotor)	안구와 동공의 반응	주변 시야, 시야표, 빛에 대한 반응 측정
IV. 도르래(활차, trochlear)	안구운동	안구를 모으고 하방으로 내리는 검사
V. 삼차(trigeminal)	안면감각과 저작	얼굴감각과 잇몸을 악문다.
VI. 가돌림(외전, abducens)	안구운동	중심선을 넘어 바깥으로 눈을 돌림
VII. 얼굴(안면, facial)	안면근육과 미각	눈을 감고 웃는다; 단맛, 신맛, 쓴맛, 짠맛
VIII. 청신경(acoustic) (vestibulocochlear)	소리와 균형	청각; 발을 모으는 균형, 5초간 눈감고, 뜨기 반복, 소리나는 부위 지적 검사
IX. 설인두(설인)신경 (glossopharyngeal)	삼킴, 목소리, 구역 반사	물을 마시거나 "아" 소리냄 설압자로 구역반사 유발
X. 미주신경(vagus)	삼킴, 목소리, 구역 반사	
XI. 척추부신경 (spinal accessory)	목빗근(SCM)과 등세모근(승모근)	목을 돌리고 어깨를 으쓱함
XII. 혀밑(설하)신경 (hypoglossal)	혀의 운동	혀를 앞으로 내밀 때 방향의 전위를 관찰함

상지 신경역학 검사 (NTPT)

정중신경 검사 (MEDIAN NERVE TEST)

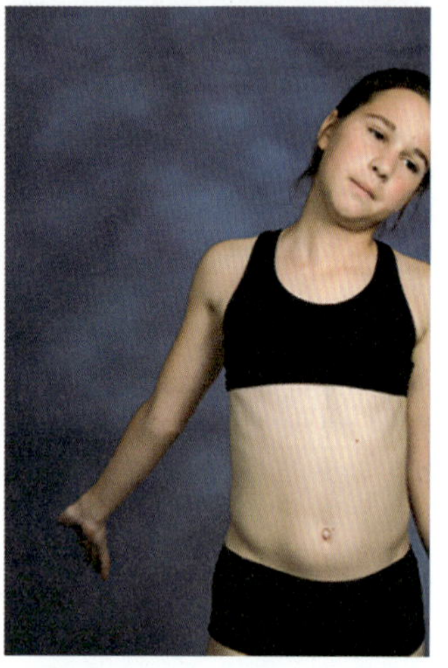

자세: 바로 누운 자세 또는 앉은 자세에서 목을 반대쪽으로 기울이고 환측의 어깨를 내린다.

방법: 팔꿉관절을 편채로 어깨뼈 평면 상에서 팔을 펴고 아래팔을 벌리고 손목과 손가락을 뻗는다.

결과: 양성 검사 = 팔 정중신경의 분포부위에 통증 또는 저린감

통계: 민감도 = 94%; 특이도 = 22%

노신경 검사 (RADIAL NERVE TEST)

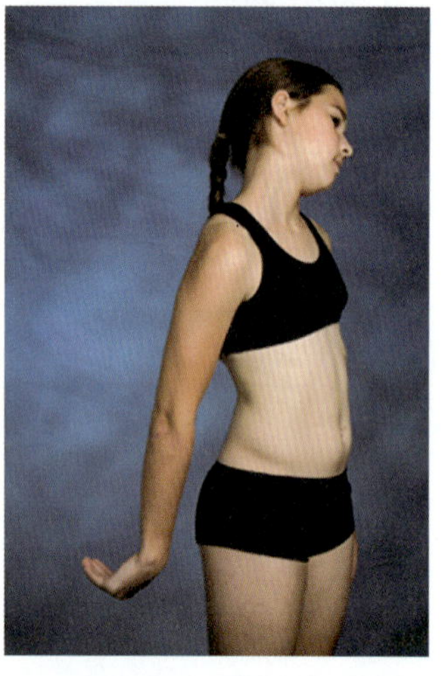

자세: 바로 누운 자세 또는 앉은 자세에서 목을 반대편으로 기울이고 환측의 어깨를 내린다.

방법: 팔꿉관절을 편채로 팔을 뻗고 아래팔을 모으고 팔목을 굴곡하고 손가락을 뻗는다.

결과: 양성 검사 = 팔 노신경 분포부위에 통증 또는 저린감

통계: 민감도= 94%; 특이도 = 33%

자신경 검사 (ULNAR NERVE TEST)

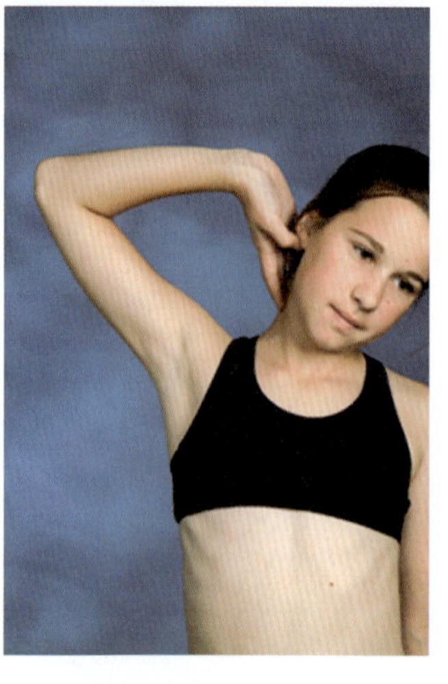

자세: 바로 누운 자세 또는 앉은 자세에서 동측 어깨를 내린다.

방법: 어깨를 90° 바깥돌림하면서 팔꿉관절을 굴곡, 아래팔을 모으고 손목과 손가락을 뻗고 손바닥을 귀에 위치시키는 노력을 한다.

결과: 양성 검사 = 팔 자신경 분포부위에 통증 또는 저린감

위팔신경얼기(상완신경총, brachial plexus)

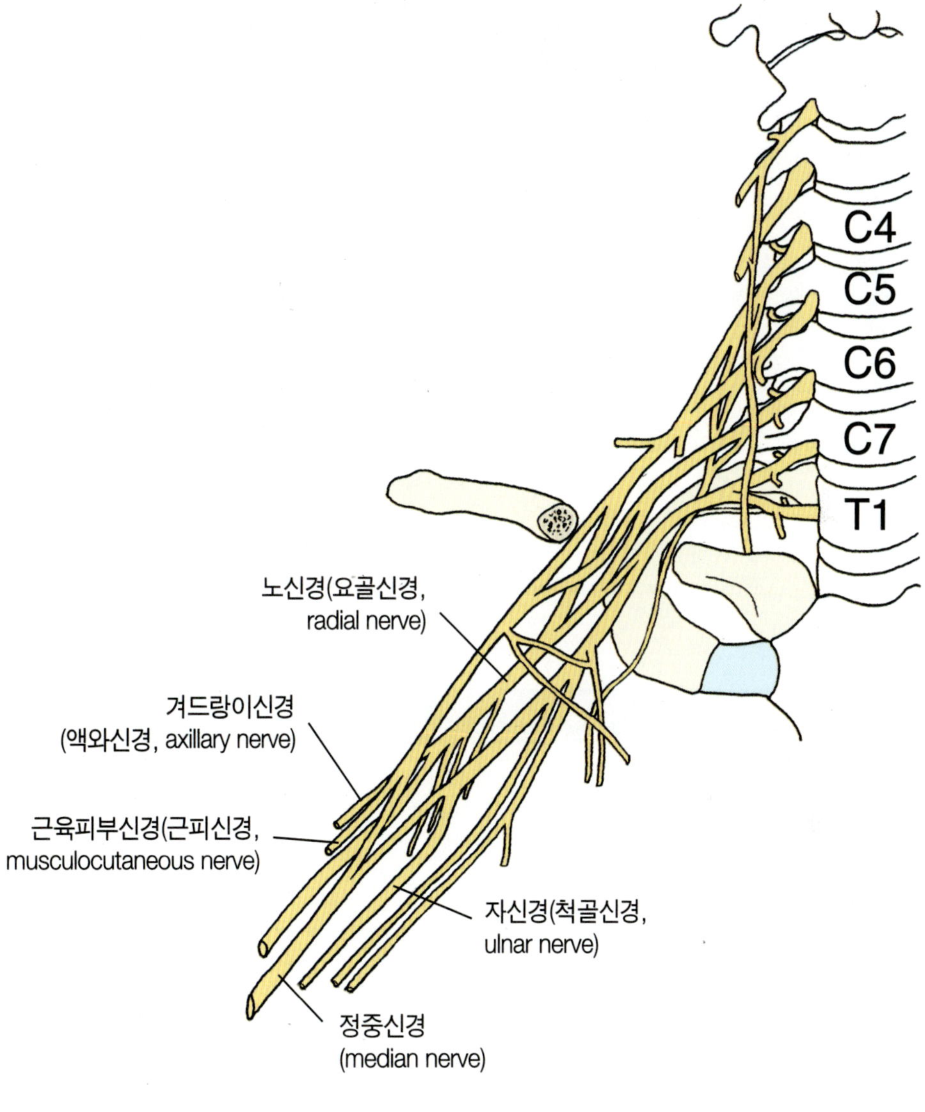

겨드랑이신경(axillary nerve)

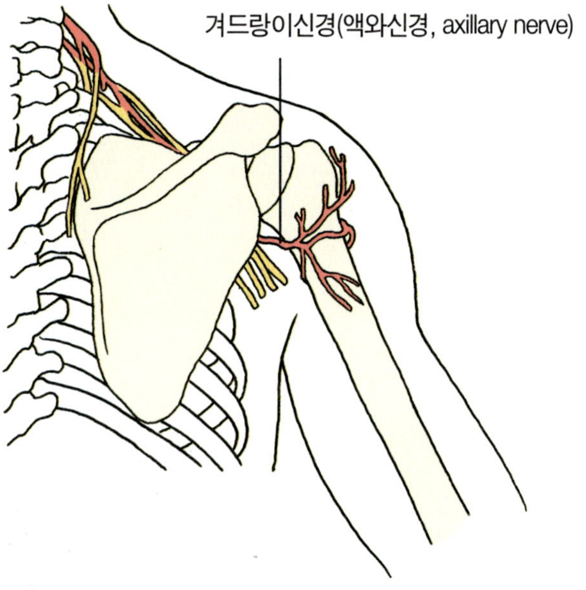

근육피부신경(musculocutaneous nerve)

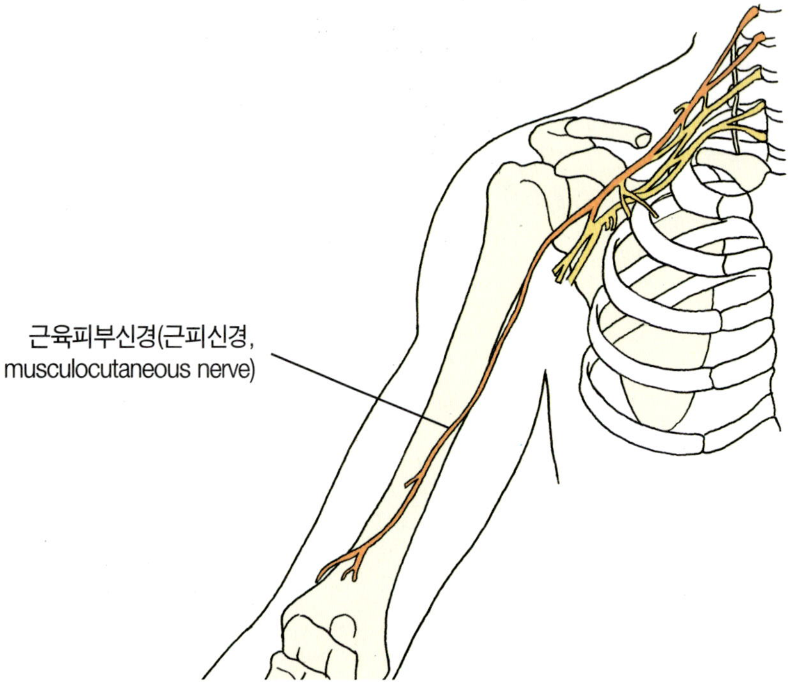

노신경(radial nerve)

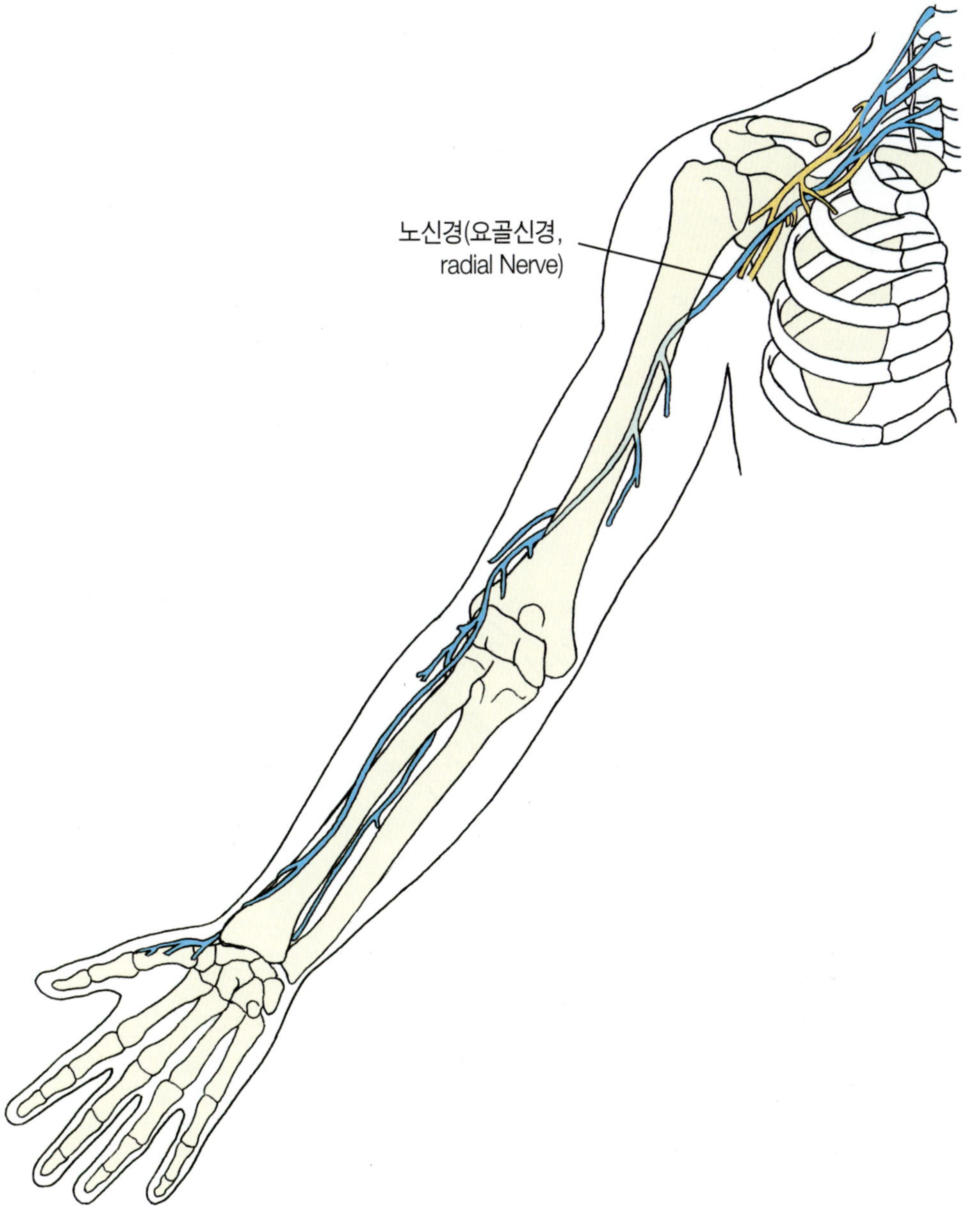

정중신경(median nerve)

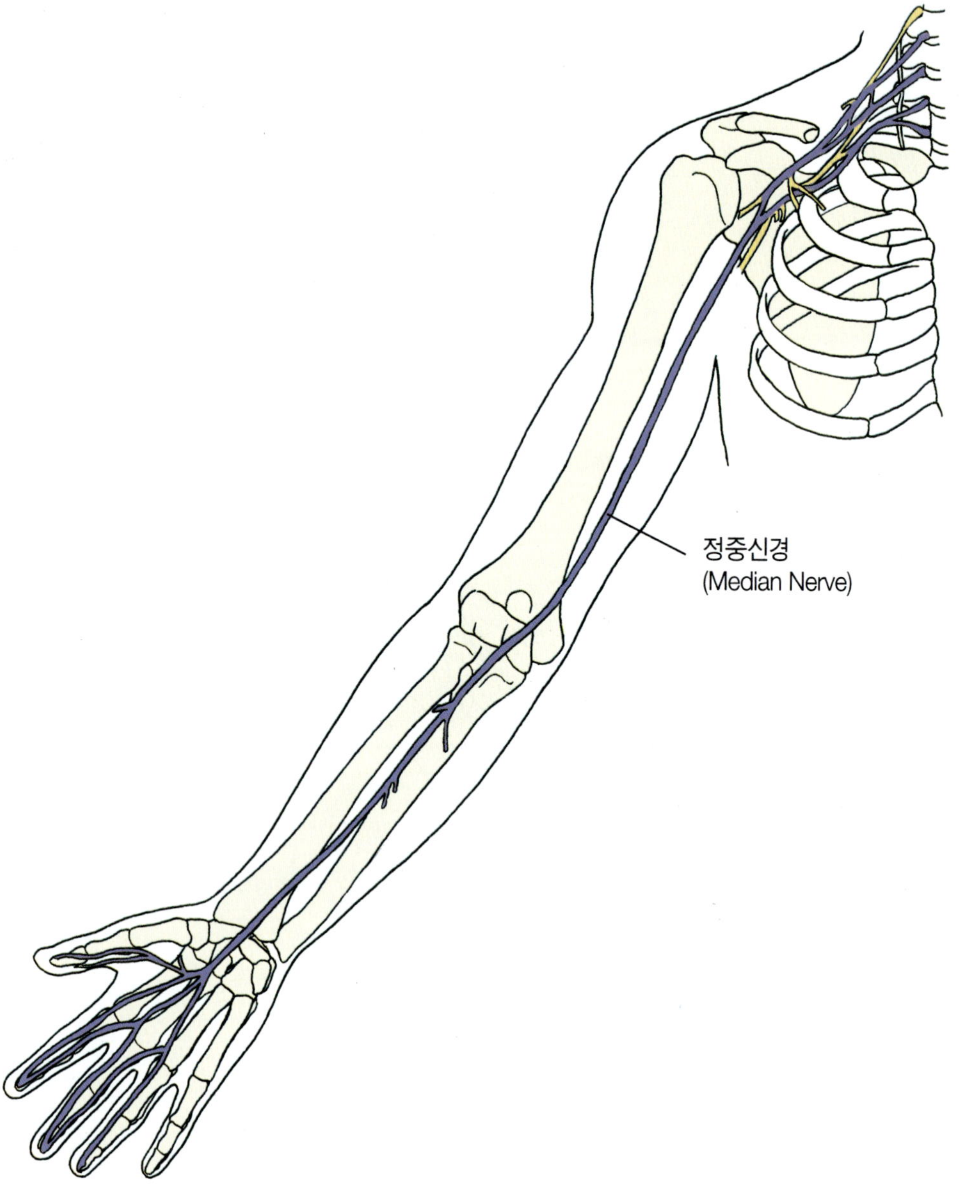

자신경(ulnar nerve)

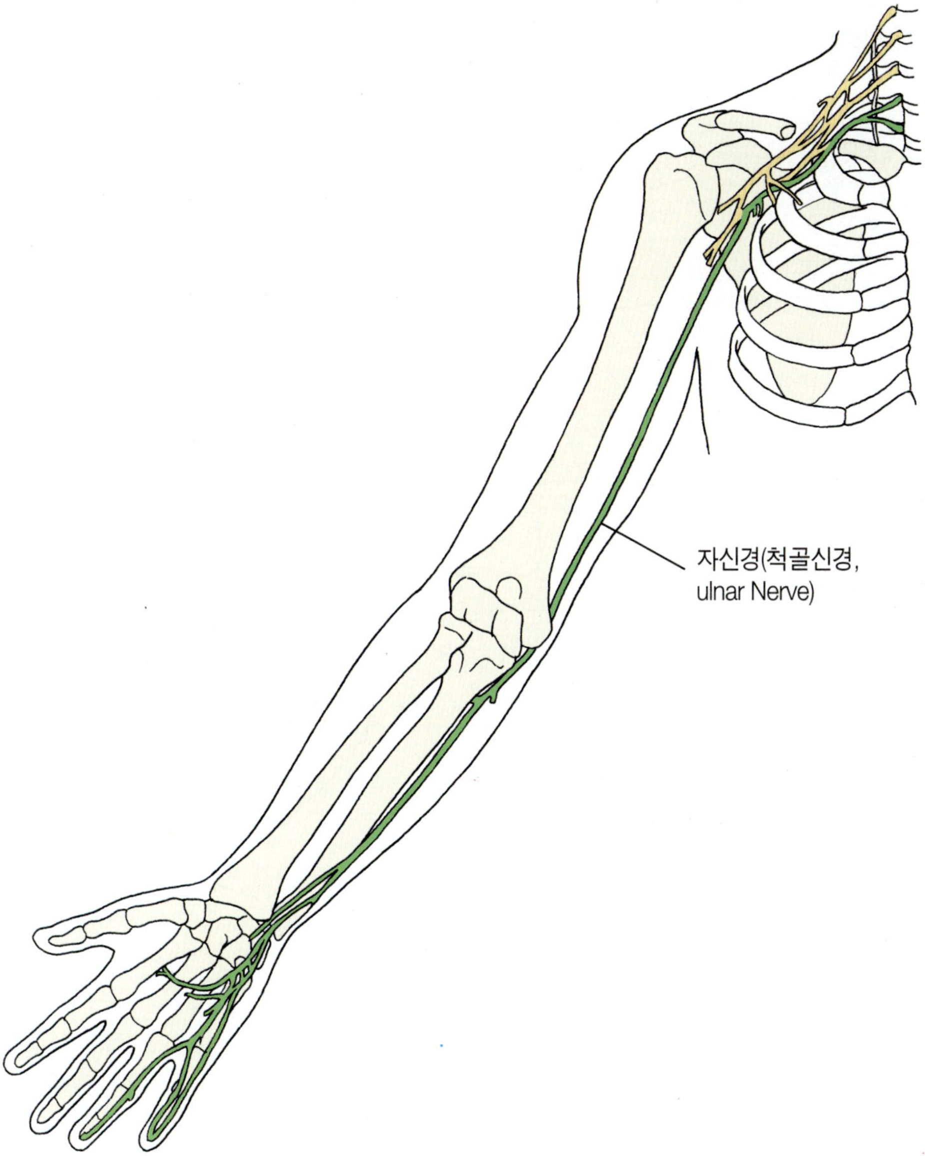

허리엉치신경얼기(요천추신경총, lumbosacral plexus)

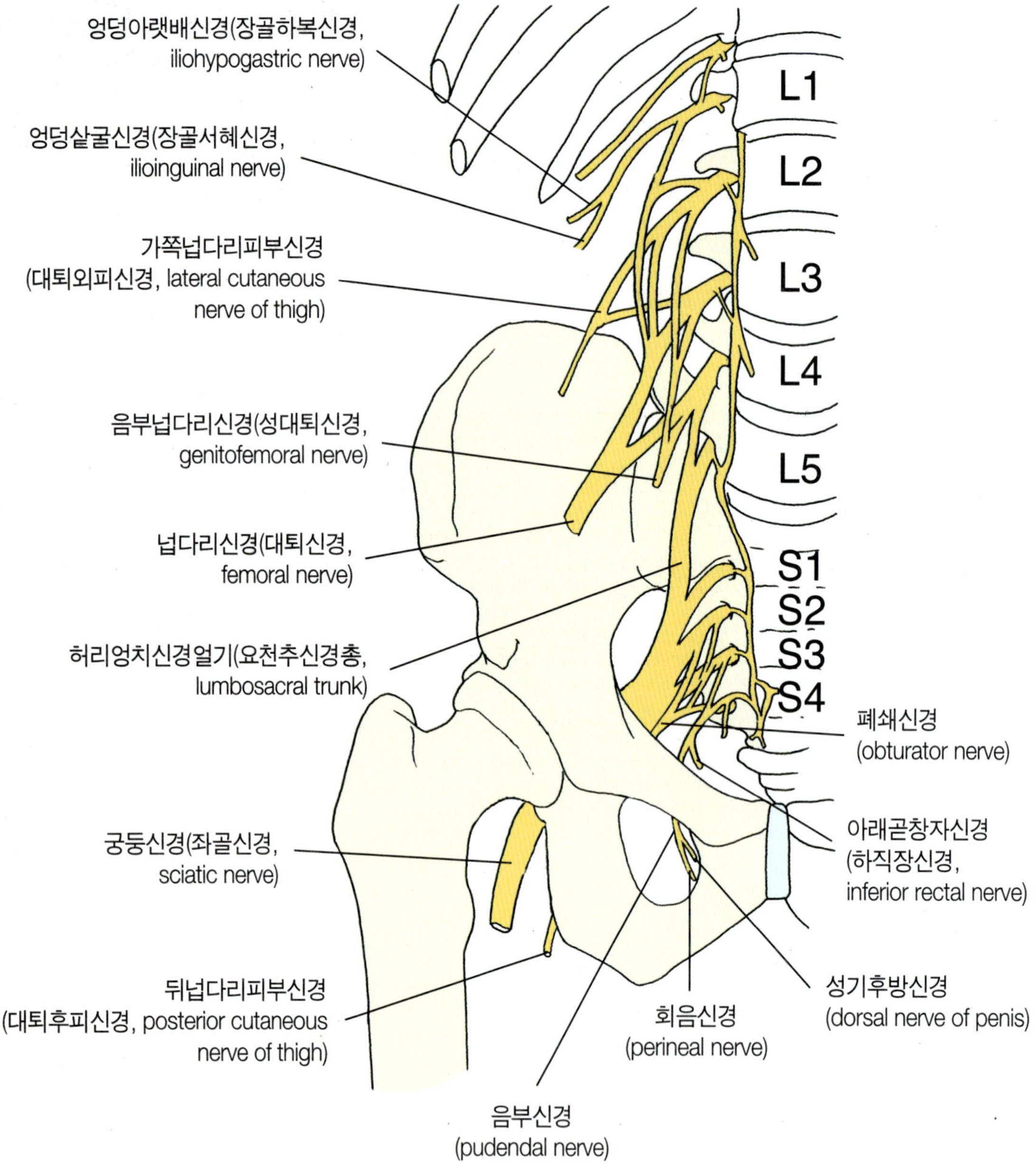

넙다리, 폐쇄, 궁둥, 정강, 온종아리신경 (femoral, obturator, sciatic, tibial, & Common peroneal nerve)

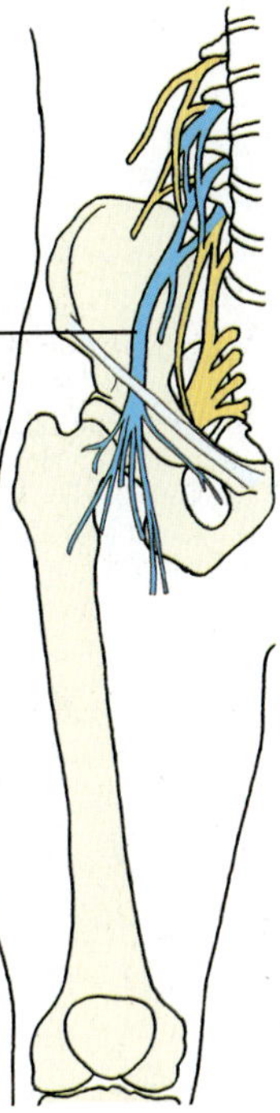

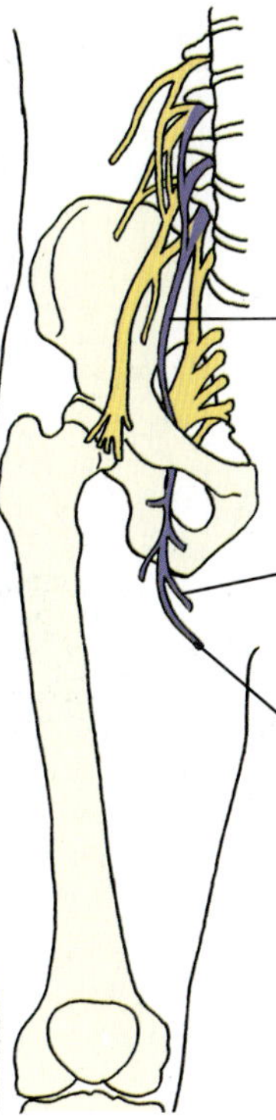

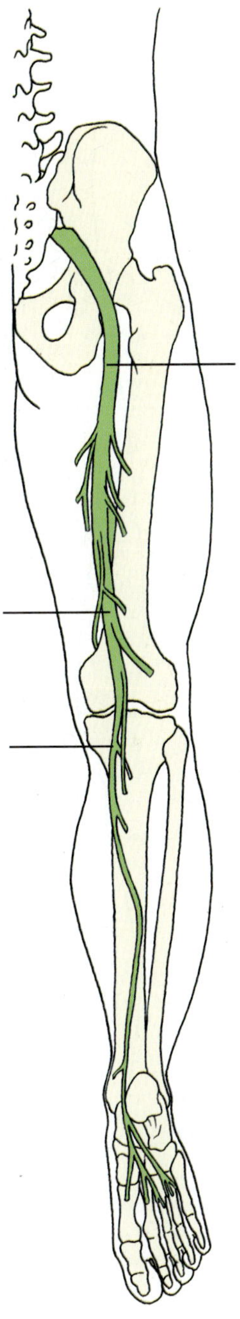

깊은, 얕은종아리신경(deep & superficial peroneal nerves)

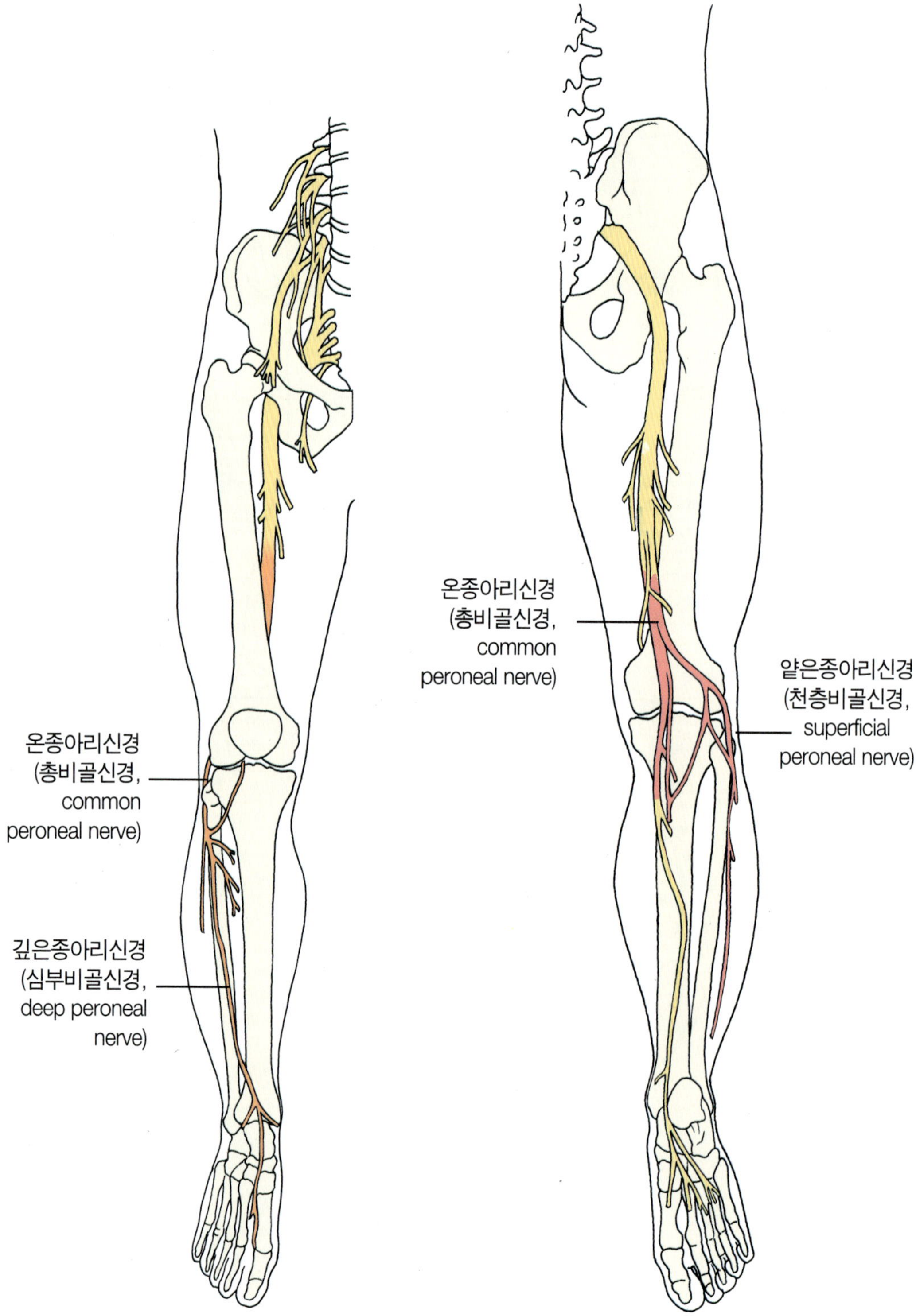

약물분류에 의한 요약
(Pharmacologic summary by drug classification)

비마약성 진통제		
작용 : 통증, 열		
일반 명칭 (상품명)	부작용 (매우 흔하고, 밝혀진 것)	상호 작용
Acetaminophen • Tylenol • Anacin-3 • Liquiprin • Panadol • Acephen • Tempra	소화불량, 피부발진, 멍, 빈혈 용량 15g 이상 시 간과 신장에 독성; 매우 치명적	Barbiturates = ↓효과 & ↑ 간 독성 Warfarin = 항혈액응고 효과↑ Caffeine = 진통 효과↑ Alcohol = 간 손상 위험↑ (하루 3잔 이상의 음주는 추천되지 않는다.)

진통제 및 NSAID (비스테로이드성 소염제)

작용 : RA, OA, JRA, 통증, 열, 혈전 방지, 동맥경화 감소, 일시적 허혈 감소, 뇌혈관질환 감소
항염증 작용 >진통 작용

일반 명칭 (상품명)	부작용 (매우 흔하고, 밝혀진 것)	상호 작용
Acetylsalicylic acid(ASA) • Aspirin • Ecotrin • Empirin • Baayer • Aspergum	**아동에게는 부적절** **이명, 메스꺼움,** **출혈 지연, 발진,** 위장 스트레스, 멍	*모든 비스테로이드성 소염제:* • 아스피린의 심장보호 작용을 약화시킬 수 있다. • Ginkgo, 비타민 E, Warfarin, Plavix, Heparin 등과 사용되었을 때 출혈 위험 증가할 수 있다. • 혈압 상승할 수 있다. (Cox-2 억제제가 비선택적인 것보다 조금 확장시켜서) • 리튬이 사용되면 신경독성이 증가할 수 있다. • 급성신장 쇠약 • 위 자극이나 신장 독성
Ibuprofen • Motrin • Nuprin • Advil	위장 문제, 기능성 소화불량, 메스꺼움, 어지러움, 멍, 간염, 두통	
Sulindac • Clinoril	**아동에게는 부적절** **위장 문제,** 두통, 변비, 어지러움, 간 손상, 피부괴사증후군	
Meloxicam (preferential inhibition of COX-2 over COX-1)	발작, 심부정맥, 심근경색, 출혈, 천식, 홍진, 면역저하, 근심, 복통, 기침	

운동 관련: 근육 형성과 재생에 음성 효과(비동화 작용)

진통제 및 NSAID (비스테로이드성 소염제)–*계속*

작용 : RA, OA, JRA, 통증, 열, 혈전 방지, 동맥경화 감소, 일시적 허혈 감소, 뇌혈관질환 감소
항염증 작용 >진통 작용

일반 명칭 (상품명)	부작용 (매우 흔하고, 밝혀진 것)	상호 작용
Naproxen • Naprosyn • Anaprox	**아동에게는 부적절** **이명,** 위장 문제, 변비, 두통, 어지러움, 발진, 부종, 자발성 반상 출혈	***모든 비스테로이드성 소염제:*** • 아스피린의 심장보호 작용을 약화시킬 수 있다. • Ginkgo, 비타민 E, Warfarin, Plavix, Heparin 등과 사용되었을 때, 출혈 위험 증가할 수 있다. • 혈압 상승할 수 있다. (Cox-2 억제제가 비선택적인 것보다 조금 확장시켜서) • 리튬이 사용되면 신경독성이 증가할 수 있다. • 급성 신장 쇠약 • 위 자극이나 신장 독성
Diflunisal • Dolobid	**아동에게는 부적절** 위장 장애, 설사, 소화불량, 피부발진, 두통, 어지러움, 불면증	
Piroxicam • Feldene	**아동에게는 부적절** **비스테로이드성 소염제보다 위장출혈 위험이 높다.** 어지러움, 두통, 부종, 피부발진, 가려움, 간염	

운동 관련: 근육 형성과 재생에 음성 효과(비동화 작용)

계속

진통제 및 NSAID (비스테로이드성 소염제) – *계속*

작용 : RA, OA, JRA, 통증, 열, 혈전 방지, 동맥경화 감소, 일시적 허혈 감소, 뇌혈관질환 감소
항염증 작용 >진통 작용

일반 명칭 (상품명)	부작용 (매우 흔하고, 밝혀진 것)	상호 작용
Indomethacin • Indocin	**두통,** 졸음, 어지러움, 구역, 위장 문제, 변비, 췌장염	***모든 비스테로이드성 소염제:*** • 아스피린의 심장보호 작용을 약화시킬 수 있다. • Ginkgo, 비타민 E, Warfarin, Plavix, Heparin 등과 사용되었을 때, 출혈 위험 증가할 수 있다. • 혈압 상승할 수 있다. (Cox–2 억제제가 비선택적인 것보다 조금 확장시켜서) • 리튬이 사용되면 신경독성이 증가할 수 있다. • 급성신장 쇠약 • 위 자극이나 신장 독성
Etodolac • Lodine	**아동에게는 부적절** **소화불량,** 비스테로이드성 소염제보다는 적은 위장 문제, 구역, 설사, 울혈성 심장 부전(CHF), 어지러움, 혈압 상승, 시야 흐림	
Ketoprofen • Orudis	**아동에게는 부적절** **소화불량,** 두통, 어지러움, 불면증, 이명, 말초부종	

운동 관련: 근육 형성과 재생에 음성 효과 (비동화 작용)

진통제 및 NSAID (비스테로이드성 소염제)– *계속*

작용 : RA, OA, JRA, 통증, 열, 혈전 방지, 동맥경화 감소, 일시적 허혈 감소, 뇌혈관질환 감소
항염증 작용 >진통 작용

일반 명칭 (상품명)	부작용 (매우 흔하고, 밝혀진 것)	상호 작용
Diclofenac • Voltaren • Cataflam	**아동에게는 부적절** **신장의 문제,** 위장 문제, 두통, 부종, 어지러움, 저혈당증	***모든 비스테로이드성 소염제:*** • 아스피린의 심장보호작용을 약화시킬 수 있다. • Ginkgo, 비타민 E, Warfarin, Plavix, Heparin 등과 사용되었을 때, 출혈 위험 증가할 수 있다. • 혈압 상승할 수 있다. (Cox–2 억제제가 비선택적인 것보다 조금 확장시켜서) • 리튬이 사용되면 신경독성이 증가할 수 있다. • 급성 신장 쇠약 • 위 자극이나 신장 독성
Nabumetone • Relafen	**아동에게는 부적절** **복통,** **설사,** **소화불량,** 어지러움, 두통, 호흡곤란, 발한	
Celecoxib (COX–2 inhib) • Celebrex	**아동에게는 부적절** 두통, 위장 문제, 어지러움, 혈압 상승 , 홍반	
운동 관련: 근육 형성과 재생에 음성 효과(비동화 작용) 또는 근육 치유가 더딜 수 있다.		

*마취성 진통제: APAP=아세트아미노펜(진통해열제)		
	작용 : 통증	
일반 명칭 (상품명)	**부작용 (매우 흔하고, 밝혀진 것)**	**상호 작용**
APAP/hydrocodone** • Vicodin • Lortab	**어지러움, 구역,** 구토, 착란, 변비, 피부발진, 가려움증, 우울	항히스타민제, 항정신병제 또는 항우울증제 복용하는 자 = 중추신경계 우울증 증가 모노아민 산화효소제= 효과 증가
APAP/codeine** • Tylenol #3	**구역,** 졸음, 변비, 피부발진, 구토, 짧은 호흡, 가려움증, 호흡량 감소 (신체 내성을 만들기까지 2주 걸린다.)	항정신병제, 항우울증제, 또는 알코올 = 중추신경계 우울증 증가 코데인이 함유된 항콜린성 약물 = 마비성 장폐색
APAP/oxycodone • Percocet • Tylox	**몽롱해짐,** **어지러움,** **구역,** **구토, 질식,** **호흡계 곤란,** **저혈압,** 피부발진, 변비, 가려움증	근이완제= 중추신경계(CNS) 효과 증가
운동 관련: 만성 폐 폐색성(COPD) 환자는 호흡기계 저하로 인해서 운동 능력이 감소; 낙상방지를 위한 방어적 보행		

***모든** 아편제들은 중독된다 : 6-10시간이나 마지막 5일간 금단현상이 나타날 수 있다.
증상으로는 몸살, 설사, 열, 소름, 불면증, 과민성, 성욕 감퇴, 구역, 구토, 콧물 코, 오한, 위경련

**모노아민계 효소 억제제는 같이 복용되서는 안 된다.

*마취성 진통제: ASA=아스피린		
작용 : 통증		
일반 명칭 (상품명)	**부작용 (매우 흔하고, 밝혀진 것)**	**상호 작용**
ASA/codeine** • Empirin with codeine **Take with food**	**어지러움,** **구역,** **호흡량 감소,** **변비,** **이명,** 두통, 구토, 가려움증, 피부발진	모노아민계 산화효소제, 인슐린, 항응고제, 메트로랙사트(급성 백혈병), 술폰아미드(세균 감염증에 유효한 합성 화학 요법제) = 효과 증가 비스테로이드성 소염제와 함께 사용 시 = 위궤양 알코올= 중추신경계의 저하
ASA/oxycodone • Percodan	**몽롱해짐,** **구역,** **어지러움,** 구토, 도취감, 가려움증, 질식, 변비, 순환장애, 출혈, 저혈압	근육이완제= 중추신경계 효과 ↑, 손상 진통제, 페토티아진 유도체, 항정신병제, 또는 알코올 = 중추신경계 우울증↑ ACE 억제제= 통증 경감 항응고제, 또는 비스테로이드성 소염제= 출혈↑ 메토트렉사트 = 독성↑ (급성 백혈병에 쓰임)
운동 관련: 근육형성과 재생에 음성 효과(비동화 작용)		

*__모든__ 아편제들은 중독된다 : 6-10시간이나 마지막 5일간 금단현상이 나타날 수 있다.
증상으로는 몸살, 설사, 열, 소름, 불면증, 과민성, 성욕 감퇴, 구역, 구토, 콧물 코, 오한, 위경련

**모노아민계 효소 억제제는 같이 복용되서는 안 된다.

근이완제/항경련제		
작용: 경직 관리(근육 긴장 상태), 방어적 근방호의 감소		
일반 명칭 (상품명)	**부작용 (매우 흔하고, 밝혀진 것)**	**상호 작용**
Baclofen • Lioresal	**졸음, 구역,** **어지러움,** **약화, 착란,** 구토, 고열, 두통, 피부발진, 감각 이상	중추신경계 진정, 알코올= 우울증↑
Carisoprodol • Soma(중독성)	**기립성 저혈압,** **졸음,** **어지러움,** 두통, 현기증, 흥분, 불면증	중추신경계 진정, 알코올= 우울증↑
Cyclobenzaprine • Flexril (일반적으로 2-3주 이상 권장되지 않는다)	**졸음, 마른 입,** **어지러움,** 부정맥, 혼동, 변덕, 시력 불선명	중추신경계 진정, 알코올= 우울증↑ 모노아민계 산화효소제, Tramadol= 발작 & 사망
Diazepam • Valium (장기 의존성)	**졸음, 통증,** **주사 부위 정맥염,** 마비성 구음장애, 변비, 심박(HR)↓ 맥박(RR)↓	중추신경계 진정, 알코올= 우울증↑ Digoxin(울혈성 심부전 치료제)= 독성 위험 흡연= 효과 ↓
Tizanidine • Zanaflex	**기면, 이완, 저혈압,** **마른 입,** **요로감염,** 어지러움, 서맥, 변비	항고혈압제= 혈압↓ Baclofen, 알코올, 또는 중추신경계 진정= 부수적인 효과 경구피임약= tizanidine 청소율↓
운동 관련: 강화 목적을 가질 때 방해		

ACE 억제제

작용: 고혈압

일반 명칭 (상품명)	부작용 (매우 흔하고, 밝혀진 것)	상호 작용
Captopril • Capoten	**마른 기침,** **피부 발진,** 어지러움, 복통, 호중구감소증	산 중화제= 효과↑ Digoxin= Digoxin 범위↑ (울혈성 심부전 치료제) 이뇨기, 페노티아진= 저혈압 비스테로이드성 소염제= 항고혈압 효과↓ Insulin= 저혈당 ↑ 리튬(lithium)= 리튬 독성
Enalapril • Vasotec	**위약,** **마른 기침,** 어지러움, 두통, 저혈압	
Lisinopril • Zestril • Prinivil	**어지러움,** **비강내 울혈,** **마른 기침,** **기립성 저혈압,** **설사,** 두통, 피로, 구역	
Fosinopril • Monopril	**어지러움,** **마른 기침,** 두통, 피로, 설사, 구역	
Quinapril • Accupril	기면, 가려움, 어지러움, 마른 기침, 출혈	

운동 관련: 운동능력에 영향 없다.

ACE 수용기 차단제		
작용: 고혈압		
일반 명칭 (상품명)	부작용 (매우 흔하고, 밝혀진 것)	상호 작용
Losartan K+ • Cozaar	어지러움, 두통, 위약, 피로, 흉통, 설사, 질식, 인플루엔자 증상	↑K^+ 레벨으로 인해, K^+ 공급이 이루어지지 않게 되고, 염 치환에 K^+이 필요하게 되고, 이뇨작용에 K^+ 부족하게 된다. 비스테로이드성 소염제 & 아스피린= 항고혈압 효과↓
Candesartan • Atacand	어지러움, 두통, 콧물 코, 요로감염	
Irbesartan • Avapro	근심, 흉통, 설사, 어지러움, 독감, 두통, 피로, 구역, 위 구역질, 인후통, 상위호흡기계 감염, 구토	
운동 관련: 운동능력에 영향 없다.		

Ca++통로 차단제		
작용: 협심증		
일반 명칭 (상품명)	부작용 (매우 흔하고, 밝혀진 것)	상호 작용
Diltiazem • Cardizem • Dilacor • Diltiaz • Tiazac	**다리 부종,** **두통,** **1° 심장 차단,** 부정맥, 서맥, 구역, 피부 발진, 어지러움, 피로, 1° 심장 차단	Digoxin= 강심제 레벨을 상승시킨다. 지각 마비= 지각 마비효과와 심근 수축력 약화↑ Cyclosporine= Cyclosporine 레벨↑ (장기 이식 때의 거부 반응 방지약) Diazepam= 중추신경계 우울증↑
Verapamil • Calan	**고혈압, 동맥과** **정맥의 차단,** **변비,** 어지러움, 구역, 두통, 부정맥, 호흡곤란	베타차단제= 심장마비 심장 글리코시드= 강심제 레벨↑ 항고혈압제= 저혈압 Cyclosporine= 레벨↑ 포도쥬스= 투약 레벨↑ St. John's wort= 투약 레벨↓ 알코올= 알코올 레벨↑
Amlodipine • Norvasc • Amvaz	**부종,** 두통, 피로, 구역, 발적, 피부 발진, 하지 부종, 어지러움	다른 항고혈압제와 함께 사용되면= 저혈압 다른 알파차단제와 함께 사용되면= 저혈압 & 반사적인 심장 빈맥
Nifedipine • Procardia	**어지러움,** **두통, 위약,** **발적, 말초부종,** **구역**	Verapamil= 효과↓ 항진균제, erythromycin(항생물질)= 효과↑ Fentanyl(진통제)= 심한 저혈압 Cimetidine (십이지장 궤양 치료제)= nifedipine의 혈장 수준↑ 베타차단제= 저혈압 Ginkgo & 포도쥬스= 효과↑ St. John's wort= 투약 레벨↓
운동 관련: 약물은 관절통증, 근육통증을 발생시킬 수 있기에 운동 용량에 안 좋은 영향을 준다.		

*베타차단제/ 항고혈압제		
작용: 협심증, 부정맥, 고혈압		
일반 명칭 (상품명)	**부작용 (매우 흔하고, 밝혀진 것)**	**상호 작용**
Propranolol • Inderal • Innopran	**LDL 콜레스테롤↑, 서맥, 피로, 혼수, 저혈압,** 경솔, 복부 경련, 피부 발진, 레이노이드병, 천식성의 기관지경련	Verapamil, diltiazem= 저혈압 Epinephrine= 말초 혈관 수축 Insulin= 저혈당 Phenothiazines (아드레날린성 정신치료제)= 역반응↑ 비스테로이드성 소염제= 항고혈압성 효과↓
Atenonol • Tenormin	**LDL 콜레스테롤↑, 어지러움, 피로, 저혈압, 서맥,** 구역, 하지 통증, 피부 발진, 기관지경련, 기립성 저혈압	칼슘차단제, prasosin= 저혈압↑ 심장 글리코사이드= 심한 서맥 Insulin= 투약 변경을 해야 함 비스테로이드성 소염제= 항고혈압성 효과↓
NInTimolol • Blocdren	**LDL 콜레스테롤↑,** 기관지경련, 피로, 서맥, 사지말단부위 통증, 근위약, 발기부전	비스테로이드성 소염제= 항고혈압성 효과↓
Metoprolol • Lopressor • Toprol	**LDL 콜레스테롤↑, 피로, 어지러움, 우울, 저혈압,** 서맥, 졸음, 피부 발진, 기관지경련	심장 글리코사이드= 심한 서맥 모노아민 산화효소제, cimetidine, hydralazine, prazosin, verapamil= 혼합효과; 저혈압, 서맥
Labetalol • Normodyne • Trandate	**LDL 콜레스테롤↑,** 어지러움, 구역, 피로, 저혈압	Cimetidine= labetalol (고혈압 치료제 일종) 효과↑ Verapamil(부정맥 치료제)= 혼합 효과 비스테로이드성 소염제= 항고혈압 효과↓

*Should not betaken with MAO inhibitors.

*베타차단제/ 항고혈압제 – *계속*		
작용: 협심증, 부정맥, 고혈압		
일반 명칭 (상품명)	**부작용 (매우 흔하고, 밝혀진 것)**	**상호 작용**
Carvedilol • Coreg	LDL 콜레스테롤↑, 무력증, 어지러움, 피로, 저혈압, 설사, 고혈당증, 체중 증가, 요로감염, *천식환자의 경우 기관지 수축이 생길 수 있다.	Cimetidine= carvedilol (심부전 치료제) 혈장 수준↑ 모노아민 산화효소제= 서맥, 혈압↓ 칼슘차단제 = 전도 장애 비스테로이드성 소염제= 항고혈압 효과↓
운동 관련: 심박동의 둔화로 휴식 시의 심박수를 20 bpm 이상으로 하고, 베타차단제는 심한 서맥으로 회복을 늦춘다.		

고지혈증 치료제		
작용: LDL, 총콜레스테롤, triglyceride levels 감소		
일반 명칭 (상품명)	**부작용 (매우 흔하고, 밝혀진 것)**	**상호 작용**
Atorvastatin • Lipitor	변비, 근육통, 고장(고창) – 가스가 찬 상태, 간 전이효소↑, 소화불량, 횡문근 융해증	Antacids(제산제)= atorvastatin의 혈장 수준↑ Digoxin, erythromycin= atorvastatin의 혈장 수준↑ BCP= BCP 혈장 수준↑ Erythromycin, niacin, antifungals = 근육병의 위험↑
운동 관련: 근 약화, 경련, 근육 통증		

이뇨제		
작용: 부종, 고혈압		
일반 명칭 (상품명)	**부작용 (매우 흔하고, 밝혀진 것)**	**상호 작용**
Furosemide (Loop diuretic) • Lasix	탈수, 근경련, 저칼륨증, 저칼슘증(골다공증), 심장 부정맥	항고혈압제, 칼슘차단제= 저혈압, 부정맥의 위험↑ Loop + Thiazide 이뇨제= 저혈압, 부정맥의 위험↑ 심장 글리코사이드= K+ 소실로 인한 digoxin 독소↑ 비스테로이드성 소염제= 이뇨작용 억제 태양= 광감수성
Thiazide • Esidrix • Hydrodiuril • Lozol • Zaroxolyn	**어지러움,** 근 약화, 경련, 갈증, 고혈당, 위 불편감	
K+ sparing • Aldactone • Dyrenium	**어지러움,** 위약, 피로, 두통, 설사, 마른 입, 근 경련	
운동 관련: 운동 수행능력 감소; 근지구력 제한; 수분량 감소; 심장 관련 질병 위험↑; 근경련 2° 저칼륨증		

항우울제		
작용: 우울증, 강박관념, 불안		
일반 명칭 (상품명)	**부작용 (매우 흔하고, 밝혀진 것)**	**상호 작용**
Amitriptyline • Elavil	**기립성 저혈압, 빈맥,** **마른 입,** 뇌졸중, 부정맥, 혼수, 혼미, 마른 입, 요폐증, 흐린시력, 변비	경구피임약= 항우울증 수준↑, 삼환유도 가만앉기 불능증↑ Clonidine & einephrine= 사지 고혈압 모노아민 산화효소제= 심한 흥분 Quinolones= 생명을 위협하는 부정맥 (↑ QTc interval) 알코올= 중추신경계 우울증 태양= 광감수성
Doxepin • Sinequan • Adapin • Zonalon	**어지러움,** **마른 입,** **기립성 저혈압,** **흐린 시력,** **빈맥, 발한,** 변비, 간질, 혼미, 요폐증	경구피임약= 항우울증 수준↑ Clonidine, Einephrine= 사지 고혈압 모노아민 산화효소제= 심한 흥분 Quinolones= 생명을 위협하는 부정맥 알코올= 중추신경계 우울증 태양= 광감수성
Bupropion • Wellbutrin • Zyban	**불면증, 졸음,** **마른 입,** **떨림,** **비정상적인 꿈,** **두통,** **당분 초과섭취,** **빈맥, 구역, 변비,** **구토, 어지러움,** **비염, 식욕부진,** **흐린 시력,** 체중 감소, 간질	모노아민 산화효소제= 심한 흥분 니코틴= 고혈압 Levodopa= 연합반응의 위험도 ↑ 태양= 광감수성 Prednisone, 또는 Phenothiazine= 간질 발생 위험↑

항우울제 – *계속*		
작용: 우울증, 강박관념, 불안		
일반 명칭 (상품명)	**부작용 (매우 흔하고, 밝혀진 것)**	**상호 작용**
Fluoxetine* • Prozac	신경성, 졸림, 불면, 불안, 졸음, 두통, 떨림, 어지러움, 위약, 구역, 설사, 마른 입, 식욕부진, 가만못앉기증 (정좌 불능증)	베타차단제= 심장차단, 서맥 모노아민 산화효소제, St John' s wort= 세르토닌 증후군 Antipsychotics= 항정신병 집중도↑ (추체외로 징후) Warfarin= 출혈 증가↑ 알코올= 우울증↑
Sertraline* • Zoloft	**피로, 두통,** **떨림,** **어지러움,** **불면,** **졸림,** **마른 입,** **구역,** **설사,** **남성 성기능 부전,** 자살, 저칼륨증	Benzodiazepines= 효과↑ 모노아민 산화효소제, triptans, isoniazid, 또는 St John' s wort= 세르토닌 증후군 Warfarin= 출혈 증가↑
운동 관련: 허혈적 뇌졸중에 따라서 운동 수행 능력의 증가		

*Should not betaken with MAO inhibitors.

울혈제거제, 항히스타민제, 기관지확장제		
작용: 기관지 연축, 만성 폐색성 폐 질환, 폐기종		
일반 명칭 (상품명)	**부작용 (매우 흔하고, 밝혀진 것)**	**상호 작용**
Albuterol • Proventil • Ventolin • Brethine	**떨림,** **신경증,** **두통,** **과활동성,** **빈맥,** **구역,** **구토,** 근경련, 저칼슘증, 기침, 저칼륨증	중추신경계 자극= 중추신경계 효과↑ 모노아민 산화효소제, 항우울제= 역 CV 효과↑ 베타차단제= 금기, 기관지 수축
Pirbuterol • Maxair	떨림, 신경증, 어지러움, 빈맥, 구역, 구토, 기침, 고혈당증	베타차단제= 금기, 기관지 수축 모노아민 산화효소제, 항우울제= 효과↑
Salmeterol • Serevent • Discus	**코인두염,** **상부 호흡기계 감염,** 두통, 떨림, 구역, 신경증, 빈맥, 근육통	중추신경계 자극= 중추신경계 효과↑ 모노아민 산화효소제, 항우울제= 역 CV 효과↑
운동 관련: 운동 수행능력 감소; 근지구력 제한; 고혈당		

정형의학적인 기호와 약자 (Abbreviation & Symbols specific to orthopedics)

알아두시기 바랍니다:

이 목록들은 환자의 필요에 따라 여러 촉지 방법을 수정 변경하여 적용하는 방법까지는 다루고 있지 않습니다.

$\bar{a}$ ··················before
A ··················assistance
AAA ················abdominal aortic aneurysm
AAROM ··············active, assistive range of motion
Abd ················abduction
ABG ················arterial blood gases
ACL ················anterior cruciate ligament
A.C. ················before meals
Add ················adduction
ADLs ················activities of daily living
ad lib ················as desired
AE ··················above elbow
AFib··················atrial fibrillation
AFO ················ankle foot orthosis
AK ··················above knee
AMA ················against medical advice
amb ················ambulation
ANS ················autonomic nervous system
AP ··················anterior–posterior
APL ················abductor pollicis longus
ARD ················adult respiratory distress
AROM················active range of motion
ASA ················aspirin
ASCVD ··············atherosclerotic cardiovascular disease
ASIS ················anterior superior iliac spine
ATFL ················anterior talofibular ligament
A–V ················arterio–venous
B ····················bilateral
BBB ················bundle branch block
B&B ················bowel & bladder
BE ··················below elbow
BID ··················twice daily
BK ··················below knee
BMI ··················body mass index

BMR ··················basal metabolic rate
BM ··················bowel movement
BOS ··················base of support
BP ··················blood pressure
BRP ··················bathroom privileges
BS ··················breath sounds
BUN ··················blood urea nitrogen
Bx ··················biopsy
$\bar{c}$ ··················with
Ca^{++} ··················Calcium
CA ··················cancer
CABG ··················coronary artery bypass graft
CAD ··················coronary artery disease
CBC ··················complete blood count
CC ··················chief complaint
CCE ··················clubbing, claudication, edema
CHF ··················congestive heart failure
CHI ··················closed head injury
CKC ··················closed kinetic chain
CN ··················cranial nerve
CNS ··················central nervous system
c/o ··················complaints of
CO ··················cardiac output
COPD ··················chronic obstructive pulmonary disease
CP ··················cerebral palsy
CP ··················chest pain
CPK ··················creatine phosphokinase
CPM ··················continuous passive motion
CPP ··················closed packed position
CPR ··················cardiopulmonary resuscitation
CSF ··················cerebral spinal fluid
CT ··················computed tomography
CTS ··················carpal tunnel syndrome
Ctx ··················cervical traction
CVA ··················cerebral vascular accident
CXR ··················chest x-ray
D/C ··················discharge
DDD ··················degenerative disc disease
DDX ··················differential diagnosis
DF ··················dorsiflexion
DIP ··················distal interphalangeal

DJD ··················degenerative joint disease
DM ····················diabetes mellitus
DNR····················do not resuscitate
DOB ··················date of birth
DOE ··················dyspnea on exertion
DPT ····················diphtheria, pertussis, tetanus
DSD ··················dry sterile dressing
DTR ··················deep tendon reflexes
DVT ··················deep vein thrombosis
Dx ····················diagnosis
EAA ····················essential amino acids
BL ····················estimated blood loss
EEG····················electroencephalogram
ECG, EKG············electrocardiogram
EMG ··················electromyogram
ENT ··················ear, nose, throat
EOMI ··················extraocular motion intact
EPB ··················extensor pollicis brevis
ER ····················external rotation
ESR ··················erythrocyte sedimentation rate
ETOH ················ethyl alcohol
ev ····················eversion
Ex ····················exercise
Ext ····················extension
F ····················frequency
FAQ ··················full arc quads
FB ····················feedback
f/b ····················followed by
FCU ··················flexor carpi ulnaris
FDP ··················flexor digitorum profundus
FEV ··················forced expiratory volume
flex ····················flexion
FOOSH ············fall on outstretched hand
FPL ··················flexor pollicis longus
FRC ··················functional residual capacity
FUO ··················fever of unknown origin
FVC ··················forced vital capacity
FWB ··················full weight bearing
Fx ····················fracture
f/u ····················follow-up
GB ····················gall bladder

GI ··················gastrointestinal
Grav. 1 ··············number of pregnancies (para= births)
GSW ················gunshot wound
GTO ················Golgi tendon organ
GTT ················glucose tolerance test
GU ··················genitourinary
GXT ··················graded exercise tolerance
H&H ················hematocrit & hemoglobin
HA ··················headache
Hct ··················hematocrit
HDL ··················high density lipoprotein
HEENT ··············head, ears, eyes, nose, throat
Hgb ················hemoglobin
HIV ··················human immunodeficiency virus
HNP ················herniated nucleus pulposus
H/O ··················history of
HOB ················head of bed
HP ··················hot pack
HPI ··················history of prior illness
HR ··················heart rate
HTN ··················hypertension
Hx ··················history
I ·····················independent
I + D ················incision & drainage
I + O ················input & output
ICS ··················intercostal space
ICU ··················intensive care unit
IDDM ················insulin dependent diabetes mellitus
I/E ratio ··············inspiratory / expiratory ratio
IM ··················intramuscular
inv ··················inversion
IP ··················interphalangeal joint
IPPB ················intermittent positive pressure breathing
IR ··················internal rotation
IRDM ················insulin resistant diabetes mullitus
ITB ··················iliotibial band
IV ··················intravenous
JODM ··············juvenile onset diabetes mellitus
JRA ················juvenile rheumatoid arthritis
JVD ················jugular vein distension
KAFO ················knee ankle foot orthosis

KUB ················kidney, ureter, bladder
L ··················left
LBP ················low back pain
LBQC ················large-base quad cane
LCL ················lateral collateral ligament
LDH ················serum lactic dehydrogenase
LE ··················lower extremity
LKS ················liver, kidney, spleen
LLB ··················long leg brace
LLC ················long leg cast
LLQ ················left lower quadrant
LMN ················lower motor neuron
LMP ················last menstrual period
LOC ················loss of consciousness
LOS ················length of stay
LP ··················lumbar puncture
LTG ················long-term goal
LUQ ················left upper quadrant
MAFO ··············molded ankle foot orthosis
MAL ················midaxillary line
MAO ················monoamine oxidase
max ················maximum
MCL ················midclavicular line
MCL ················medial collateral ligament
MCP ················metacarpal phalangeal
MH ··················moist heat
MI ··················myocardial infarction
min ··················minimum
MI····················myocardial infarction
mm ··················muscle
MMR ················measles, mumps, rubella
MMT ················manual muscle test
mod ················moderate
MOI ················mechanism of injury
MRI ··················magnetic resonance imaging
MRSA ··············methicillin-resistant *Staph. aureus*
MS ··················multiple sclerosis
MTrP ················myofascial trigger point
MTP ················metatarsal phalangeal
MVA ················motor vehicle accident
MWD ················microwave diathermy
n/a ··················not applicable
N + V ················nausea & vomiting

NAD ················ no acute distress
NCV ················ nerve conduction velocity
ng ················ nasogastric
NIDDM ················ noninsulin dependent diabetes mellitus
NKA ················ no known allergies
NKDA ················ no known drug allergies
nn ················ nerve
NPO ················ nothing by mouth
NSA ················ no significant abnormality
NSAID ················ nonsteroidal anti-inflammatory drug
NSR ················ normal sinus rhythm
NWB ················ non-weight bearing
O_2 ················ oxygen
OA ················ osteoarthritis
OB ················ obstetrics
OKC ················ open kinetic chain
OOB ················ out of bed
OPP ················ open packed position
ORIF ················ open reduction, internal fixation
OT ················ occupational therapy
P+A ················ percussion and auscultation
P+PD ················ percussion + postural drainage
p ················ after
PA ················ posterior-anterior
PAC ················ premature atrial contraction
PAO2 ················ alveolar oxygen
PaO2 ················ peripheral arterial oxygen content
PAP ················ pulmonary artery pressure
PCL ················ posterior cruciate ligament
PD ················ postural drainage
PDR ················ physicians' desk reference
PE ················ pulmonary embolus
PERLA ················ pupils equal reactive to light accommodation
PF ················ plantar flexion
PFT ················ pulmonary function tests
PID ················ pelvic inflammatory disease
PIP ················ proximal interphalangeal
PIVM ················ passive intervertebral motion
PMH ················ past medical history
PNF ················ proprioceptive neuromuscular facilitation
P.O. ················ by mouth

POD ················ post-op day
PR ················ pulse rate
PRE ················ progressive resistive exercises
prn ················ as necessary
PROM ················ passive range of motion
PSIS ················ posterior superior iliac spine
pt ················ patient
PTB ················ patellar tendon bearing
PTFL ················ posterior talofibular ligament
PVC ················ premature ventricular contraction
PVD ················ peripheral vascular disease
PWB ················ partial weight bearing
Px ················ problem
q2° ················ every two hours
R ················ right
RA ················ rheumatoid arthritis
RBC ················ red blood count/cells
RCL ················ radial collateral ligament
RHD ················ rheumatic heart disease
RLQ ················ right lower quadrant
r/o ················ rule out
ROM ················ range of motion
ROS ················ review of systems
RPE ················ rate of perceived exertion
RR ················ respiratory rate
RUQ ················ right upper quadrant
RV ················ residual volume
Rx ················ treatment
$\bar{s}$ ················ without
S ················ supervision
S1 ················ first heart sound
S2 ················ second heart sound
SAQ ················ short arc quad
SBQC ················ small base quad cane
SC ················ straight cane
SC ················ sternoclavicular
SCI ················ spinal cord injury
SCM ················ sternocleidomastoid
SGOT ················ serum glutamic-oxaloacetic transaminase
SI ················ sacroiliac
SLB ················ short leg brace

SLP ················ speech & language pathology
SLR ················ straight leg raises
SOAP ················ subjective, objective, assessment, plan
SOB ················ short of breath
s/p ················ status post
SPC ················ single–point cane
STG ················ short–term goal
SV ················ stroke volume
SWD ················ short wave diathermy
Sx ················ symptoms
S & S ················ signs & symptoms
TB ················ tuberculosis
TBI ················ traumatic brain injury
TENS ················ transcutaneous electrical neuromuscular stimulation
TE ················ therapeutic exercise
TFCC ················ triangular fibrocartilage complex
TFL ················ tensor fascia latae
TFM ················ transverse friction massage
THA ················ total hip arthroplasty
THL ················ transverse humeral ligament
THR ················ total hip replacement
tid ················ three times daily
TKE ················ terminal knee extension
TKR ················ total knee replacement
TLC ················ total lung capacity
TMJ ················ temporomandibular joint
TOS ················ thoracic outlet syndrome
TPR ················ temperature, pulse, respiration
TPR ················ total peripheral resistance
TTP ················ tender to palpation
TTWB ················ toe touch weight bearing
TURP ················ transurethral resectiion of prostate
TV ················ tidal volume
TVH ················ total vaginal hysterectomy
Tx ················ treatment or traction
UCHD ················ usual childhood disease
UCL ················ ulnar collateral ligament
UE ················ upper extremity
ULNT ················ upper limb neurodynamic test(s)
UMN ················ upper motor neuron
US ················ ultrasound

UTI	urinary tract infection
UV	ultraviolet
VC	vital capacity
VMO	vastus medialis obliquus
V/O	verbal order
VPC	ventricular precontraction
VS	vital signs
VTO	verbal telephone order
WBAT	weight bearing as tolerated
WBC	white blood count/cells
WBTT	weight bearing to tolerance
WBQC	wide-base quad cane
WC	wheelchair
WFL	within functional limits
WNL	within normal limits
WP	whirlpool
XCT	chemotherapy
XRT	radiation therapy
yo	years old
1°	primary
2°	secondary
<	less than
>	greater than
↑	increase
↓	decrease
||	parallel

통계에 대한 설명 (Interpretation of statistics)

민감도(sensitivity)

- 실제 양성 비율
- 검사 결과가 양성 반응인 사람 중에 실제 병에 감염된 사람의 비율
- **SnNout** = **민**감도, 진단에서 **제외된 음성**검사
- 산출방법 = a/(a+c)

특이도(specificity; SpPin)

- 실제 음성 비율
- 음성검사 결과를 갖은 환자들의 비율
- **SpPin** = **특**이도, 진단에 **양성**검사를 **포함**
- 산출방법 = d/(b+d)

정확한 기준			
	존재(present)	부재(absent)	
(양성) 검사	a	b	a + b
(음성) 검사	c	d	c + d
	a + c	b + d	a + b + c +d

제 2 장

어깨관절(Shoulder)

해부학(Anatomy)

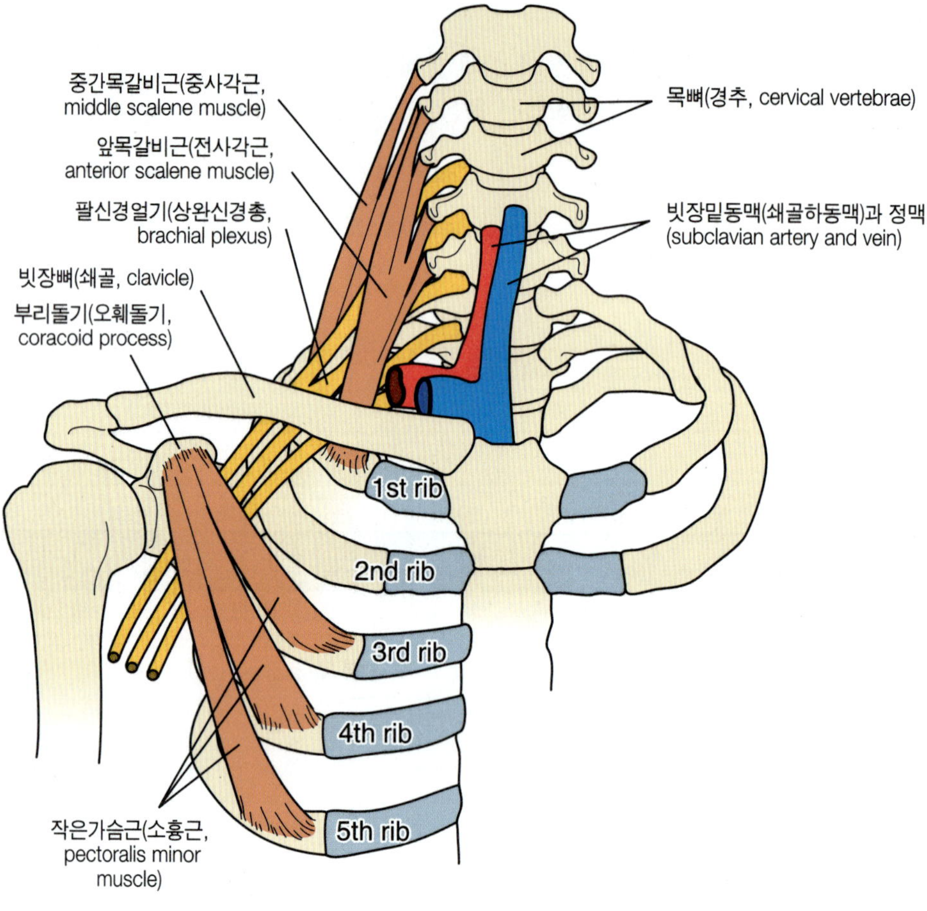

목갈비근(사각근) 삼각

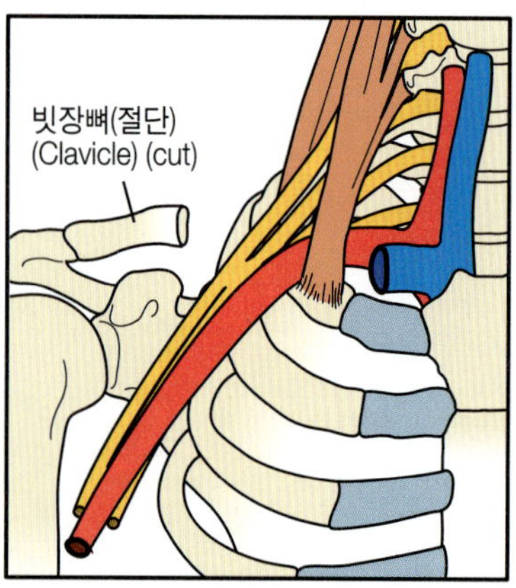

갈비빗장(늑쇄골) 면

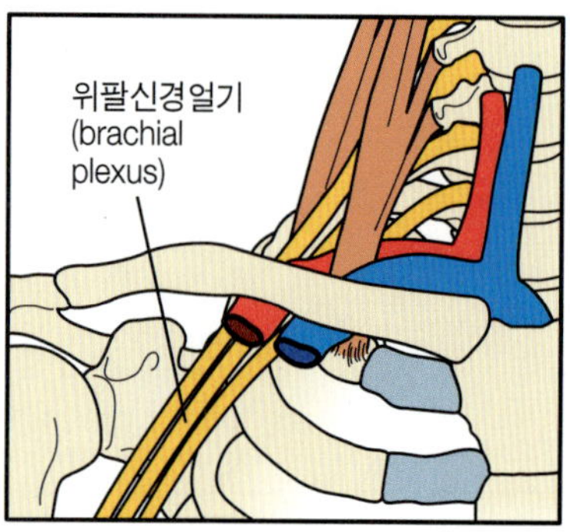

부리가슴(오훼흉부) 면

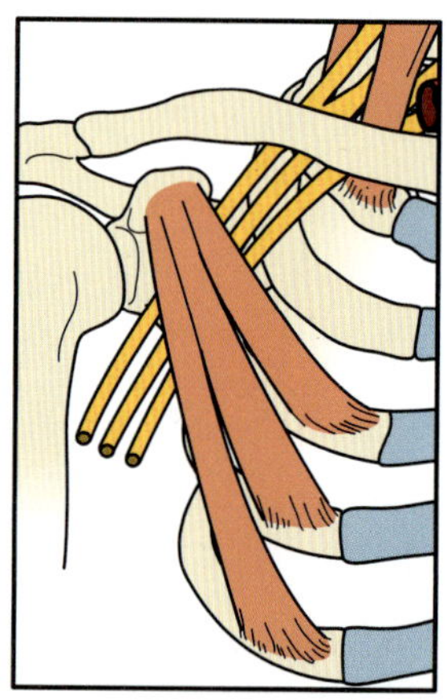

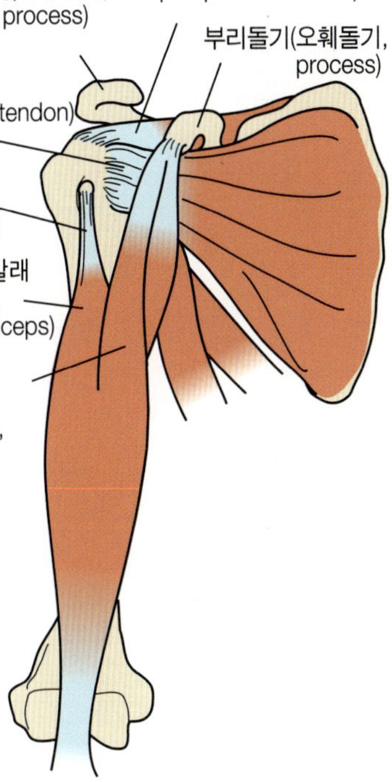
봉우리돌기(견봉돌기,
acromion process)
가시위힘줄(극상근건,
supraspinatus tendon)
부리돌기(오훼돌기, coracoid
process)
어깨밑근힘줄
(견갑하근건,
subscapularis tendon)
두갈래근힘줄
(이두근건,
biceps tendon)
두갈래근의 긴갈래
(이두근의 장두,
long head of biceps)
두갈래근의
짧은갈래
(이두근의 단두,
short head of
biceps)

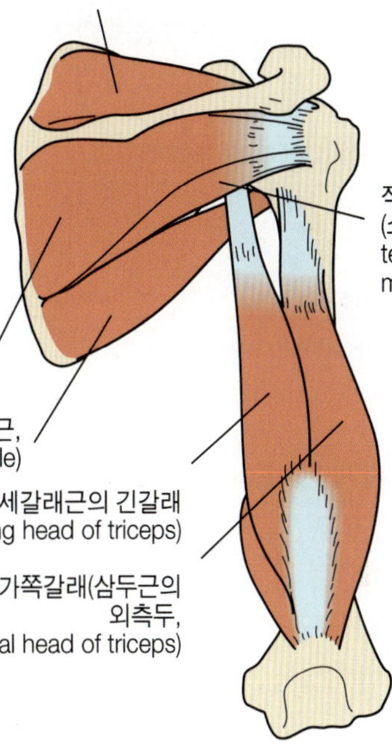
극상근(가시위근,
supraspinatus muscle)
작은원근
(소원근,
teres minor
muscle)
가시아래근(극하근
(Infraspinatus
muscle)
큰원근(대원근,
teres major muscle)
세갈래근의 긴갈래
(삼두근의 장두, long head of triceps)
세갈래근의 가쪽갈래(삼두근의
외측두,
lateral head of triceps)

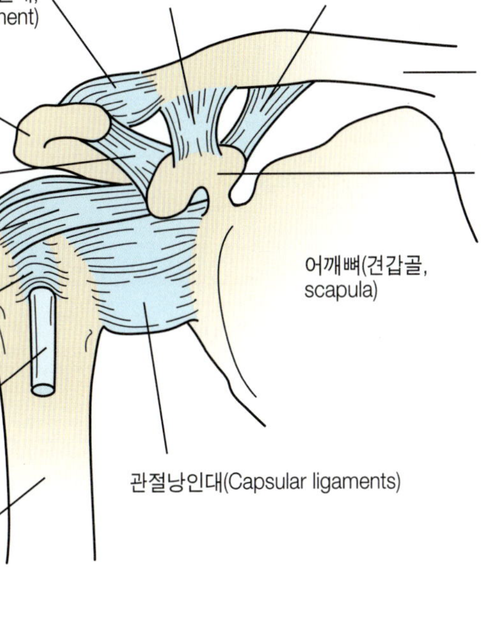
부리빗장인대(오훼쇄골인대,
coracoclavicular ligament)
마름인대(능형인대,
trapezoid ligament)
원뿔인대(원추인대,
conoid ligament)
봉우리빗장인대(견봉쇄골인대,
acromioclavicular ligament)
봉우리돌기(견봉돌기,
acromion process)
빗장뼈(쇄골, clavicle)
부리봉우리인대(오훼견봉인대,
coracoacromial ligament)
부리돌기(오훼돌기,
coracoid process)
부리위팔인대(오훼상완인대,
coracohumeral ligament)
어깨뼈(견갑골,
scapula)
가로인대(횡인대,
transverse ligament
위팔두갈래근힘줄
(상완이두근건, biceps
brachii tendon)
관절낭인대(Capsular ligaments)
위팔뼈(상완골, humerus)

내과적인 위험 징후 (Medical red flags)

심낭염(pericarditis)

- 날카로운 전방 가슴통증과 어깨통증
- 체온, 심박수, 호흡수 상승

심근허혈(cardiac ischemia)

- 목, 턱, 좌측 팔과 가슴통증
- 운동 시 숨참
- 심계항진
- 혈압 상승
- 기절

호흡기계 병리(pulmonary pathology)

- 목, 어깨, 가슴중간 통증
- 기침
- 발열
- 얕은 호흡, 호흡수 증가

우측 어깨, 어깨뼈 통증의 원인(sources of right shoulder/scapula pain)

- 담석 – 8Fs
  - 임신 후기
  - 여성
  - 비만
  - 40대
  - 겉으로는 건강해 보임
  - 지방성 음식 섭취
  - 가족력
  - 헛배부름
- 소화성궤양(어깨뼈의 가쪽가장자리)
- 가로막(횡격막, diaphragm)
- 간농양, 간종양

좌측 어깨 통증의 원인(sources of left shoulder pain)

- 심근경색
- 가로막(횡격막, diaphragm)
- 비장 파열
- 췌장

검사 모음 (Toolbox test)

어깨 통증 & 장애 지수 (SPADI)

통증지수 : 통증이 얼마나 심한가?

0 = 무통 .... 10 = 상상할 수 있는 가장 심한 통증

■ 가장 심할 때의 통증은 어느 정도인가?	0 1 2 3 4 5 6 7 8 9 10
■ 이환 부위를 아래 두고 누울 때 통증은?	0 1 2 3 4 5 6 7 8 9 10
■ 높은 곳에 손을 뻗을 때 통증은?	0 1 2 3 4 5 6 7 8 9 10
■ 목뒤를 만질 때 통증은?	0 1 2 3 4 5 6 7 8 9 10
■ 이환된 쪽 팔로 밀 때의 통증은?	0 1 2 3 4 5 6 7 8 9 10

장애지수 : 얼마나 많이 불편한가?

0 = 무통 .... 10 = 상상할 수 있는 가장 심한 통증

■ 머리를 감을 때 불편함은?	0 1 2 3 4 5 6 7 8 9 10
■ 등을 씻을 때 불편함은?	0 1 2 3 4 5 6 7 8 9 10
■ 내의나 스웨터를 입을 때 불편함은?	0 1 2 3 4 5 6 7 8 9 10
■ 단추를 잠그는 윗옷을 입을 때 불편함은?	0 1 2 3 4 5 6 7 8 9 10
■ 바지를 입을 때 불편함은?	0 1 2 3 4 5 6 7 8 9 10
■ 높은 곳에 물건을 둘 때 불편함은?	0 1 2 3 4 5 6 7 8 9 10
■ 10파운드의 물건을 들고 갈 때 불편함은?	0 1 2 3 4 5 6 7 8 9 10
■ 뒷주머니에서 물건을 꺼낼 때 불편함은?	0 1 2 3 4 5 6 7 8 9 10
통증 지수 점수: **장애 지수 점수:**	**총 점수:**

점수: 전체 점수를 더한 후 항목의 수로 나누어 준다. 만일 항목을 적용할 수 없다고 생각되면 점수를 계산하지 않는다. 전체 점수에 100을 곱한다.
점수가 높을 수록 장애가 심하다.

Source: From Roach, KE, Buudimanmak, E, Songsirideg, N, Yongsuk, L. (1991)

팔, 어깨, 손의 빠른 검사
[quick DASH(disabilities of the arm, shoulder, & hand)]

지난 주에 당신의 수행능력에 적절한 반응을 나타내는 숫자에 표시를 하세요.	어려움이 없다	약간 어렵다	적당히 어렵다	매우 어렵다	할 수 없다
1. 굳어 있거나 새로운 병을 돌려서 열 때	1	2	3	4	5
2. 힘든 집안 일을 할 때 (벽이나 바닥을 닦을 때)	1	2	3	4	5
3. 쇼핑백이나 서류가방을 들 때	1	2	3	4	5
4. 등을 씻을 때	1	2	3	4	5
5. 음식을 칼로 자를 때	1	2	3	4	5
6. 팔, 어깨, 손을 통해서 힘을 사용하거나 충격을 받을 수 있는 여가활동을 할 때 (골프, 망치질, 테니스 등)	1	2	3	4	5
	모두	아주 조금	보통	상당히	극도로
7. 지난 주 동안 가족, 친구들, 모임과 정상적 사회활동하면서 팔, 어깨, 또는 손의 문제로 지장 받았는가?	1	2	3	4	5
	제한 없다	아주 조금 제한	보통 제한	매우 제한	할 수 없다
8. 지난 주 동안 팔, 어깨, 또는 손의 문제로 규칙적인 일상생활이나 업무를 지장 받았는가?	1	2	3	4	5

팔, 어깨, 손의 빠른 검사 – *계속*
[quick DASH(disabilities of the arm, shoulder, & hand)]

지난 주 증상에 따라서 심한 정도에 체크하시오.	없다	약간	보통	심한 정도	극도로
9. 팔, 어깨, 또는 손의 통증	1	2	3	4	5
10. 팔, 어깨, 손의 따끔거림 (핀, 바늘)	1	2	3	4	5
	어려움이 없다	약간 어려움	보통의 어려움	심한 어려움	너무 어렵다, 잠들 수 없다
11. 지난 주 동안 팔, 어깨, 손의 통증으로 인해 수면을 취하는데 얼마만큼 어려웠는가?	1	2	3	4	5

Quick DASH Score = [(반응의 합/ 반응의 수) −1]×25
Quick DASH score는 한 항목이라도 대답하지 않는다면 산출될 수 없다.

연관통 양상 (Referral patterns)

근육 연관통 양상

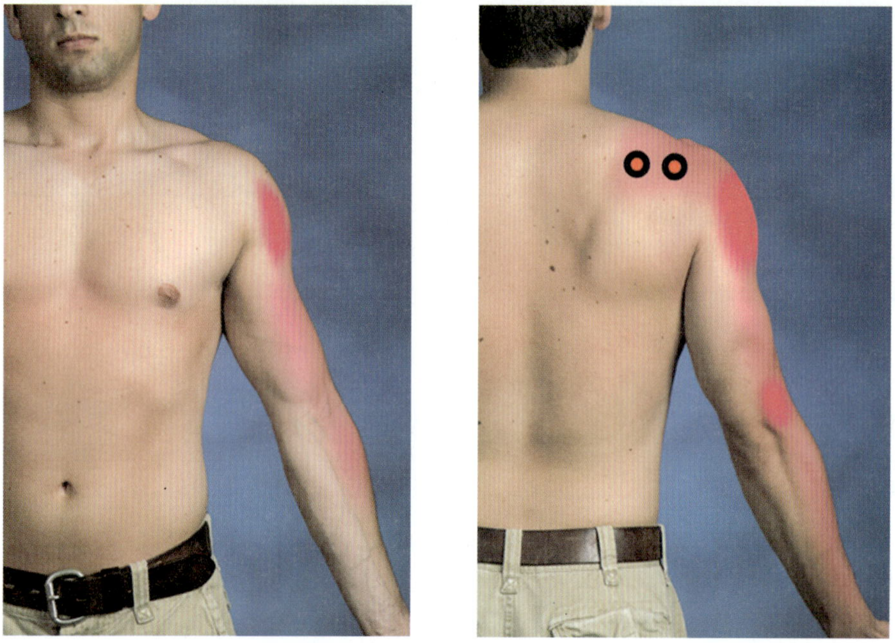

가시위근(극상근, supraspinatus)

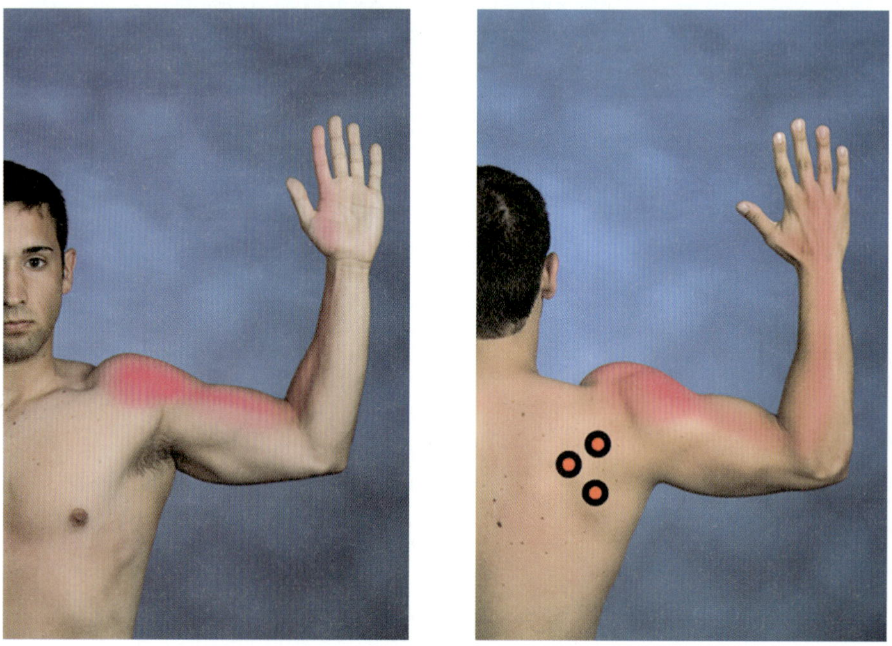

가시아래근(극하근, infraspinatus)

어깨밑근(견갑하근, subscapularis)

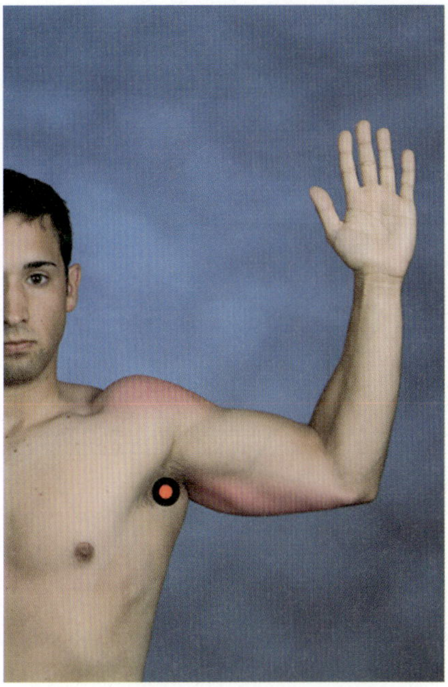

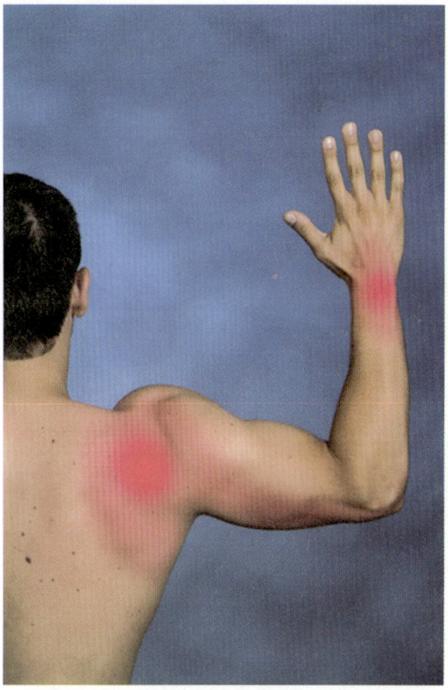

작은원근(소원형근, teres minor)

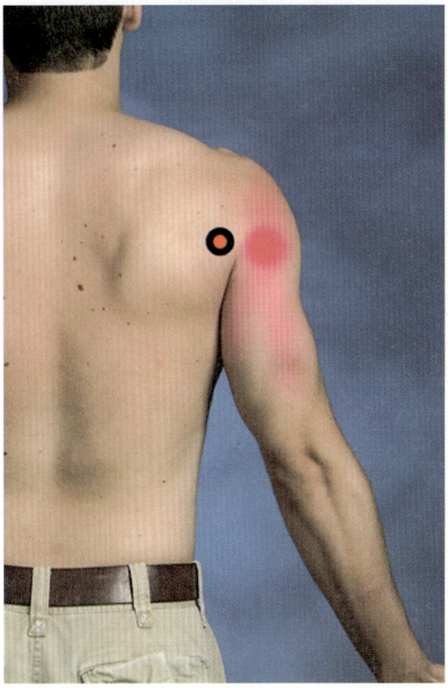

위팔두갈래근(이두박근, biceps brachii)

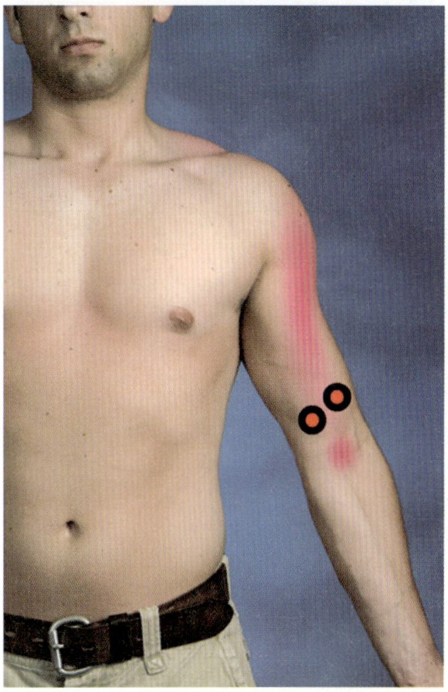

촉지 방법 (Palpation pearls)

돌림근띠(회전근개)

가시위근(극상근, supraspinatus) 최대 폄과 안쪽돌림한 상태로 상지를 등에 붙이고, 봉우리빗장관절 앞에서 가시위근오목에서 가시위근 힘줄까지 촉지한다.	가시아래근(극하근, infraspinatus) 팔을 아래로 둔 채로 엎드린 자세를 취하고, 봉우리의 외측과 후방을 촉지한다. (봉우리의 아래부위까지)
어깨밑근(견갑하근, subscapularis) 옆으로 누운 상태에서 이완된 상지를 밀어 내고, 어깨뼈 가쪽가장자리(외측연)과 겨드랑이 아래에 엄지를 움직이면서 촉지한다.	작은원근(소원근, teres minor) 옆으로 팔꿉관절을 바닥에 놓고, 누운 채로 가시아래근 아래를 촉지한다.

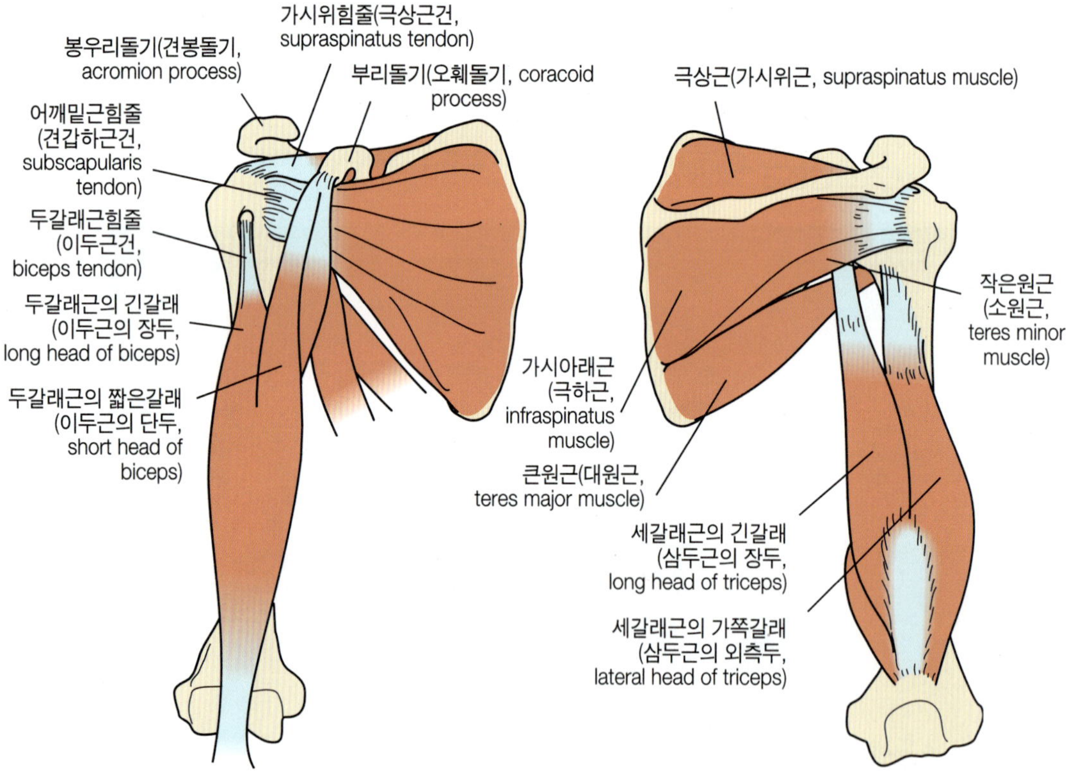

관절운동범위 (ROM)

회전 제한

- 머리 위를 지나서 등을 따라 가능한 많이 내려가고 손가락이 미치는 회전 부족. 가장 아래 부위에 표시한다.
- 아래에서부터 등을 따라 가능한 많이 올리고, 가장 윗부분에 표시한다.
- 표시된 두 지점 사이의 거리를 구하고, 이것이 회전 부족이 된다.

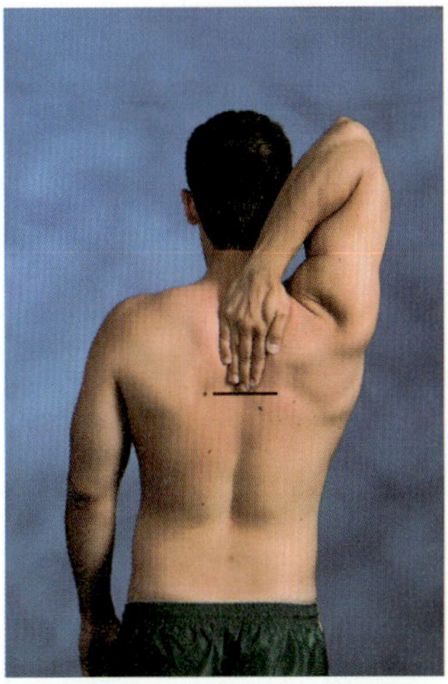

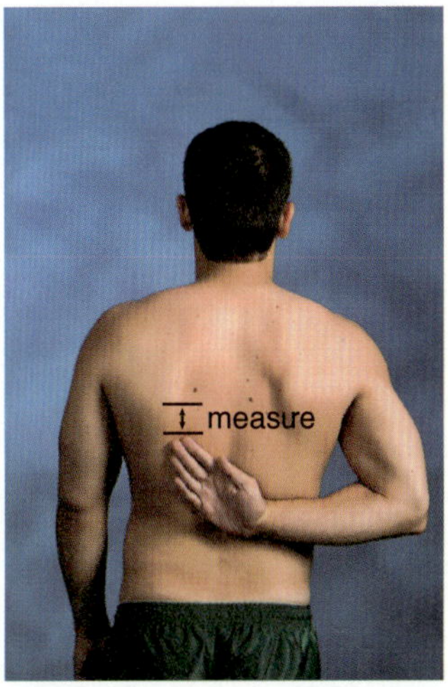

빠른 스크리닝을 위한 Apley 스크래치 검사

3가지 요소:

1. 손을 반대편 어깨에 올린다.
2. 손을 반대편 어깨뼈 후방에 놓는다.
3. 손을 반대편 어깨뼈의 하방각에 놓는다.

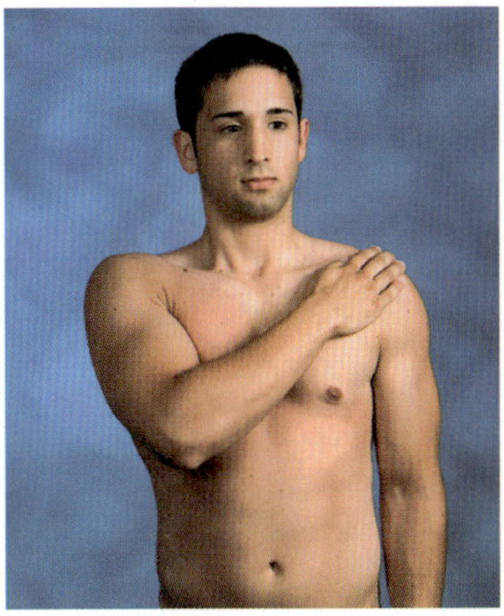

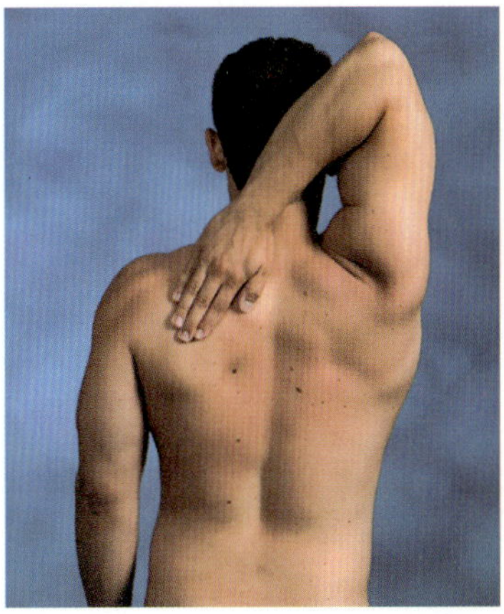

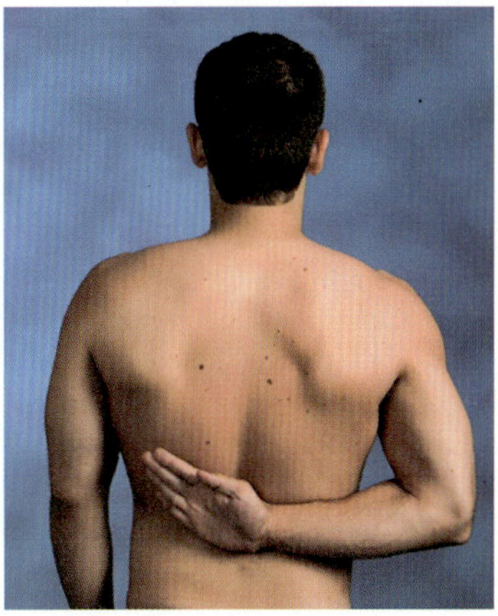

관절낭 양상		
관절낭 긴장의 위치	**운동 제한**	**운동 소실**
후방 관절낭	• 수평모음, 안쪽돌림, 최대 굴곡 시 굴곡각 감소 • 후방 미끄러짐 감소	• 가쪽돌림 약화 • 관절낭 안정성 악화
후하방 관절낭	• 올림, 안쪽돌림, 수평모음 감소	
후상방 관절낭	• 안쪽돌림 감소	
전상방 관절낭	• 최대굴곡 시 굴곡각 감소, 폄, 가쪽돌림, 수평벌림 감소	• 회전근개 약화(weak RC) • 상지 신경역학 검사양성 〔(+) NTPT〕 • 야간통(night pain)
전방 관절낭	• 벌림, 폄, 가쪽돌림, 수평벌림 감소	

어깨관절의 골동력학 (Osteokinematics of the shoulder)

정상 관절 운동범위	개방적 자세	폐쇄적 자세	정상관절 종말 느낌 양상	비정상관절 종말 느낌 양상
올림 165°–170° 안쪽돌림/가쪽돌림 전체 180° 어깨위팔 운동비 2:1 (120° : 60°)	55°–70° 벌림 30° 수평벌림	최대 벌림 및 가쪽돌림	*굽힘* = 탄력적, 단단한–골성 접촉 *벌림* = 탄력적 어깨뼈 평면 올림 = 탄력적 *안쪽돌림/가쪽돌림* = 탄력적/단단함 *수평모음* = 연부조직 *폄* = 단단함 *수평벌림* = 단단함/탄력적	비어있는 느낌 = 봉우리밑점액낭염 딱딱한 관절낭 = 굳은어깨(동결견) 관절낭 구축 양상 = 가쪽돌림 > 벌림 > 안쪽돌림

어깨관절 운동의 관절동역학 (arthrokinematics for shoulder mobilization)

<table>
<tr><td rowspan="3">어깨위팔관절
(상완견갑관절,
glenohumeral joint)</td><td rowspan="3">오목한 면:
관절오목
(관절와,
glenoid fossa)

볼록한 면:
위팔뼈머리
(상완골두,
humeral head)</td><td>팔 올릴 촉지:
위팔뼈머리의
후방 회전</td><td>팔 벌림 촉지 :
위팔뼈머리의
상방 구름과
하방/후방 미끄러짐</td></tr>
<tr><td>팔의 안쪽돌림 촉지:
위팔뼈머리의
후방 구름과
전방 미끄러짐</td><td>팔의 가쪽돌림 촉지:
위팔뼈머리의
전방 구름과
후방 미끄러짐</td></tr>
<tr><td>팔의 수평모음 촉지 :
위팔뼈머리의
내측으로 구름과
위팔관절오목
외측으로 미끄러짐</td><td>팔의 수평벌림 촉지:
위팔뼈머리가
외측으로 구르며
관절오목에서
내측으로 미끄러짐</td></tr>
</table>

<table>
<tr><td rowspan="2">복장빗장관절
(흉쇄관절,
sternoclavicular
joint)</td><td>볼록한 면:
내측 빗장뼈
오목한 면:
연골판과 흉골병
(복장뼈자루,
manubrium)</td><td>팔 올림촉지:
외측 빗장뼈의 상방
구름과 내측 빗장뼈가
복장뼈자루와
연골판에 대해
하방으로 미끄러짐</td><td>팔 내림 촉지:
외측 빗장뼈가
하방으로 구르고
내측 빗장뼈가
복장뼈자루와
연골판에 대해
상방으로 미끄러짐</td></tr>
<tr><td>오목한 면:
내측 빗장뼈와
연골판
볼록한 면:
복장뼈자루</td><td>팔 움츠림 촉지 :
내측 빗장뼈와
골판이 복장뼈자루에
대해 후방으로 구르며
미끄러짐</td><td>팔 내뻗기 촉지:
내측 빗장뼈와
연골판이
복장뼈자루에 대해
전방으로 구르며
미끄러짐</td></tr>
</table>

근력과 기능 (Strenght & Function)

어깨부위의 짝힘

- 올림 = 등세모근, 마름근, 앞톱니근
- 상방회전 = 상방 또는 하방 등세모근과 앞톱니근
- 벌림 = 가시위근, 어깨밑근과 어깨세모근
- 하방 회전 = 하방 등세모근, 넓은등근과 작은가슴근
- 위팔뼈머리의 안정 = 회전근개와 위팔두갈래근의 긴갈래

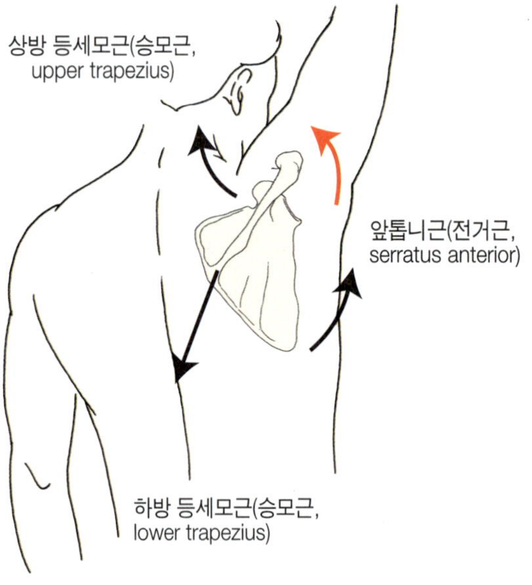

어깨뼈의 상방회전
(upward scapular rotation)

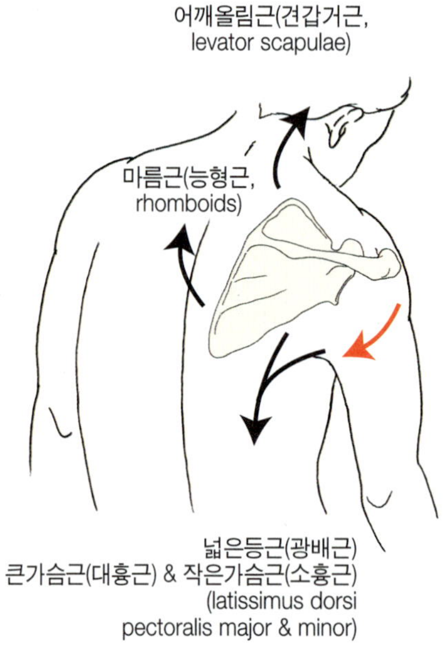

어깨뼈의 하방회전
(downward scapular rotation)

목뼈(경추)의 신경근육 관계

신경근 (root)	신경 (nerve)	근육 (muscle)	감각 (sensation)	반사 (reflex)
C3-4	부척추신경 (spinal accessory)	등세모근	Ø	Ø
C5	등쪽어깨신경 (dorsal scapular)	어깨올림근 마름근	Ø	Ø
C5-6	가쪽가슴신경 (lateral pectoral)	큰가슴근 작은가슴근	Ø	Ø
C5-6	어깨밑신경 (subscapular)	어깨밑근 큰원근	Ø	Ø
C5-6	긴가슴신경 (long thoracic)	앞톱니근	Ø	Ø
C5-6	어깨위신경 (suprascapular)	가시위근 가시아래근	어깨관절 상방	Ø
C5-6	겨드랑이신경 (axillary)	어깨세모근 작은원근	어깨세모근 어깨관절 전방	Ø
C5-7	근육피부신경 (musculocultaneous)	부리위팔근 이두박근과 위팔근	아래팔 가쪽	이두박근 (biceps)
C5-T1	노신경 (radial)	삼두박근 손목폄 / 손가락굽힘	손의 배부	삼두박근 (triceps)
C6-7	가슴등신경 (thoracodorsal)	넓은등근	Ø	Ø

위팔신경얼기, 신경근, 근육과 기능

신경(nerve)	신경근(root)	근육(muscle)	기능(function)
노신경 (radial)	C5-8, T1	팔꿈치근, 노위팔, 긴노쪽손목폄근, 짧은노쪽손목폄근, 손가락폄근, 긴엄지폄근, 자쪽손목폄근, 집게폄근, 새끼폄근	■ 약한 뒤침, 손목폄, 손가락굽힘, 엄지벌림 ■ 손목 안정화가 되지 않으면 주먹쥠이 약화됨
정중신경 (median)	C6-8, T1	원엎침근, 노쪽손목굽힘근, 긴손바닥근, 얕은손가락굽힘근, 긴엄지굽힘근, 네모엎침근, 엄지두덩, 가쪽 2개의 벌레근	■ 약한 엎침, 손목굽힘과 요측전위 ■ 약한 엄지 굽힘과 벌림 ■ 약한 주먹쥠과 집게 동작 ■ 원숭이의 손
자신경 (ulnar)	C7-8, T1	자쪽손목굽힘근, 짧은손바닥근, 새끼두덩, 엄지모음근, 안쪽 2개의 벌레근, 뼈사이근	■ 약한 손목굽힘과 척측전위 ■ 약한 제 5 손가락 굽힘 ■ 약한 손가락 모음 및 벌림 ■ Benediction 징후

특수검사 (Special tests)

상지 신경역학 검사

■ 주의-14쪽 참조.

어깨관절 검사

빈깡통 검사 (EMPTY CAN TEST)

목적: 가시위근 검사

자세: 앉은 자세

방법: 어깨뼈와 같은 평면에서 상지를 안쪽돌림 후 30°-45° 까지 올리며 저항을 주고 버틴다.

해석: 양성 검사 = 통증과 위약감

통계: 통증: 민감도 = 44%-100%,

특이도 = 50%-99%

위약감: 민감도 = 77%, 특이도 = 68%

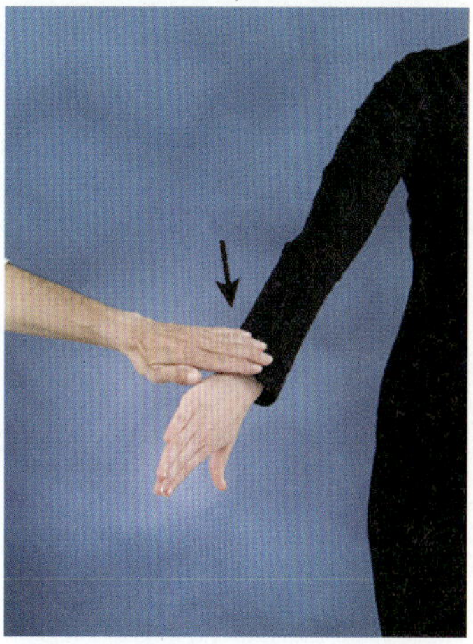

Source: From Gulick, D., 2008, page 108.

가득찬 깡통 검사 (FULL CAN TEST)

목적: 가시위근 검사

자세: 앉은 자세

방법: 어깨뼈와 같은 평면에서 팔을 가쪽돌림 후 30°-45° 까지 올리며 저항을 주고 버틴다.

해석: 양성 검사 = 통증은 위약감

통계: 통증: 민감도 = 66%, 특이도 = 64%

위약감: 민감도 = 77%, 특이도 = 74%

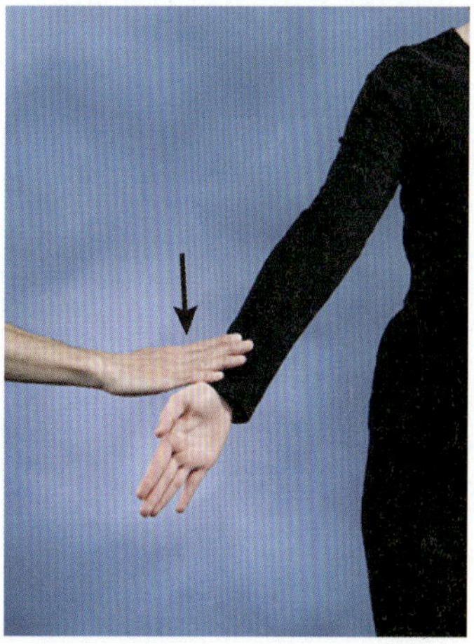

Source: From Gulick, D., 2008, page 109.

낙하 징후 (DROPPING SIGN)

목적: 가시아래근 검사

자세: 앉은 자세

방법: 어깨를 45° 안쪽돌림하고, 팔꿉관절을 90° 굴곡한 후 저항을 이기면서 가쪽돌림한다.

해석: 양성 검사 = 통증 또는 위약감

통계: 통증: 민감도 = 20%-42%,

특이도 = 69%-100%

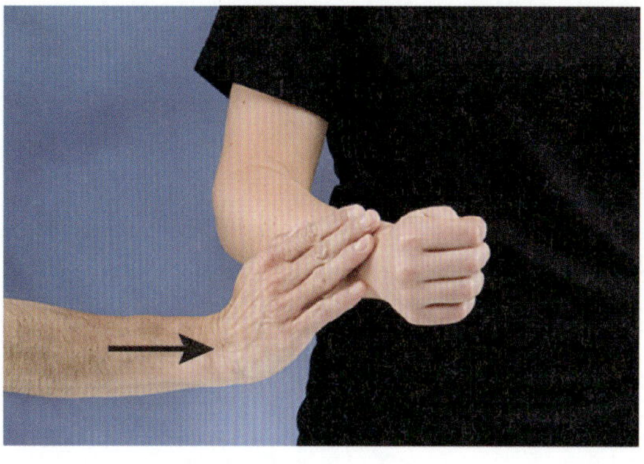

Source: From Gulick, D., 2008, page 109.

뿔나팔수 (PATTE TEST)

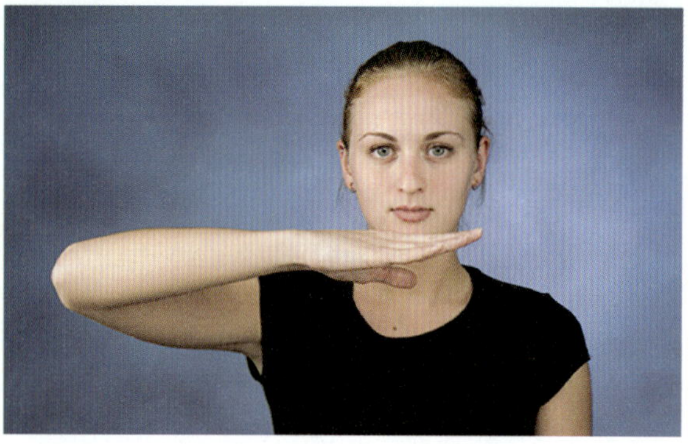

Source: From Gulick, D., 2008, page 110.

목적: 작은원근 검사

자세: 앉은 자세

방법: 어깨관절을 90° 벌림하고, 팔꿉관절을 구부려서 뿔나팔을 부는 것처럼, 입으로 손을 가져간다.

해석: 양성 검사 = 통증 또는 가쪽돌림하고 있는 동작을 유지하지 못한다.

열상 징후 (RENT SIGN)

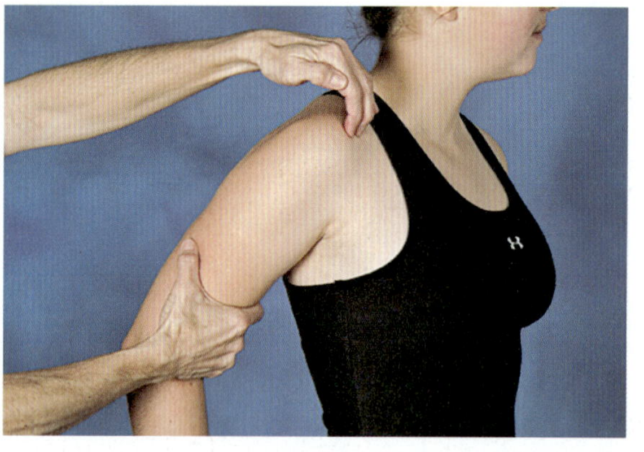

목적: 회전근개 열상 검사

자세: 앉은 자세로 최대 폄시킨 팔의 구부려진 팔꿉관절을 잡는다.

방법: 환자의 뒤에 서서 봉우리(견봉)의 전방부분에 손가락 끝을 댄다. 상지를 안쪽/가쪽돌림시키면서 돌기를 촉지하면서 빈 공간을 양측 비교한다.

해석: 양성 검사 = 뚜렷한 회전근개 결함

통계: 민감도 = 95%, 특이도 = 96%

Gerber의 거상 징후 (GERBER'S LIFT-OFF SIGN)

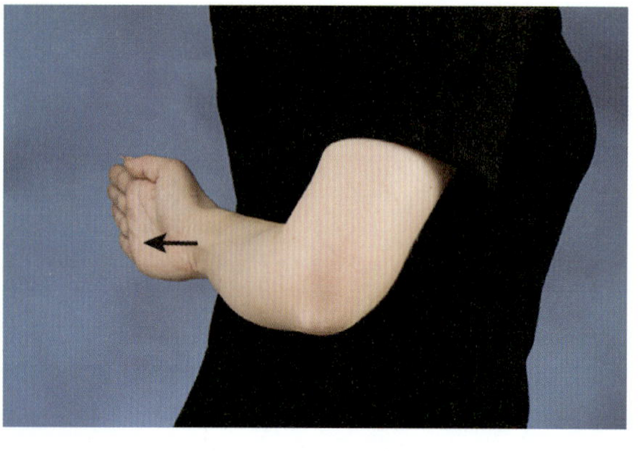

Source: From Gulick, D., 2008, page 110.

목적: 어깨밑근 검사

자세: 앉은 자세

방법: 손을 허리 위에 위치시키고, 저항을 이기며, 안쪽돌림시킨다.

해석: 양성 검사 = 통증이 유발되거나 손을 등에서 뗄 수 없을 경우

통계: 민감도 = 62%-89%, 특이도 = 98%-100%, 양성반응의 75%가 열상을 나타낸다.

복부 압박 또는 나폴레옹 징후 (BELLY PRESS OR NAPOLEON SIGN)

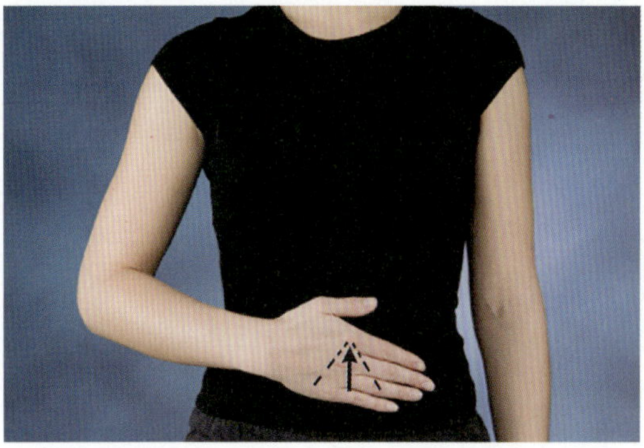

Source: From Gulick, D., 2008, page 111.

목적: 어깨밑근 검사

자세: 손을 배 위에 대고 앉은 자세

방법: 배 위로 손을 누른다.

해석: 양성 검사 = 통증이나 안쪽돌림이 불가능할 때; 팔 올림을 대치하거나 손목을 구부릴 때

통계: 민감도 = 25%–40%, 특이도 = 98%; 양성반응에서 50%의 열상

힘찬 포옹 검사 (BEAR-HUG TEST)

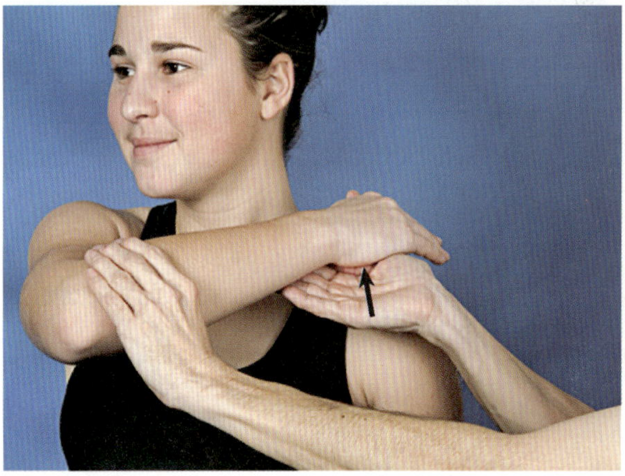

목적: 어깨밑근 검사

자세: 앉은 자세에서 팔꿉관절을 몸 앞으로 내밀면서 손바닥을 반대쪽 어깨관절에 올린다.

방법: 어깨에서 손을 뗀 후 안쪽돌림 저항을 견디면서 팔을 당긴다.

해석: 양성 검사 = 어깨 쪽으로 손을 유지하지 못하거나, 반대편 팔에 비해서 20% 이상 약할 경우

통계: 민감도 = 60%, 특이도 = 92%; 이 검사에서 발견된 중에 30%가 열상

Hawkins/Kennedy 검사 (HAWKINS/KENNEDY Test)

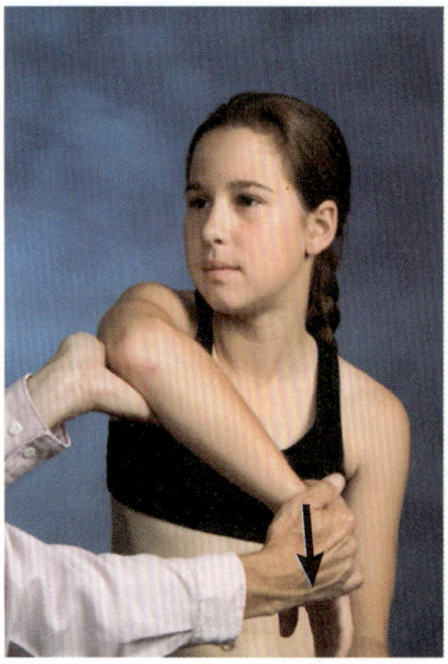

목적: 충돌 검사

자세: 앉은 자세

방법: 어깨관절 90° 굽히고, 약간의 수평 모음하고, 최대 안쪽돌림함.

해석: 양성 검사 = 큰결절과 부리봉우리 사이에서 가시위근이 충돌하여 통증 발생

통계: 민감도 = 72%–92%, 특이도 = 25%–66%

NEER 검사 (NEER' S TEST)

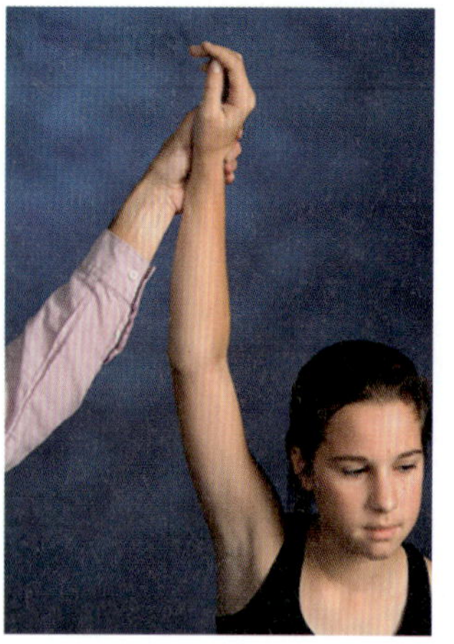

목적: 충돌 검사
자세: 의자에 앉음
방법: 수동적으로 위팔뼈 안쪽돌림 자세에서 상지를 완전 굴곡함
해석: 양성 검사 = 통증은 가시위근 또는 이두박근의 긴갈래의 충돌근 발생
통계: 민감도 = 68%-95%, 특이도 = 25%-68%

충돌해소 검사 (IMPINGEMENT RELIEF TEST)

목적: 충돌을 확진
자세: 의자에 앉음
방법: 상지를 Neer 자세로 위치시키기 전에 위팔어깨관절에서 하방으로 미끄러 내림
해석: 양성 검사 = 아래로 미끌어 내리는 동작에 의해 통증이 줄어들거나 사라지면 양성

고랑징후 (SULCUS SIGN)

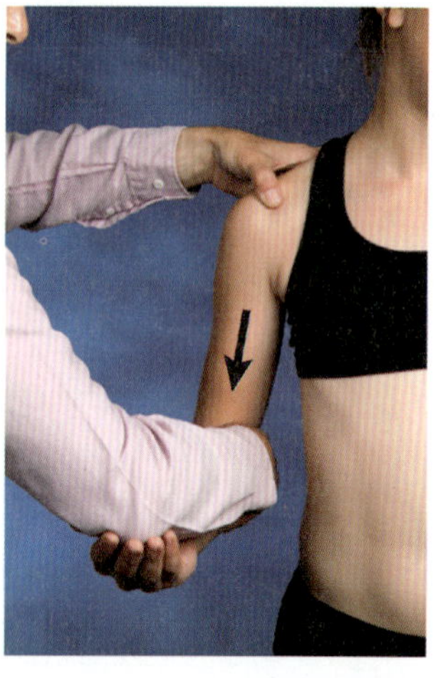

목적: 하방 불안정성이나 봉우리빗장관절의 상태 평가
자세: 팔꿉관절을 90° 굽히고, 어깨관절을 중립위치에 놓는다.
방법: 어깨관절 면을 촉지하면서 아래팔을 지렛대로 사용하며, 힘을 주어 위팔뼈를 아래로 당긴다.
해석: 양성 검사 = ≥ 1 손가락 두께의 공간이 어깨관절과 봉우리빗장관절 사이에 느껴질 때

불안정염려 검사 (APPREHENSION TEST)

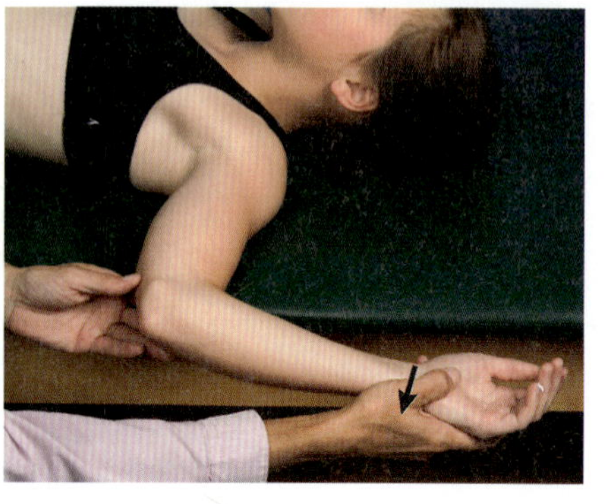

목적: 전방 불안정성에 대한 평가
자세: 바로 누운 자세
방법: 어깨관절을 90° 벌림시키고, 그 다음에 가쪽돌림하기 시작한다.
해석: 양성 검사 = 환자가 통증이나 전방 탈구의 느낌을 받는 상태가 느껴질 때

갑자기 밀기 검사 (JERK TEST)

목적: 후방 불안정성 측정

자세: 앉은 자세에서 상지를 안쪽돌림하고, 90° 굴곡한다; 상흉부를 밀리지 않게 안정시킨다.

방법: 환자의 팔꿉관절을 잡고 위팔뼈를 몸쪽으로 밀며 이 때 팔은 수평모음 방향으로 움직이도록 한다.

해석: 양성 반응= 위팔뼈머리가 후방탈구되면서 확빠지는 느낌이든다. 팔이 벌려진 상태로 돌아올 때 위팔뼈머리가 갑자기 정복되며 이차 clunk 발생

통계: 민감도 = 73%, 특이도 = 90%

스피드 검사 (SPEED' S TEST)

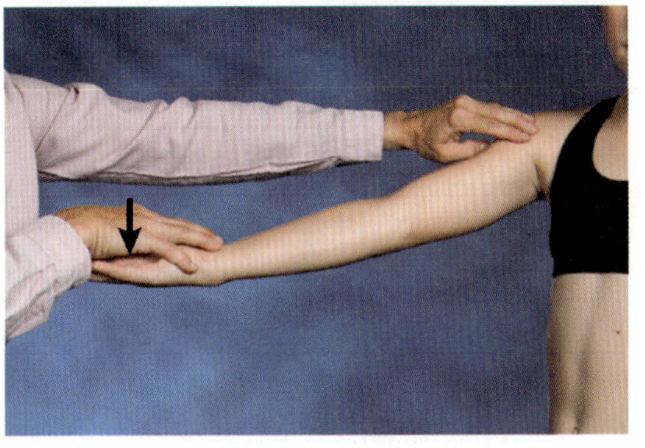

목적: 이두박근염 또는 관절와순 문제 평가

자세: 어깨관절을 75°-90° 벌림한 상태로 앉아서 팔꿉관절을 펴고, 아래팔을 뒤침시킨다.

방법: 거상 시에 저항을 가한다.

해석: 양성 검사 = 이두박근 긴갈래가 관절와순을 잡아당기며 통증을 유발한다(SLAP).

통계: 민감도 = 9%-100%, 특이도 = 61%-87%

이두박근 부하검사 (BICEPS LOAD TEST)

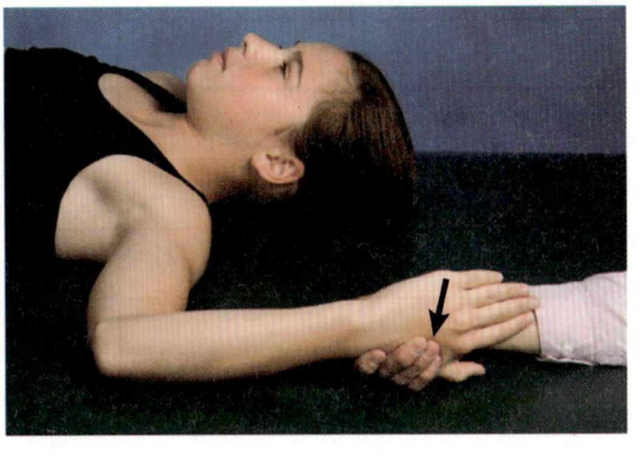

목적: 관절와순 평가

자세: 바로 누운 자세로 관절을 90°-120° 벌림하고 팔꿉관절을 90° 굴곡한다.

방법: 이두박근에 힘을 주며 팔꿉관절 굽힘 및 벌림시키고 저항을 준다.

해석: 양성 검사 = 이두박근 긴갈래가 관절와순을 잡아당기며 통증을 유발한다(SLAP).

통계: 민감도 = 91%, 특이도 = 97%

통증유발검사 (PAIN PROVOCATION TEST)

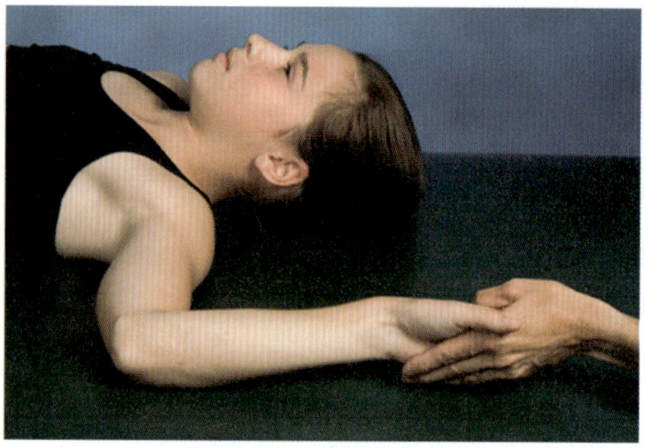

목적: 관절와순 평가

자세: 어깨관절을 90° 바로 누운 자세에서 벌림하고 팔꿉관절을 90° 굴곡한다.

방법: 아래팔을 최대 뒤침시키면서 이두박근을 잡아 당긴다.

해석: 양성 검사 = 이두박근이 관절와순을 잡아당겨 관절의 상부(상부관절와순)에 통증을 일으킨다.

통계: 민감도 = 17%–100%, 특이도 = 90%

크랭크 검사 (CRANK TEST)

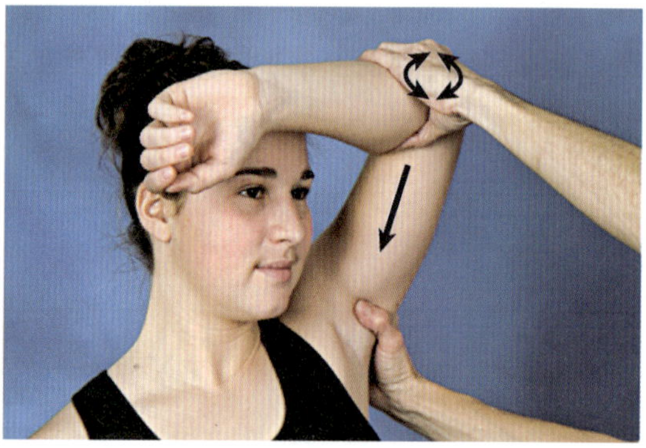

목적: 관절와순 평가

자세: 앉은 자세에서 상지를 160° 올리고 팔꿉관절을 90° 굽힘

방법: 위팔을 안쪽돌림/가쪽돌림하면서 압박을 가한다.

해석: 양성 검사 = 통증 또는 염발음 느낌이나 소리(MRI 보다 정확도가 높음)

통계: 민감도 = 39%–91%,
특이도 = 67%–93% (MRI 보다 정확하다.)

Kim 검사 (KIM TEST)

목적: 관절순 검사

자세: 앉은 자세에서 어깨뼈와 같은 평면에서 팔을 130° 올리고, 팔꿉관절을 90° 구부린다.

방법: 위팔뼈에 압박하는 힘을 적용시킨다.

해석: 양성 검사 = 통증 또는 염발음

통계: 민감도 = 80%–82%, 특이도 = 86%–94%

O'Brien 검사 (O'BRIEN'S TEST)

목적: 관절와순과 봉우리빗장관절 평가

자세: 상지를 90° 올리고, 10° 모음, 최대 안쪽돌림(엎침)

방법: 안쪽돌림한 상태로 저항을 주며 올리고, 다음에는 가쪽돌림(뒤침) 상태로 반복한다.

해석: 양성 검사 = 안쪽돌림보다 가쪽돌림 시에 통증을 느끼는 경우; 통증이 "관절내"에서 느껴지는 경우는 관절와순 병변, 어깨관절 "상방"에서 느껴지는 경우는 봉우리빗장관절 병변

통계: 민감도 = 47%-100%, 특이도 = 41%-98%

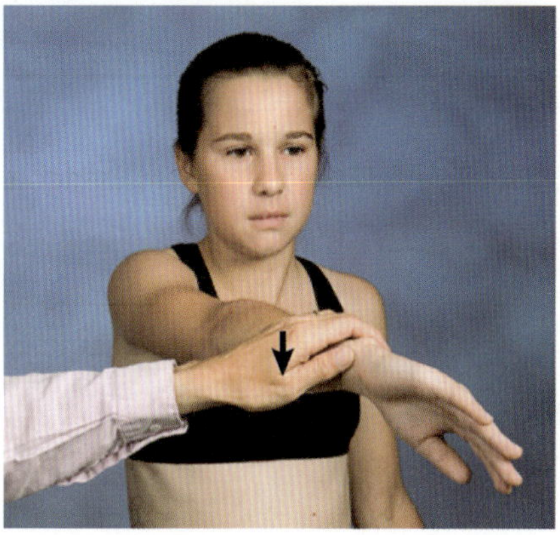

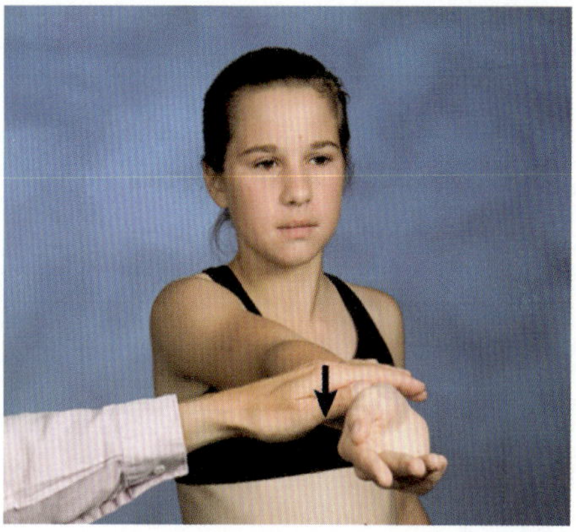

예가손 검사 (YEGASON TEST)

목적: 위팔수평인대 검사

자세: 어깨관절을 중립위치하고, 팔꿉관절을 90° 굴곡한 후 위팔을 뒤침한다.

방법: 뒤침한 상태로 팔꿉관절을 저항을 주며 굴곡한다.

해석: 양성 검사 = 활액막 힘줄염으로 인한 통증; 딸각거리거나 툭 소리를 내게 된다.

통계: 민감도 = 9%-37%,
특이도 = 86%-96%

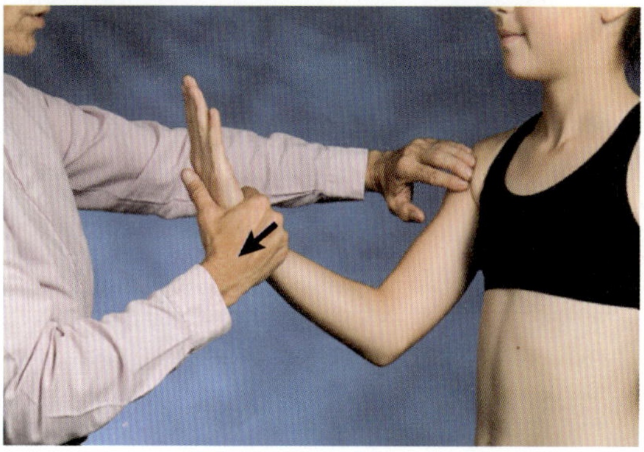

봉우리빗장 전단 검사 (AC SHEAR TEST)

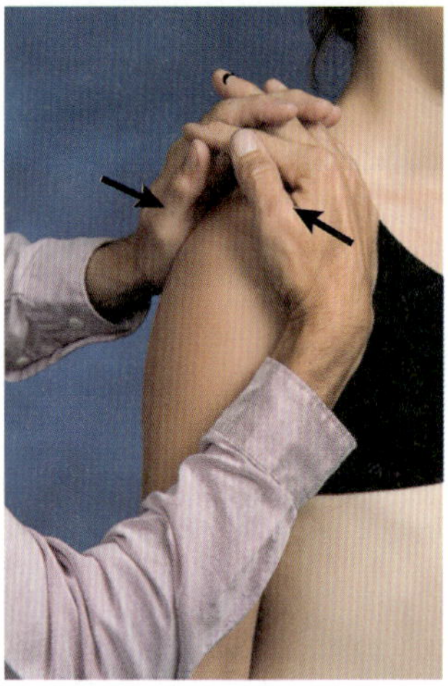

목적: 봉우리빗장 염좌 평가

자세: 앉은 자세로 상지를 옆에 붙인다.

방법: 검사자가 손가락을 깍지 끼고 봉우리빗장관절을 감싼다; 손을 꽉 쥐면서 봉우리빗장관절을 압박한다.

해석: 양성 검사 = 통증이나 심한 움직임이 봉우리빗장관절 손상을 의미한다.

통계: 민감도 = 100%, 특이도 = 97%

부리빗장인대 검사 (CORACOCLAVICULAR LIGAMENT TEST)

목적: 부리빗장인대 평가

자세: 이완된 쪽을 위로하고 눕는다.

방법: 이완된 상지를 등 뒤에 놓고 마름인대(trapezoid)에 스트레스를 가하기 위해 어깨뼈 내측 경계를 갈비뼈에서 먼 방향으로 당기고 원뿔인대(conoid)를 자극하기 위해서 어깨뼈의 하방각을 갈비뼈에서 먼 방향으로 당긴다.

해석: 양성 검사 = 통증

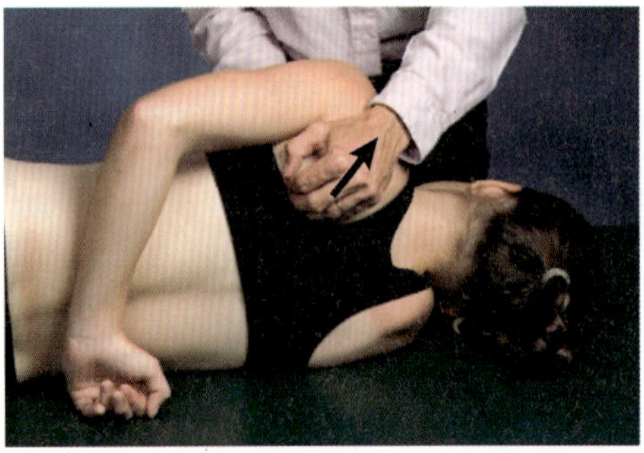

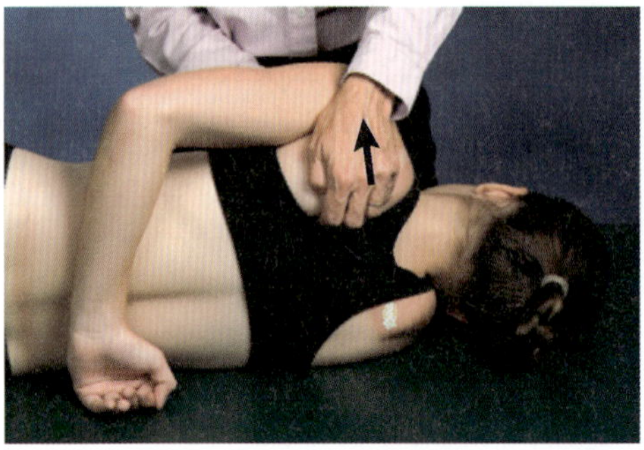

수평모음 검사 (CROSS-BODY ADDUCTION TEST)

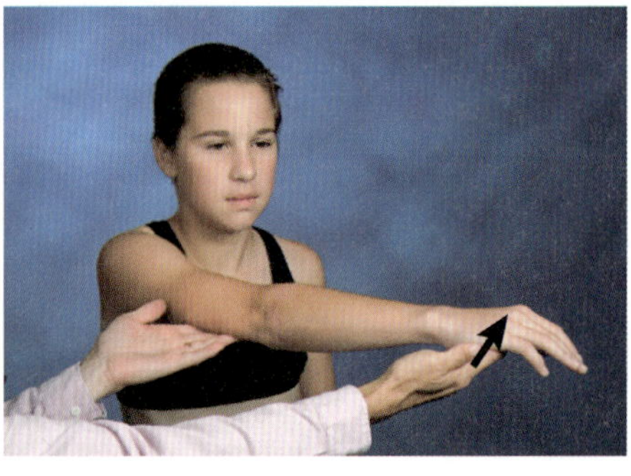

목적: 봉우리빗장 병변의 평가

자세: 앉아서

방법: 어깨관절을 90° 굴곡한 상태에서 팔을 수평모음한다.

해석: 양성 검사 = 통증, 봉우리빗장관절

통계: 민감도 = 100%, 특이도 = 97%

흉곽출구증후군(TOS) 압박 부위 (Thoracic outlet syndrome compression sites)

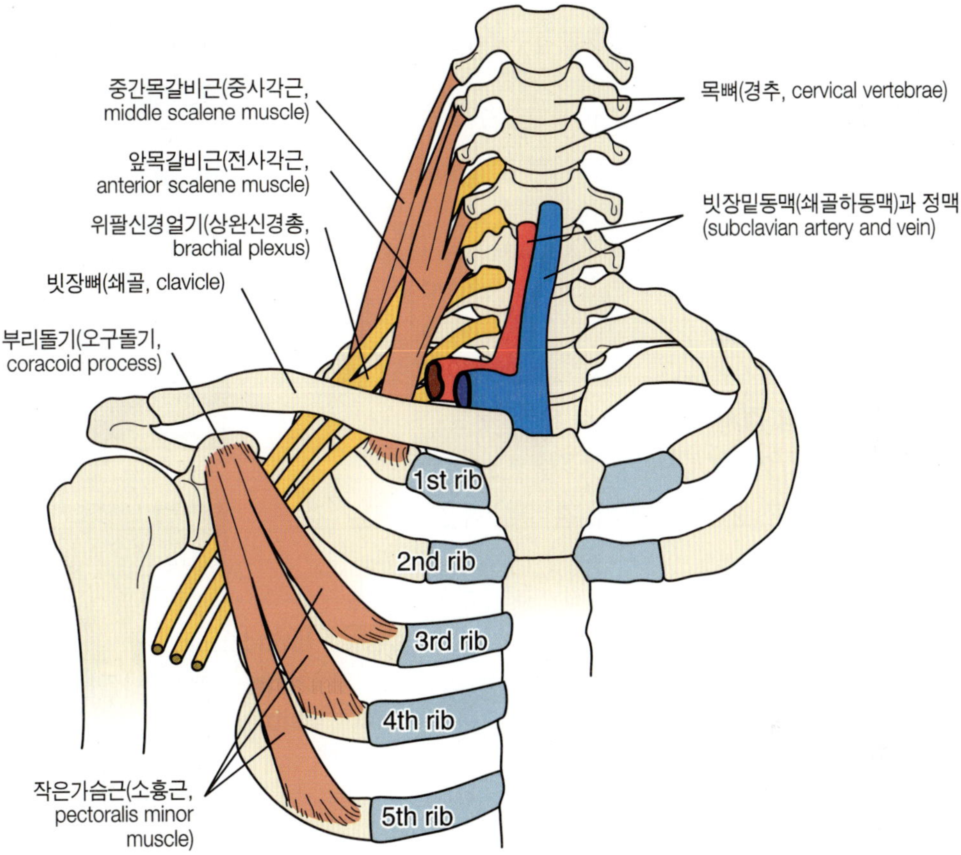

목갈비근(사각근) 삼각

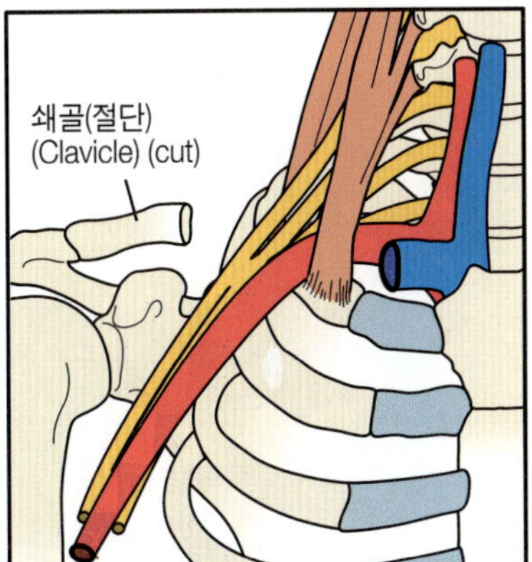

갈비빗장(늑쇄골) 면

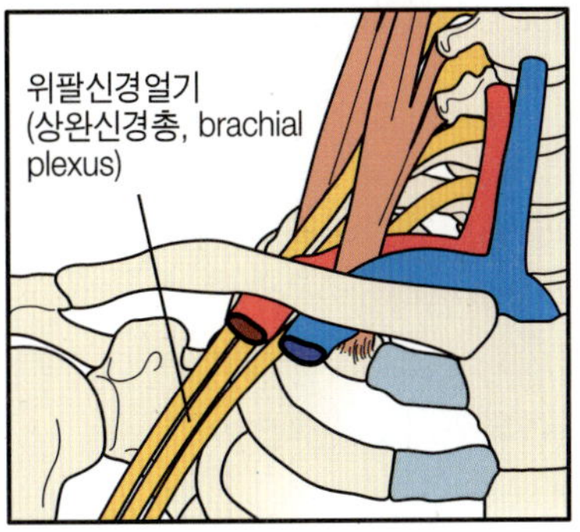

부리가슴(오훼흉부) 면

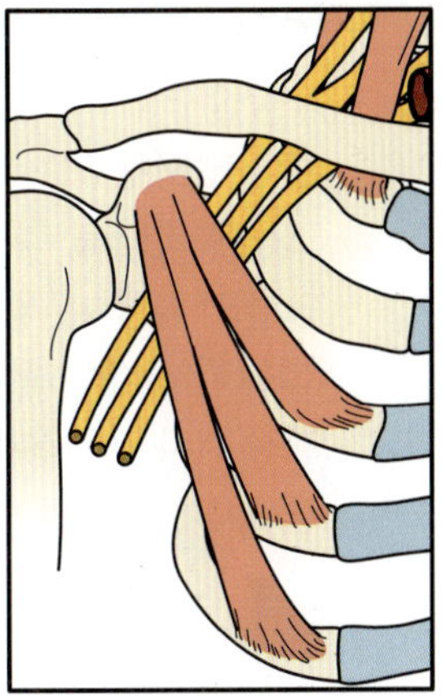

흉곽출구증후군 검사(TOS Tests)
"엄지의 법칙" = 엄지의 방향에 따라서 머리를 회전시킨다

애드손 검사 (ADSON'S TEST)

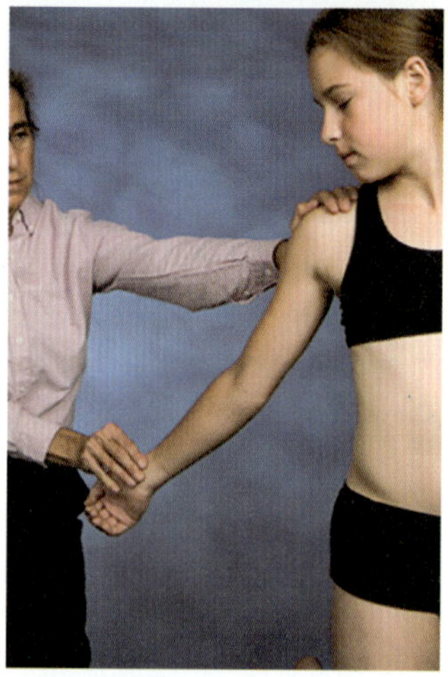

목적: 목갈비근 삼각에서 일어나는 흉곽출구증후군 검사

자세: 앉아서

방법: 노동맥을 촉지하면서 상지를 벌림, 펴면서 가쪽돌림시킬 때 환자는 머리를 이환된 쪽으로 돌리고 숨을 들이킨 후 멈춘다.

해석: 양성 검사 = 증상이 발현되면서 노동맥의 맥박이 약해지거나 없어진다.

통계: 특이도 = 74%–89%

라이트의 과다벌림 검사 (WRIGHT'S HYPERABDUCTION TEST)

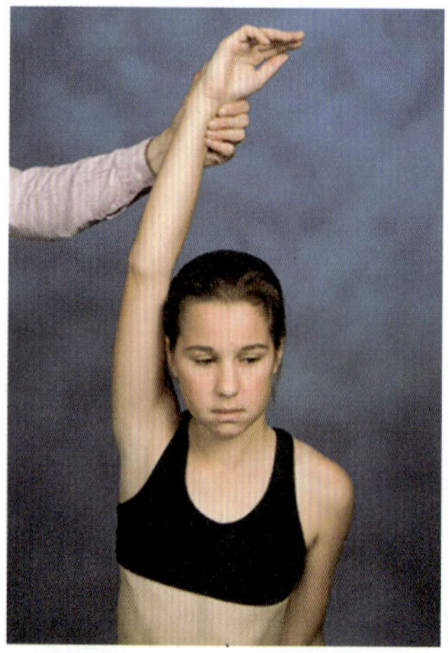

목적: 흉곽출구증후군 평가(부리돌기, 갈비뼈, 작은가슴근)

자세: 앉아서 시행

방법: 노동맥을 촉지하면서 팔을 수동적으로 180° 벌림하며 가쪽돌림하고 피험자는 깊이 숨을 들이 쉬고 호흡을 멈춘다.

해석: 양성 검사 = 증상이 재현되면서 노동맥박이 작아지거나 사라짐

통계: 맥박 : 민감도 = 70%, 특이도 = 53%

통증: 민감도 = 90%, 특이도 = 29%

군대차려자세 검사 [MILITARY BRACE (COSTOCLAVICULAR) TEST]

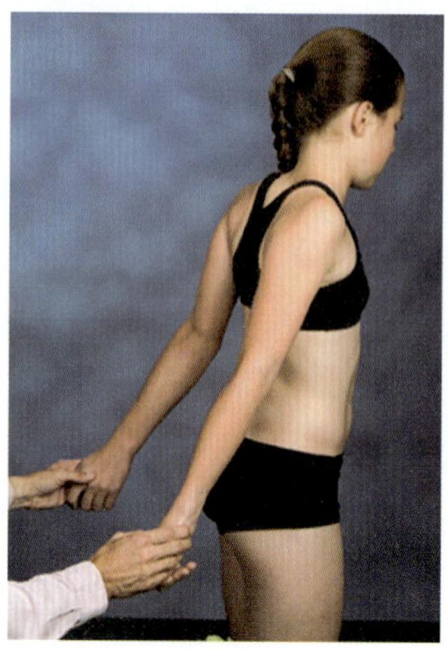

목적: 흉곽출구증후군 검사(제1갈비뼈와 빗장뼈)

자세: 앉아서 시행

방법: 노동맥 맥박을 촉지하면서 어깨관절을 폄 위치로 당기고 벌릴 때 목을 과다폄한다. (과장된 군대차려 자세)

해석: 양성 검사 = 증상이 재현되면서 노동맥박이 작아지거나 사라짐

알렌 검사 (ALLEN'S TEST)

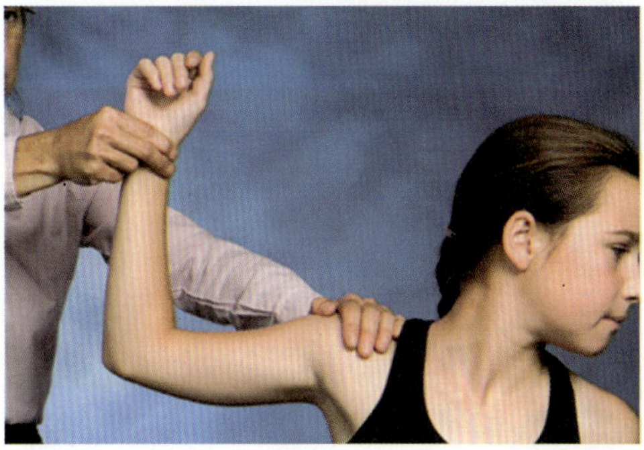

목적: 작은가슴근에 의한 외곽출구증후군 평가

자세: 앉아서 시행

방법: 어깨관절을 90° 벌리고, 팔꿉관절을 90° 굴곡하며 머리는 반대편으로 돌릴 때 숨을 깊이 들이 쉬고 멈춘다.

해석: 양성 검사 = 증상이 재현되면서 노동맥 맥박이 작아지거나 사라짐

Roos 검사 [ELEVATED ARM STRESS TEST (EAST)]

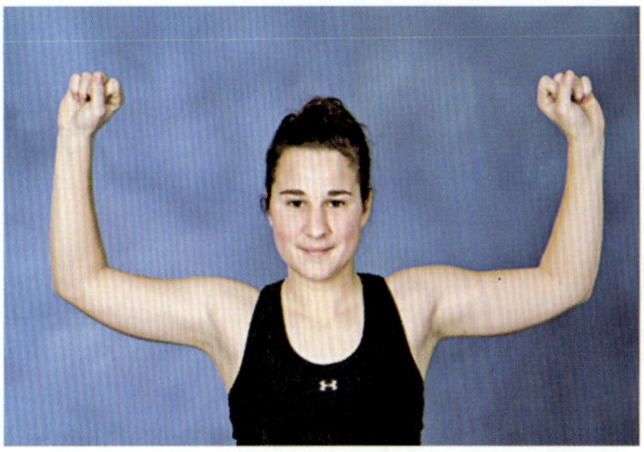

목적: 흉곽출구증후군의 평가

자세: 어깨관절 90° 벌림, 가쪽돌림하고, 팔꿉관절을 90° 굽힘시키고 앉는다.

방법: 3분 동안 손을 폈다 오므렸다 하는 동작 반복

해석: 양성 검사 = 증상이 재현되거나 팔의 무거운 감각 (증상 발생 시간을 기록)

통계: 민감도 = 82%–84%,
특이도 = 30%–100%

흉곽출구증후군 검사의 조합 (combination of TOS tests)	민감도 (sensitivity)	특이도 (specificity)
• 에드손 검사 + 라이트 과다벌림 검사 (통증)	79	76
• 에드손 검사 + Roos 검사	72	82
• 에드손 검사 + 과다벌림 검사 (통증)	72	88
• 에드손 검사 + 라이트 과다벌림 검사 (맥박)	54	94
• 라이트 검사 (통증) + Roos 검사	83	47
• 라이트 검사 (통증) + 과다벌림 검사 (통증)	83	50
• 라이트 검사 (맥박) + 과다벌림 검사 (맥박)	63	69

흉곽출구증후군 - 혈관성 구성요소와 신경성 구성요소의 구별 (TOS-differentiation between Vascular & neural components)

혈관성 구성요소 (vascular components)	신경성 구성요소 (neural components)
■ (+) 에드슨 검사, 라이트 검사, 알렌검사, 루스검사, 군대차려 검사 ■ 손과 팔의 부종 ■ 탈색이나 상지의 파행 ■ 피부 온도나 감각 변화 ■ 팔 사이 혈압 차이가 20 mm Hg 이상 ■ 추위(냉)와 활동의 내성 약화	■ 근육 위약 ■ 목뼈 굽힘 시 통증 ■ 신경분포 부위(노신경, 자신경)를 따라 감각 변화 ■ 신경조직 유발 양성검사

감별 진단 (Differential diagnosis)

	흉곽출구 증후군(TOS)	목뼈 디스크	어깨관절	팔꿈치 터널	손목 터널
통증	간헐적인 목, 어깨관절,	예리하고, 지속적으로	어깨와 상지 몸쪽	팔꿉관절과 손 안쪽	손 바깥쪽으로 간헐적으로
두통	(양성)	(음성)	(음성)	(음성)	(음성)
무감각	팔 전체	각각 피부절	일반적이지 않다	자신경 분포	정중신경 분포
부종	생길 수 있다	정상	정상	정상	정상
색깔	비정상 일수도	비정상 일수도	정상	정상	비정상 일수도
유발자극	상지 올리기	목의 위치	활동성	팔꿉관절 압력	근육 경련 지속적인 움켜쥠
근육 강도	위팔세갈래근과 회전근개 약화	특정 근절	회전근개 약화	자신경 지배 부위	정중신경 지배 부위
양성 검사	신경역학 검사(NTPT), 에드손검사, 알렌검사, 군대차려 자세 검사, 루스 검사	Spurling 검사, 신경역학 검사(NTPT)	회전근개 & 충돌증후군	티넬증후군 (팔꿈치), 신경역학 검사(NTPT)	팔렌검사, 수근관 증후군(CTS), 손목의 티넬 사인

병리 / 발생기전	징후 / 증상
유방암	■ 유방조직 내에서 촉지되는 종괴 ■ 유두분비물, 유두 함몰, 주변 피부가 움푹 들어감 ■ 홍반, 발적 ■ 유방촬영술, 생검을 통해 확인
흉곽출구증후군 – 자세의 변화나 근육의 불균형, 골격이상에 의해 다양한 위치에서 압박되는 구조물에 의해 발생한다. 혈관(5%~10% 정도)이나 신경의 압박; 압박의 위치는 갈비뼈, 복장뼈와 척추 사이의 공간, 목갈비근 삼각공간, 갈비빗장공간, 오구흉곽 공간 등; 수술 후나 중년여성에서 가장 흔하다. **"신경인성과 혈관인성" 감별을 위해 76페이지 참고.**	■ 후만자세와 머리가 앞으로 나옴 ■ 손이 핀이나 바늘로 찌르는 느낌, 밤에 깨어남 ■ 통증부위가 모호함 ■ 어깨위오목(견갑상와)의 압통점 ■ 무거운 물건 운반 시 통증 ■ 양성검사: 상지신경역학 검사, 애드손 검사, 라이트 검사, 군대차려검사, 알렌검사 ■ 이완기 혈압이 양쪽 팔 차이가 20 mm Hg 이상 ■ 경추늑골(cervical rib) 감별 위해 전후방 방사선 검사 ■ 근전도 검사는 논란의 여지가 있음 ■ 수근관 압박 증후군, 신경근 압박, 엎침근 증후군과 감별 필요
어깨관절 탈구 – 전방탈구가 가장 흔함(90%) 발생기전은 팔을 뻗고 넘어짐	■ 봉우리가 현저하게 튀어 나오고, 어깨관절 윤곽이 편평해짐, 위팔뼈머리가 현저해짐 ■ 부상자자세 : 어깨관절을 안쪽돌림하고 약간 벌림하면서 팔꿉관절을 굴곡 아래팔을 회내전해서 이환된 상지를 건측 팔로 지지한다. ■ 날카롭고, 찌르는 통증과 근육의 수축, 위팔뼈머리를 전방이나 하방에서 촉지 가능 ■ 양성 : 염려반응과 고랑 징후 ■ 방사선검사 : Hill-Sachs 병변이 상지를 안쪽돌림하고 촬영한 전후방사진에서 관찰됨; Garth 촬영상 Bankart 병변 ■ 노인에서 위팔뼈 목 골절과 감별 필요

계속

병리 / 발생기전	징후 / 증상
빗장뼈 골절 - 빗장뼈에 직접적 충격이나 어깨로 떨어질 때 발생	■ 팔 올림 불능 ■ 시진 시 변형, 압박 시 통증 ■ 방사선 검사로 확진
봉우리빗장 염좌 - 팔을 뻗고 넘어졌거나 봉우리 위에 떨어졌을 경우 발생 **82페이지 봉우리빗장 염좌 손상 정도 참고.**	■ 통증과 촉지 시 염발음, 시진 시에 변형 인지 ■ 양성 : 수평모음 검사, O'Brien 검사, 봉우리빗장 전단 검사, 고랑징후/봉우리빗장 견인 ■ 양측 전 후방 방사선 검사로 확진함. 이 때 10-15 lb 무게의 추로 가쪽돌림 상태에서 견인함 (스트레스 검사) ■ 충돌증후군과 감별 필요
관절와순 파열 - 강한 이두박근 수축이나 어깨에 가해진 견인력, 팔을 뻗은 채로 넘어지면서 발생	■ 상지를 안쪽돌림, 모음할 때 통증 ■ 벌림, 굽힘 시 위약감 ■ 불안정성 호소 ■ 양성 : 스피드 검사, O'Brien 검사, 이두박근 부하검사, 통증유발검사와 크랭크 검사 ■ CT나 MRI로 확진; MRI 보다 이중 대조 CT 영상이 더욱 정확함
봉우리밑 점액낭염 - 외상이나 잘못된 생역학에 의한 만성 자극; 중년 또는 그 이후의 환자에서 갑작스러운 활동 후 발생, 힘줄염의 과거력	■ 심한 통증이 갑자기 시작; 어깨세모근 부착 부위에 통증 ■ 회전 시 제한이 없으면서 관절을 과다운동 시 환자가 최대 관절운동 전에 통증을 호소함(안쪽돌림 상태) ■ 점액낭염이 국한되어 있는 경우(드물다), 수동적 관절운동은 통증을 유발하나 저항을 주는 운동은 아프지 않다. (예외; 50°~130° 관절운동 시에는 수축하는 건이 점액낭을 눌러 통증 유발) ■ 양성 Hawkins-Kennedy, Neer 충돌검사 시 통증 ■ 견봉하 점액낭에 열감과 촉지 시 동통 (상지를 수동적 펴면서 점액낭을 촉지) ■ 석회화가 없다면 영상 진단은 가치가 떨어짐. 회전근개 파열, 충돌증후군과 감별 필요

계속

병리 / 발생기전	징후 / 증상
이두박근 건염 – 외상이나 잘못된 생역학에 의한 만성 자극 머리가 전방위치 시 위팔어깨 리듬에 이상 발생	■ 10° 안쪽돌림해서 두갈래근힘줄 촉지 시 통증 (건을 전방과 봉우리밑 6 cm 아래에 위치시키는 자세) ■ 능동적 올림 시 통증 유발 ; 염발음 ■ 스피드 검사 양성; 예가손 검사 시 통증없이 탄발음 들릴 경우는 음성 ■ 방사선 검사 : 이두박근 고랑 영상(bicipital groove view)이 내측벽 각도와 골극, 퇴행성 변화를 관찰할 수 있음; 미부경사 영상으로 골극 관찰 ■ 종종 충돌증후군과 연관됨
석회화 건염 – 석회화의 반복적 문제 = 명확하지 않은 기전에 의한 침착 및 흡수 (조직허혈과 관계) 여성>남성, 우측; 40~50대 호발	■ 70°~110° 사이에서 통증이 존재하며 관절운동범위 감소하며 관절운동범위 전체에 걸쳐 걸리는 느낌을 호소함 ■ 스피드 검사 양성 ■ *석회화 침착중:* 만성적인 경증 혹은 중등도의 불편감과 쉴 때도 계속 쑤신다. ■ *흡수기:* 통증의 갑작스러운 증가, 날카롭고 국소적으로 국한되는 통증 ■ 중립자세에서 전후방 방사선 사진으로 확진 ■ 충돌증후군이나 유착성낭염과 감별 필요함
돌림근띠(회전근개) 이상 – 물리적 압박이나 신연력에 의한 손상; 부분파열은 25~40세 사이에 발생하고 완전파열은 60세 이후에 주로 발생 자연치유되는 경향은 크지 않다. ***기여요인:*** 목이 앞으로 나온 자세는 어깨관절의 정렬에 영향을 미침 전하방 관절낭의 구축 = 가쪽돌림 감소 후방 관절낭의 구축 = 위팔뼈머리의 후전방과 상방 전위 증가	■ 상지 운동 시 통증; 야간통, 심부통 ■ 염발음 ■ 근력 약화: 벌림 ± 가쪽돌림, 방어적 어깨 운동 ■ 손상근육을 평가하기 위한 특수검사 – 가득찬깡통/빈깡통 검사(가시위근), 거상징후 혹은 복부압박검사/ 나폴레옹검사(어깨밑근), 뿔나팔수 검사(작은원근), 낙하징후(가시아래근) ■ 근력의 부조화(가쪽돌림의 수동 근육검사가 안쪽회전력의 60%~70%)

계속

병리 / 발생기전	징후 / 증상
	■ 작은파열은 방사선 검사상 정상 소견: 부분파열 = 가쪽돌림 시 위팔뼈의 상방 전위; 전층 파열 = 봉우리위팔 간격이 좁아지고 전방/하방 봉우리의 뼈곁돌기 ■ 진단 초음파는 1 cm 이상의 병변에서 신뢰성 있음 ■ 조영제를 이용한 관절조영술 = Geyser 징후 (통증 유발) ■ MRI가 비침습적이나 회전근개 전층파열 시 CT 이중 대조영상이 더욱 정확함
가시위근 충돌증후군 – 위팔뼈머리를 누르는 기능의 점차적 손상(가시아래근, 어깨밑근, 작은원근, 위팔두갈래근의 긴갈래) 과사용, 목뼈 문제, 자세이상, 비정상적 생역학, 봉우리의 구조적 이상 머리 위에서 테니스 공을 안쪽돌림하면서 내려칠 때나 수영, 던지기 등; 어깨관절 불안정성; 작은가슴근 구축, 전방 마름근(SA)이 약할 때 어깨 올림 시 봉우리밑 공간이 좁아지면서 충돌을 일으킴	■ 통증(특히, 환부를 아래로 하고 누워질 때) ■ 통증범위 (60°–120° 의 올림) ■ 가시위근과 위팔두갈래근의 통증과 근력 약화 ■ 안쪽돌림하면서 굽힘 시 걸리는 느낌이 남 ■ 통증 관련 양상= 어깨세모근 부착 부위와 전방/몸쪽 위팔뼈의 ■ 압박 시 통증은 거의 없다. ■ 안쪽돌림과 수평모음 ROM 감소 ■ 후방관절낭의 수축; PROM 시 통증 ■ 양성검사 : Neer 검사, Hawkins–Kennedy 검사, 스피드 검사, 빈깡통/가득찬깡통검사, 요큼검사 ■ 방사선 검사상 관절 간격 감소, 관절염, 석회화 힘줄염, 봉우리의 갈고리 변형 등이 보일 수 있다. MRI로 조기 진단 ■ 회전근개 파열, 흉곽출구증후군, 관절와순 파열, 석회화 힘줄염과 감별 필요
오구돌기 충돌증후군 – 봉우리밑 공간 경계 = 봉우리, 부리돌기, 부리봉우리인대; 가시위근, 위팔두갈래근의 긴갈래, 봉우리밑 점액낭, 부리위팔인대 등이 존재함; 갈쿠리형 봉우리; 불량한 자세나 반복적인 상지의 안쪽돌림에 의해 발생	■ 굽힘과 안쪽돌림 또는 벌림과 안쪽돌림에 의해 유발되는 어깨관절 전방의 모호한 통증 ■ 어깨뼈의 하방회전 근육의 약화 ■ 머리가 앞으로 나오거나 등이 굽으면 어깨관절 정렬을 변화시킴 ■ 양성 : Neer 검사, Hawkins–Kennedy 검사, 충돌해소 검사

계속

병리 / 발생기전	징후 / 증상
	■ 방사선 검사로 어깨관절 관절 간격 감소와 갈쿠리형 봉우리 관찰 ■ 돌림근띠(회전근개) 파열, 흉곽출구증후군, 관절와순 파열, 석회화 힘줄염
유착성 관절낭염 - 원인모를 자가 국한성 병변; 당뇨병이나 과거 Colles 골절과 관계 됨; 콜라겐의 증식이 하방관절낭의 구축을 유발하며 관절낭 겹침이 소실 됨; 40~70세 여성에서 호발 **83페이지 유착성 점액낭염의 등급 및 양상 참조.**	■ 팔꿉관절로 방사되는 통증 ; 야간통 ■ 등이 굽은 자세, 어깨가 솟음, 정도가 약한 염증 반응 ■ 관절최대 운동 시 저항감 적음; 부각근육 운동 감소 ■ 관절운동제한: 가쪽돌림 > 벌림 > 안쪽돌림 > 어깨위팔 운동비율이 뒤바뀜(어깨 2 : 위팔 1) ■ 이환부위를 아래로 놓고 누워 잘 수 없음; 어깨밑근이 근막통증 유발점 ■ 관절조영촬영 = 관절 부피의 50% 이상 감소 (20~30 mL 정상, 5~10 mL 이하가 됨); 단순 방사선 촬영은 2차적 불용성 골다공증 양상만 보임

봉우리빗장 관절염좌 등급

등급 (grade)	양상 (presentation)
정상	봉우리빗장관절 간격 0.3-0.8 cm 빗장밑가장자리(쇄골하연)에서 부리돌기 사이의 거리는 1.0-1.3 cm
1도 손상	봉우리빗장관절 간격이 0.8 cm 이상이고, 수평모음과 올림 시 통증을 느낌; 봉우리빗장관절 비틀림 검사 양성
2도 손상	봉우리빗장관절 간격이 1.0~1.5 cm이고, 부리빗장뼈 간격이 25~50% 정도 증가
3도 손상	봉우리빗장관절 간격이 1.5 cm 이상이며, 부리빗장뼈 간격이 50% 이상 증가하는 계단형의 변형

유착성 점액낭염의 등급 및 양상

Stage	임상 양상	관절경 소견	치료
I—유착 중	• 관절운동이 완전히 되지 않은 상태에서 지속적인 통증 증가 • 능동 & 수동적인 관절운동 감소	부어있고, 섬유화 되어 있으며, 겨드랑이 주름 위 활액막에 판누스 (pannus) 형성	*최소 침습적으로 시행:* • 물리치료 • 부드럽게 도와주면서 시행 • I, II등급 정도의 관절 운동
II—유착 후	• 통증 감소 • 능동 & 수동적인 관절운동 감소 • 위팔어깨뼈의 생리적 운동 감소 • 어깨위팔 비례운동 감소	어깨관절막 주름에 유착이 생기고, 활액막이 두꺼워짐	*적당히 적극적으로 시행:* • 물리치료 • 도움을 받으면서 관절 운동 • 부드럽게 능동적 운동 • III, IV등급 정도의 관절 운동
III—해리기 (풀리는 시기)	• 스트레칭 시에만 통증, 생리적 운동 증가 & 어깨위팔 비례 운동, 일상생활동작으로 회복	관절 간격이 감소되고 위팔뼈머리는 위팔오목에 압착되며, 겨드랑이 주름은 50% 감소함	*더욱 적극적으로 시행:* • 물리치료 • 수동적 관절운동 • III, IV등급 정도의 관절 운동 • 단체적으로 저항을 주면서 운동함

제 3 장

팔꿈치관절(Elbow)

해부학 (Anatomy)

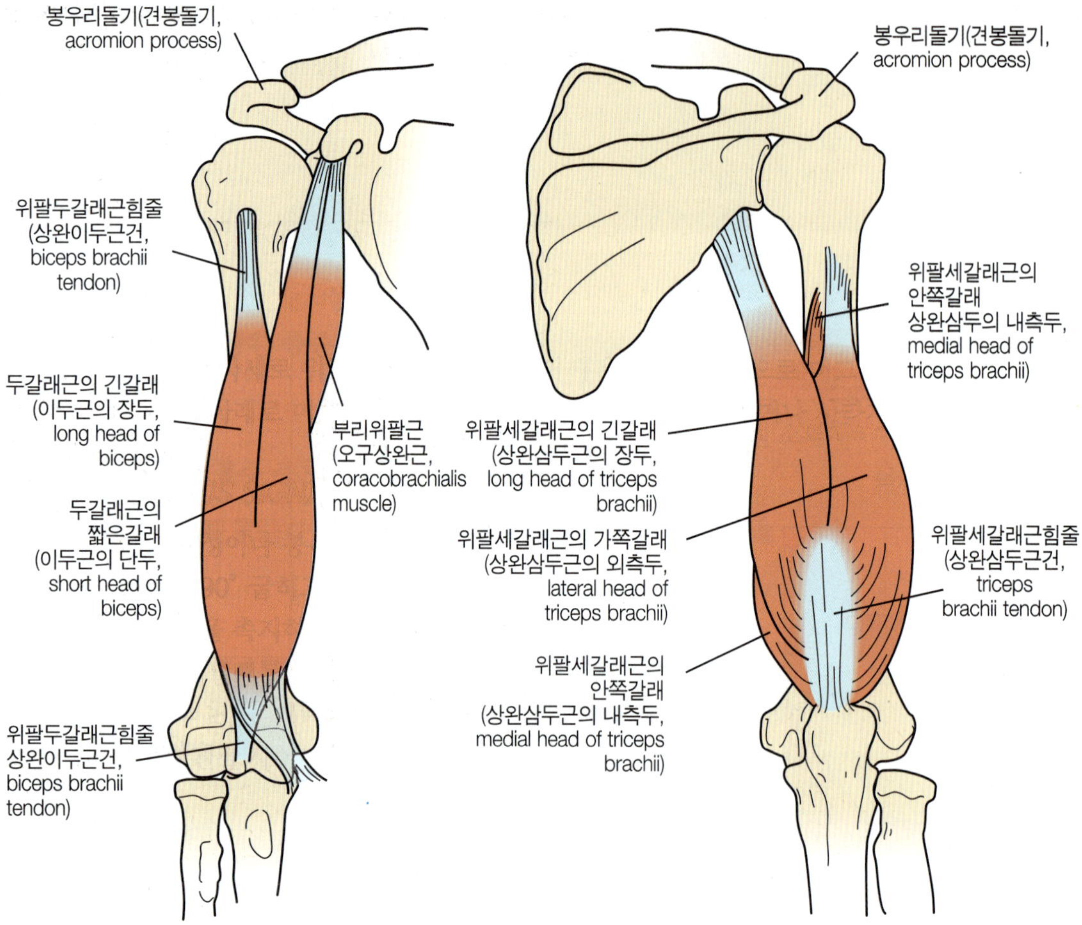

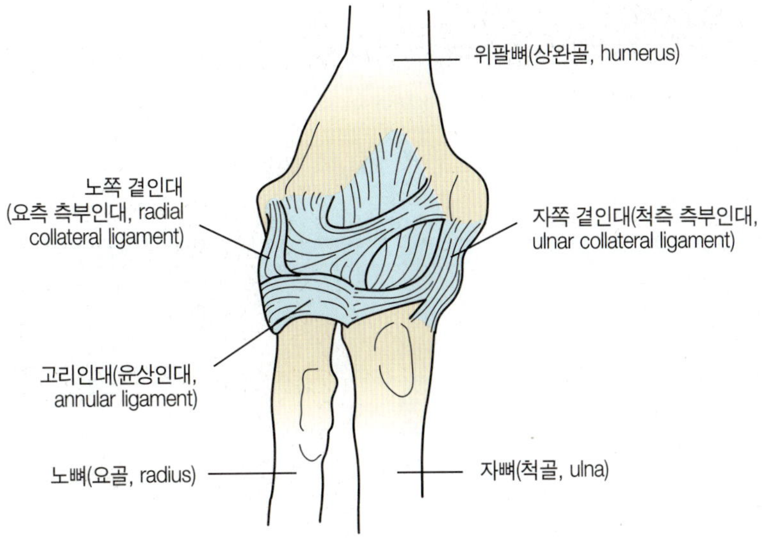

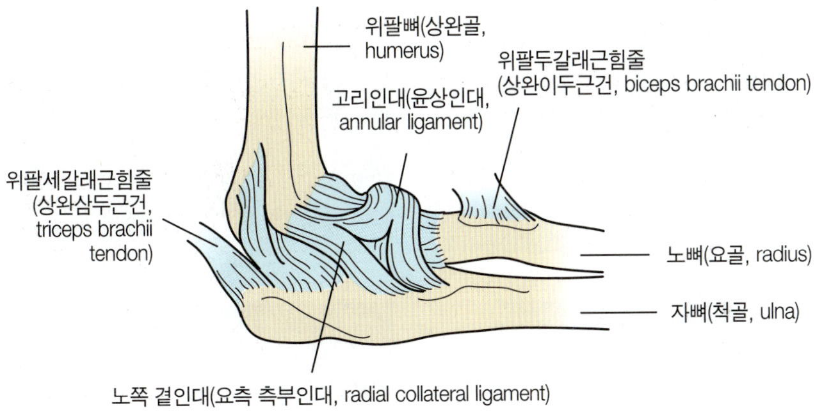

가쪽면(Lateral view)

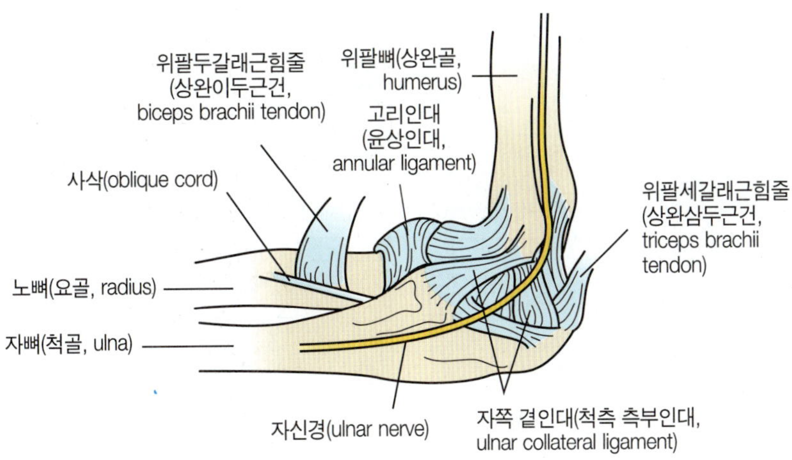

안쪽면(Medial view)

연관통증 양상 (Referral patterns)

근육통의 연관통증 양상

위팔노근(상완요근,
brachioradialis)

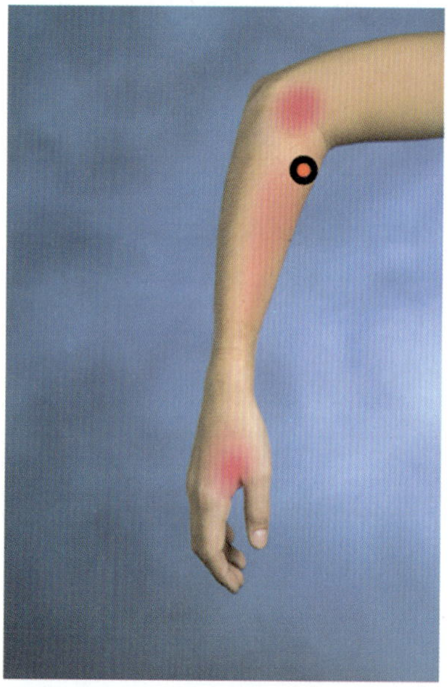

위팔두갈래근(이두박근,
biceps brachii)

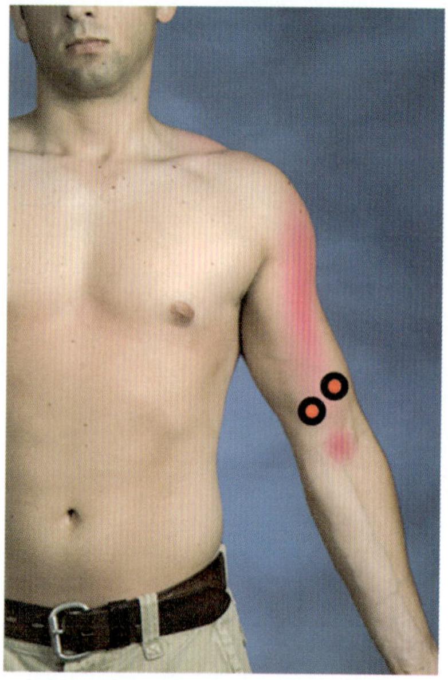

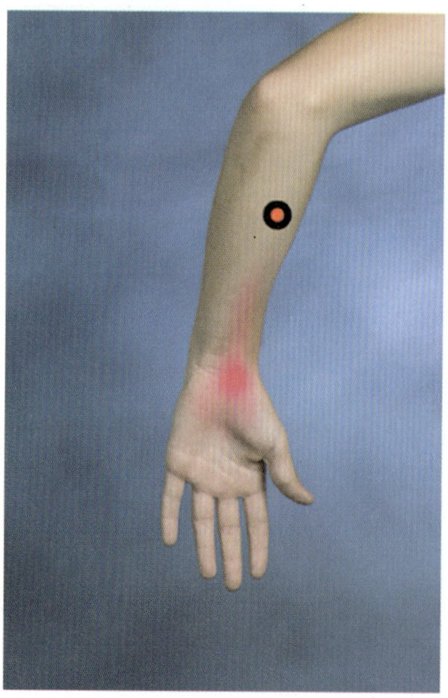

노쪽손목굽힘근(요수근굴곡근,
flexor carpi radialis)

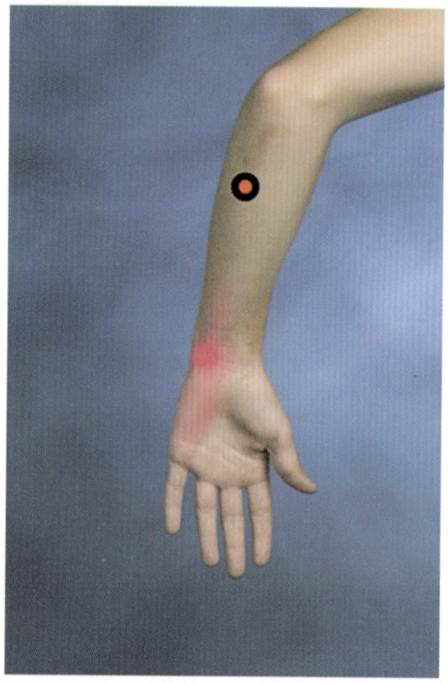

자쪽손목굽힘근(척수근굴곡근,
flexor carpi ulnaris)

근육통의 전이통증 양상

자쪽손목폄근(척수근신전근,
extensor carpi ulnaris)

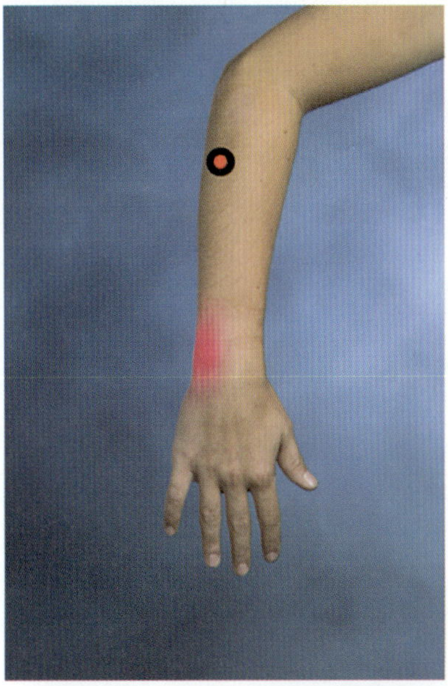

긴노쪽손목폄근(장요수근신전근,
extensor carpi radialis longus)

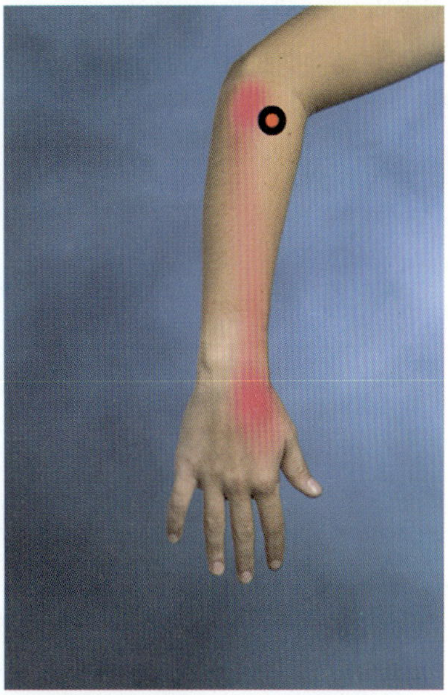

짧은노쪽손목폄근(단요수근신전근,
extensor carpi radialis brevis)

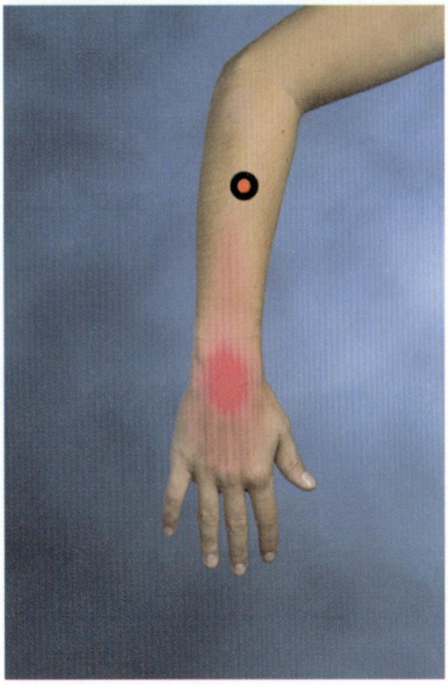

시진 (Visual inspection)

- 팔꿈치 관절의 각도
  - 여성에서 10-15° 외반(valgus)
  - 남성에서 5-10° 외반(valgus)

촉지 요령 (Palpation pearls)

손목 폄근육

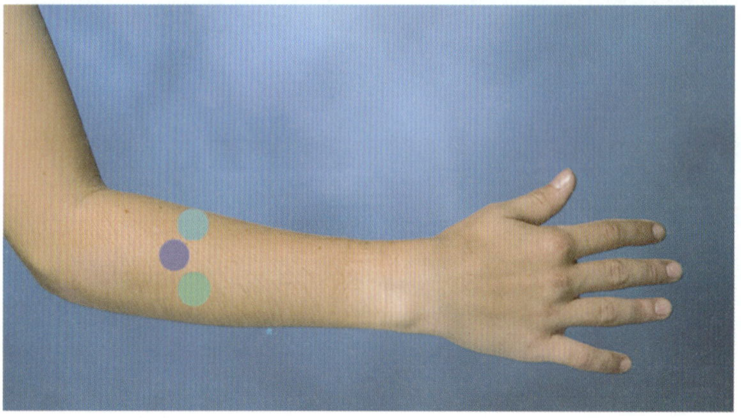

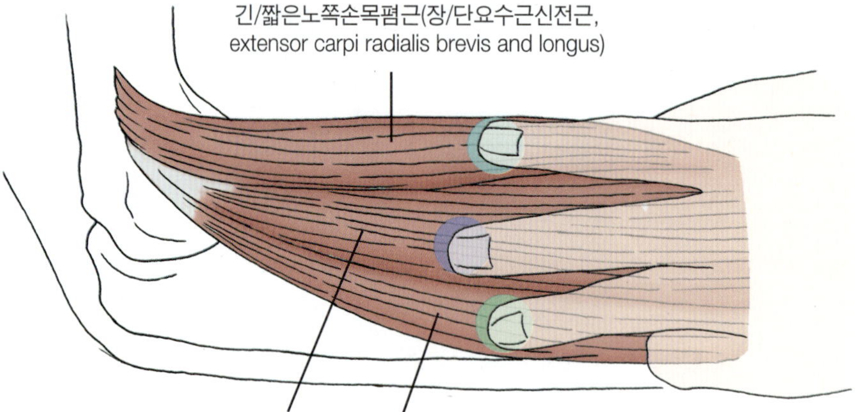

손목관절 굽힘근육

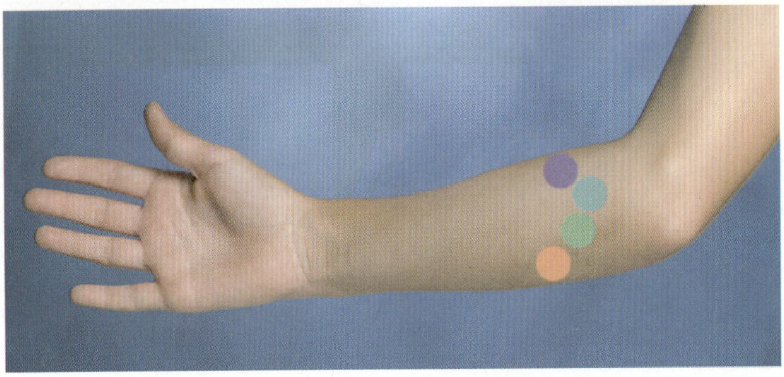

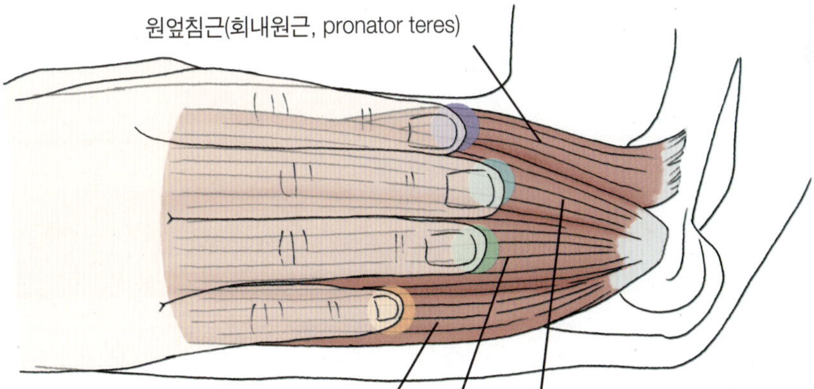
원엎침근(회내원근, pronator teres)
노쪽손목굽힘근(요수근굴곡근, flexor carpi radialis)
긴손바닥근(장장근, palmaris longus)
자쪽손목굽힘근(척수근굴곡근, flexor carpi ulnaris)

팔목관절의 골역동학

정상운동범위		최대 관절낭 용적자세	최소 관절낭 용적자세	정상적 관절 최대 운동 시의 끝느낌	비정상적 관절 최대 운동 시의 끝느낌
굽힘 > 135°	위팔 자관절	70° 굽힘 10° 뒤침	완전 폄 완전 뒤침	굽힘 = 연부조직 또는 뼈조직의 맞닿음 폄 = 뼈조직이 맞닿음	물컹거림 = 관절의 삼출액 연부조직인 관절낭이 늘어나는 느낌 = 굴곡 시 폄 보다 많다.
	위팔 노관절	완전 폄 완전 뒤침	90° 굽힘 5° 뒤침		
엎침 & 뒤침 각각 80°-90°	상부 노자관절	70° 굽힘 35° 뒤침	5° 뒤침	뒤침 = 인대가 늘어나는 느낌 엎침 = 뼈조직이 닿는 느낌	관절낭이 늘어나는 느낌 = 엎침 뒤침 각기 제한됨

팔꿈치 가동술의 관절역동학 (Arthrokinematics for elbow mobilization)

위팔자관절 (humeroulnar)	오목한 면: 자뼈의 활차흔 볼록한 면: 위팔뼈의 활차흔	*굽힘을 원활히 하기 위한 메카니즘:* Open Kinetic Chain (체중을 실지 않은 상태) = 노뼈와 자뼈가 위팔뼈의 앞쪽과 안쪽으로 구르면서 미끄러짐	*폄을 원활히 하기 위한 메카니즘:* Open Kinetic Chain (체중을 실지 않은 상태) = 노뼈와 자뼈가 위팔뼈의 뒤쪽과 가쪽으로 구르면서 미끄러짐
위팔노관절 (humeroradial)	오목한 면: 노뼈머리 볼록한 면: 위팔뼈 작은머리		
몸쪽노자관절 (superior/ proximal radioulnar)	오목한 면: 자뼈의 노뼈패임 볼록한 면: 노뼈머리	*엎침를 원활히하는 메카니즘:* 자뼈에 대해서 노뼈가 안쪽으로 회전	*뒤침를 원활히 하는 메카니즘:* 자뼈에 대해 노뼈가 가쪽으로 회전

힘과 기능 (Strength & Function)

위팔신경얼기–신경근, 근육과 기능

신경 (nerve)	신경근 (root)	근육 (muscle)	기능적 결핍 (functional deficits)
정중신경 (median)	C6–8, T1	원엎침근, 노쪽손목굽힘근, 긴손바닥근, 얕은손가락굽힘근, 긴엄지굽힘근, 네모엎침근, 가쪽 2개의 벌레근	■ 엎침 운동과 손목 굽힘, 노쪽치우침이 약해짐 ■ 엄지 굽힘과 벌림이 약해짐 ■ 주먹쥠과 집게 기능이 약해짐 ■ 원숭이 손 모양
자신경 (ulnar)	C7–8, T1	자쪼손목굽힘근, 짧은손바닥근, 새끼두덩, 엄지모음근, 안쪽 2개의 벌레근, 뼈사이근	■ 손목 굽힘과 자쪽치우침이 약해짐 ■ 제5손가락 굽힘이 약해짐 ■ 손가락 모음과 벌림이 약해짐 ■ 기도하는 모양의 손
노신경 (radial)	C5–8, T1	팔꿈치근, 위팔노근, 긴노쪽손목폄근, 짧은노쪽손목폄근, 손가락폄근, 긴엄지벌림근, 자쪽손목폄근, 집게폄근, 새끼폄근	■ 뒤침과 손목 폄, 손가락 굽힘, 엄지 벌림이 약해짐 ■ 손목의 불안정으로 주먹쥠이 약해짐

위팔신경얼기 신경근, 근육, 이상 증상 및 변형

신경 및 신경근 (nerve & root)	근육 (muscles)	기능 이상 (functional deficits)	자세 변형 (postural deformity)
노신경 C5-8 T1	팔꿈치근, 위팔노근, 긴노쪽손목폄근, 짧은노쪽손목폄근, 손가락폄근, 엄지벌림근, 자쪽손목폄근, 집게폄근, 새끼폄근	■ 뒤침 위약, 손목 폄, 손가락 굽힘, 엄지 벌림이 약해짐 ■ 손목불안정으로 주먹쥐는 힘이 약해짐	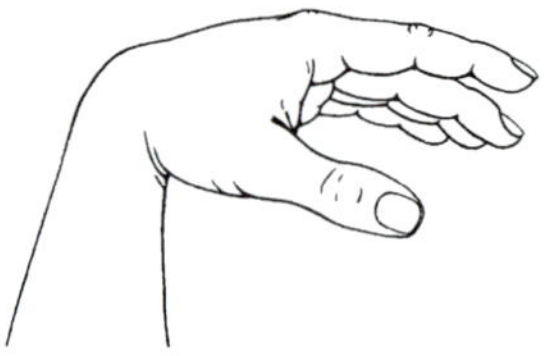
정중신경 C6-8 T1	원엎침근, 노쪽손목굽힘근, 긴손바닥근, 얕은손가락굽힘근, 긴엄지굽힘근, 네모엎침근, 엄지두덩, 가쪽 2개의 벌레근	■ 손목의 엎침, 굽힘, 노쪽치우침이 약해짐 ■ 엄지 굽힘 벌림이 약해짐 ■ 주먹쥠과 집게동작 약화 ■ 원숭이 손 모양	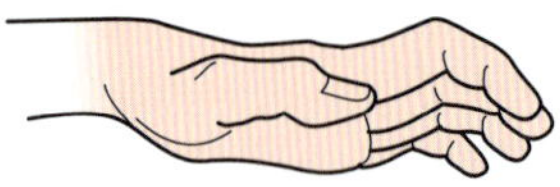
자신경 C7-8 T1	자쪽손목굽힘근, 짧은손바닥근, 새끼두덩, 엄지모음근, 안쪽 2개의 벌레근, 뼈사이근	■ 손목 굽힘과 자쪽치우침이 약해짐 ■ 제5손가락 굽힘 약화 ■ 손가락 모음과 벌림이 약해짐 ■ 기도하는 자세 변형	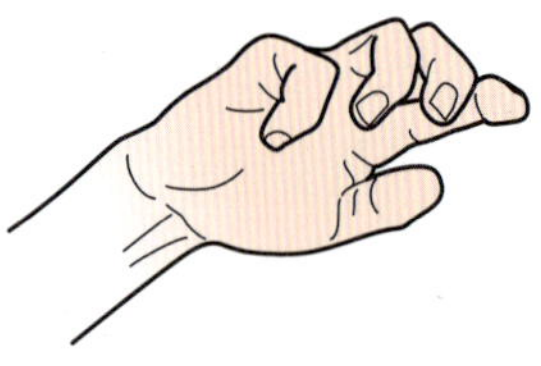

Source for top figure: From Levangie, PK, & Norkin, CC. Joint Structure & Function: A comprehensive Analysis. 3rd ed. FA Davis, Philadelphia, 2001, page 107.

특수검사 (Special tests)

상지신경역학 검사

14쪽 주의 참조.

팔꿉관절, 팔꿈치 관절 검사

내반부하 검사 (VARUS STRESS)

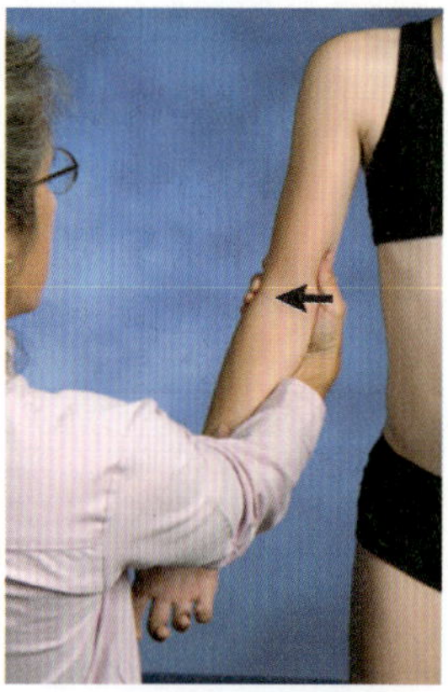

목적: 가쪽/안쪽곁인대 평가

자세: 팔꿈치를 약간 굽히고, 팔꿈치의 몸쪽에 위팔뼈를 안정시킴.(엎드려 시행하면 좀 더 안정적임)

방법: 내번력을 관절면에 가한다(엄지두덩을 댄다.); 가쪽곁인대를 촉지한다.

해석: 양성 검사 = 통증이나 관절이 벌어지며 불안정함

외반부하 검사 (VALGUS STRESS)

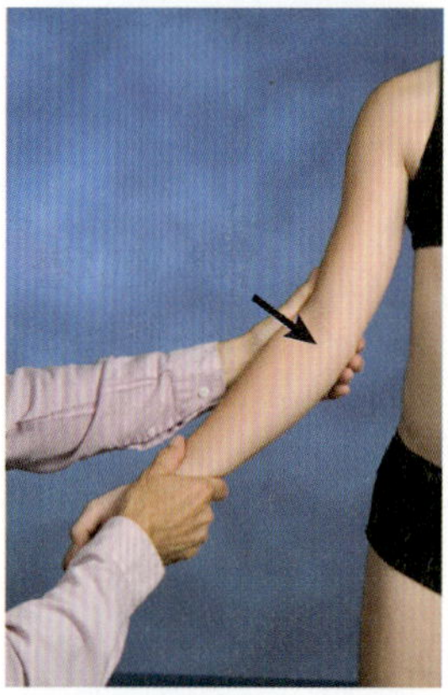

목적: 안쪽곁인대 검사

자세: 팔꿈치를 약간 굽히고, 팔꿈치의 몸쪽에 위팔뼈를 안정시킴.(엎드려 시행하면 좀 더 안정적임)

방법: 관절면에 외반력을 가함(무지구를 댄다); 안쪽곁인대에 스트레스를 주기 위하여.

해석: 양성 검사 = 통증 또는 관절이 벌어지며 불안정함

능동팔꿉관절 검사 (ACTIVE ELBOW TEST)

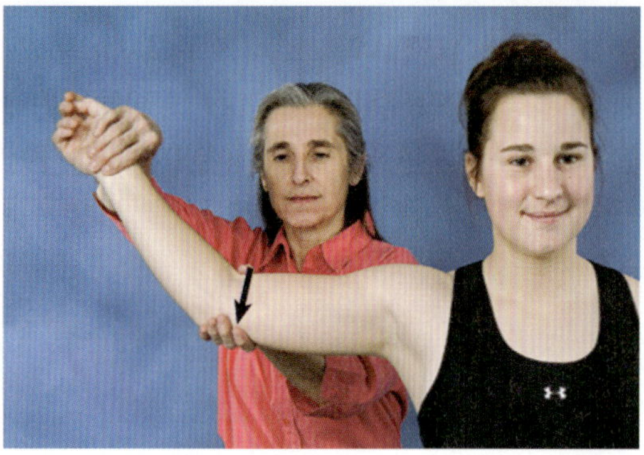

목적: 안쪽곁인대 검사

자세: 앉은 자세에서 어깨관절을 90° 벌림, 팔꿈치 완전 굽힘

방법: 외반력을 팔꿉관절에 적용시키면서 어깨를 최대한 가쪽돌림시킨다. 외반력을 유지하면서 빠르게 팔꿉관절을 편다.

해석: 양성검사 = 70°-120° 팔꿉관절 움직임 동안 안쪽 팔꿈치 통증

원엎침근 검사 (PRONATOR TERES TEST)

목적: 정중신경 압박 증후군 검사

자세: 상지를 받쳐주면서 이완시킴

방법: 아래팔에 저항을 주며 엎침시킴

해석: 3개의 손가락(엄지, 검지, 중지)의 손바닥면을 따라 통증 발생

Mill 검사 (MILL' S TEST)

목적: 가쪽 위관절융기염 진단

자세: 팔을 이완하고, 팔꿈치를 뻗는다.

방법: 수동적으로 손목을 굴곡하며, 엎침시킴

해석: 양성 검사 = 가쪽 위관절융기(상과, epicondyle) 부위의 통증 또는 손목 폄근육의 몸쪽 근힘줄이행부위(musculotendinous junction) 통증

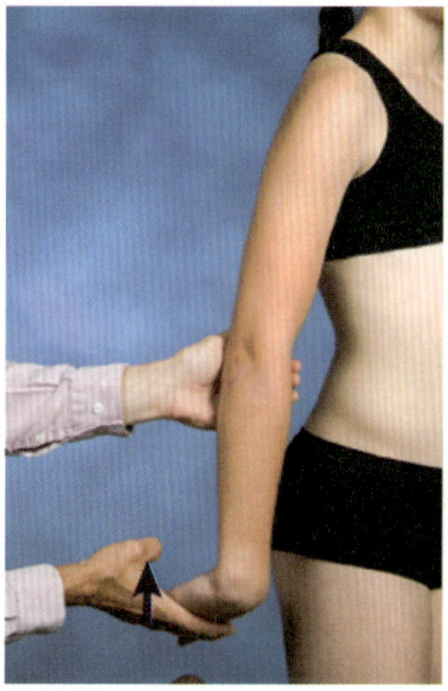

Cozen 징후 (COZEN' S SIGN)

목적: 가쪽 위관절융기염 진단

자세: 팔을 이완하고, 팔꿈치를 뻗는다.

방법: 저항을 주며 뒤침시키며 손목을 편다. 중지를 저항을 주며 뻗는다.

해석: 양성 검사 = 가쪽 위관절융기 부위의 통증 또는 손목 폄근육의 몸쪽 근힘줄이행 부위 통증

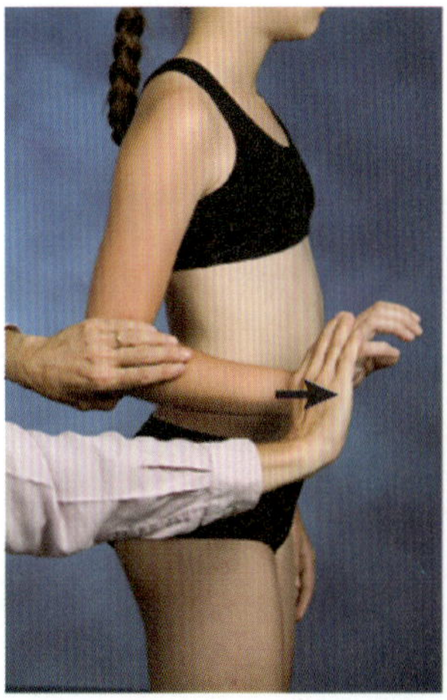

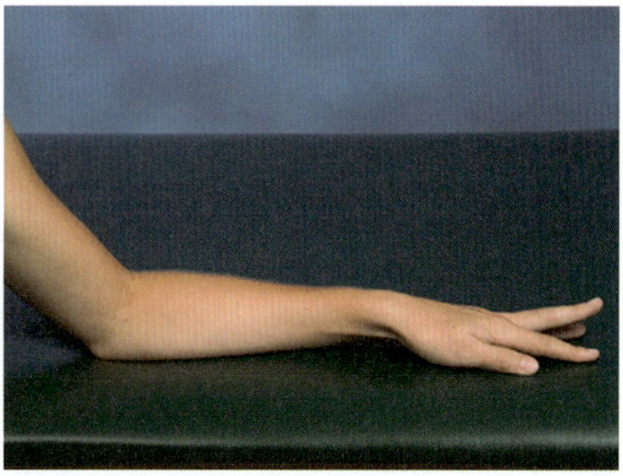

수동 검사 (PASSIVE TEST)

목적: 안쪽 위관절융기염 진단
자세: 팔을 이완하고, 팔꿉관절을 뻗는다.
방법: 손목을 펴고 뒤침시킨다.
해석: 양성 검사 = 안쪽 위관절융기의 통증 또는 손목관절 굽힘근 몸쪽 근힘줄이행 부위 통증

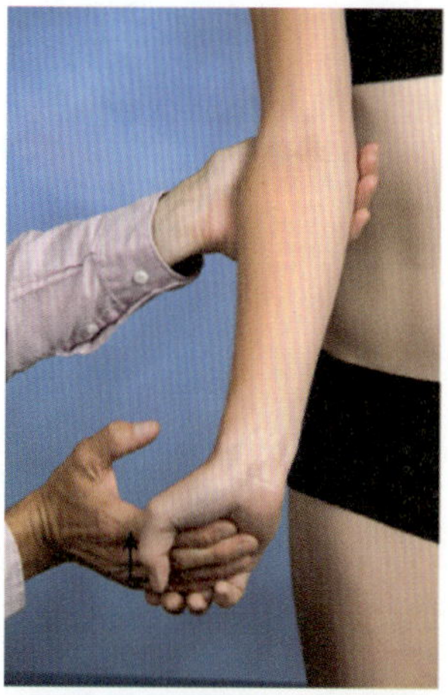

저항 검사 (RESISTIVE TEST)

목적: 안쪽 위관절융기염 진단
자세: 팔을 이완하고, 팔꿈치를 약간 편다.
방법: 저항을 주면서 손목을 굴곡하고, 엎침시킨다.
해석: 양성 검사 = 안쪽 위관절융기 부위의 통증 또는 손목관절 굽힘근 몸쪽 근힘줄이행 부위의 통증

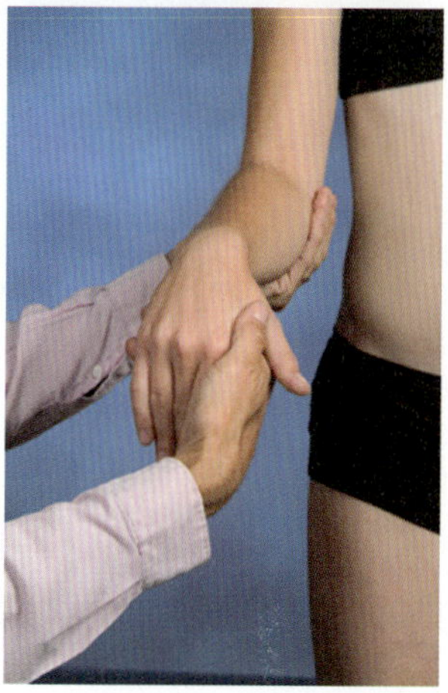

Wartenberg 검사 (WARTENBERG' S TEST)

목적: 자신경 압박증후군 검사
자세: 팔을 이완하고, 받쳐 준다.
방법: 다섯번째 손가락을 저항을 주면서 모음시킨다.
해석: 양성 검사 = 제5손가락의 모음이 약해짐

뒤가쪽 회전불안정증 또는 팔꿈치관절의 불안정성 검사 (POSTEROLATERAL or ROTATORY INSTABILITY)

목적: 팔꿈치 관절의 불안정성 검사
자세: 팔꿈치를 편다.
방법: 축방향으로 힘을 가하면서 외반, 뒤침으로 힘을 가한다.
해석: 양성 검사 = 팔꿈치 관절이 폄 시 탈구되고, 굽힘 시 정복됨

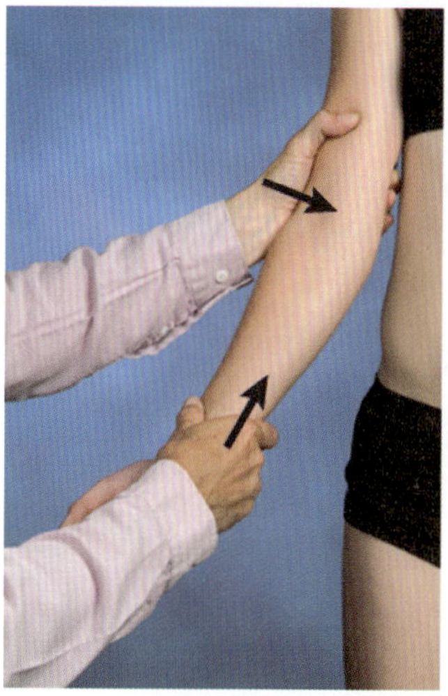

티넬 검사 (TINEL'S TEST)

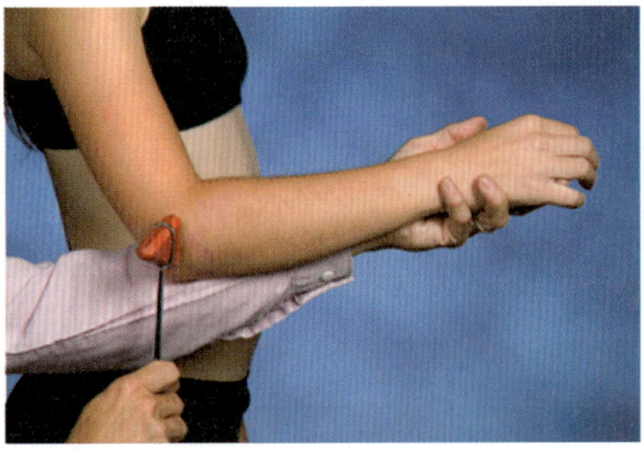

목적: 자신경 검사
자세: 팔꿈치를 굴곡함
방법: 팔꿈치돌기와 가쪽 위관절융기 사이의 홈 위를 가볍게 친다.
해석: 양성 검사 = 자신경의 분포 부위 (제4, 5 손가락)를 따라 저린감과 통증
통계: 민감도 = 28%, 특이도 = 23%

감별진단

병리 / 발생기전	징후 / 증상
팔꿈치관절 탈구(후방) - 팔을 뻗치고 넘어지는 동작에서 어린이와 젊은 성인에 흔함	■ 통증, 팔꿈치를 구부릴 수 없음. 변형, 압통 ■ 방사선검사로 확진 ■ 골절 여부를 조사하고 맥박을 체크한다. ■ 주의 위팔뼈의 근골화 가능성이 있음 (myositis ossificans)
노뼈머리 아탈구 - 2~4세의 어린이에 흔하며 팔을 잡아 당기며 흔들고 들어 올릴 때 발생 함	■ 아이는 팔을 엎침하고, 구부리면서 팔을 보호함 ■ 노뼈머리 압박 시 통증이 있고, 노뼈가 먼쪽으로 전이 됨에 따라 팔목에도 통증 호소 ■ 골절이 의심되면 방사선 검사 ■ 정복 과정 = 엄지를 팔꿉관절오목으로 향하게 하면서 지렛대의 작용을 하고 회전, 아래팔을 뒤침하고 굽히면 '퍽' 하고 들어간다.
안쪽곁인대 염좌 - 인대가 끊어지거나 늘어남. 외반력이 많이 발생하는 던지는 운동을 하는 선수들에 흔하다.	■ 급성 손상 시에는 '퍽' 하는 느낌을 경험함 ■ 안쪽 관절 부위에 압통 발생 ■ 외반 불안정성 ■ 자기공명검사(MRI)로 확진하며 견열에 대한 조사 필요

계속

감별진단	
병리 / 발생기전	**징후 / 증상**
팔꿈치 점액낭염 – "학생의 팔꿈치" – 직접적인 외상이나 반복되는 팔 활동에 의해 발생	■ 팔꿈치 뒤에 따뜻하고 두꺼우며, 미끌한 느낌의 덩어리가 촉지 됨 ■ 비특이적인 압통과 폄에 제한이 생김 ■ 자기공명영상검사(MRI)로 확진
위팔뼈 및 노뼈머리 골절 – 팔을 뻗고 넘어지면서 발생	■ 가쪽, 안쪽곁인대 염좌와 감별 필요함
자신경염 – 반복적 활동이나 외상으로 발생	■ 전후방 & 측방 방사선 촬영으로 확진 ■ 제4, 5손가락의 굴곡이 약화 ■ 팔꿈치 굴곡 시 통증 ■ 양성 검사 : Tinel, Wartenberg & NTPT ■ 아래팔과 제5손가락에 저린감 ■ 목뼈의 병변이나 흉곽출구증후군(TOS)과 감별 필요
골연골염 – 던지거나 체조 등 반복적인 외반력과 압박력에 의해 발생 (연골밑뼈의 무혈성 괴사)	■ 자기공명영상검사(MRI)로 확진 ■ 팔꿈치 가쪽이 아프고 폄이 제한 됨 ■ 팔꿈치에 걸리는 느낌이나 잠기는 느낌; 팔을 체중 부하 시 통증 ■ 엎침, 뒤침 시에 마찰음 ■ 단순방사선 검사, MRI, CT가 유리체를 알아내는데 필요함
반사교감신경이상증 또는 복합성 국소통증증후군 – 이전 외상과 관계가 되어 있으나 많은 수에서 별다른 이유없이 발생	■ 반사검사 양성: 통증, 타는 듯한 느낌, 부종 ■ 신경유착 = 척골 신경자극증상 (운동 시 통증) ■ 동정맥 혈관의 불안정성과 이영양성 변화, 팔목, 손가락관절 뒤쪽으로 따뜻하고 빨갛게 변함, 차갑고 축축해지거나, 창백하고 건조해 짐 ■ 골다공증 ■ 자기공명영상검사(MRI)의 유용성은 확립이 안 되어 있음

계속

감별진단	
병리 / 발생기전	징후 / 증상
안쪽 위관절융기의 스트레스 골절 = "리틀리그 팔꿈치" - 청소년기 외반력이 가해지는 던지기 동작을 반복할 때 발생	■ 지속적 점진적 통증과 안쪽 위관절융기 압통 ■ 운동 범위 감소 ■ 외반력을 가할 때 통증 ■ 단순방사선 검사나 MRI로 진단
내측 상과염 = "골퍼의 팔꿈치" - 원엎침근과 노손목 굽힘근의 효과에 의한 계속적인 당김으로 이차적으로 발생	■ 저항을 주며 팔목을 굴곡 시 통증 발생, 팔목을 수동적으로 펴하며, 뒤침 시 통증 발생 ■ 원엎침근과 손목굽힘근의 몸쪽 근힘줄이행 부위의 압통 ■ 수동, 저항운동검사 양성 ■ MRI로 확진
외측 상과염 = "테니스(Tennis) 팔꿈치" - 외측 근육의 과사용 또는 지속적인 반복 외상, 라켓을 쥐거나 라켓이 무겁고 딱딱하며 스위트 스팟이 작을 때 발생	■ 아침에 뻣뻣함 ■ 저항을 주며 손목 펴고, 뒤침 시 통증, 손목을 굴곡하며, 수동적으로 엎침 시 통증 ■ 양성검사: Cozen 검사, Mill 검사 ■ 손목폄근과 뒤침근의 몸쪽 근힘줄이행 부위 압통 ■ MRI로 확진, 류마티스 골절, 골편

제 4 장

손과 손목관절(wrist & hand)

해부학 (Anatomy)

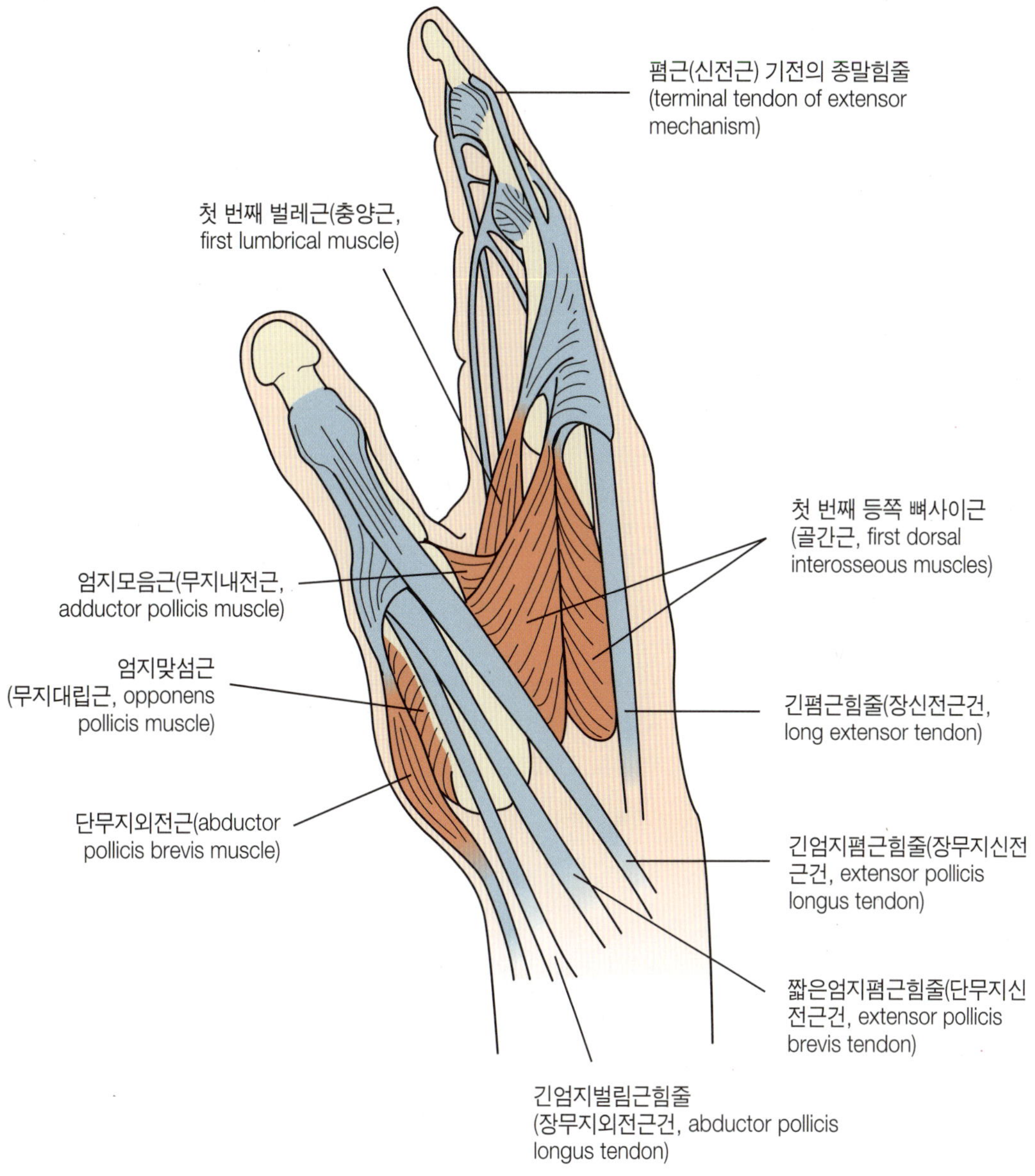

내과적인 위험 징후 (Medical red flags)

- 곤봉지(손가락이 뭉툭하게 변함)
  - 급성 폐농양
  - 폐의 악성 종양
  - 간경화
  - 심장질환
  - 궤양성 대장염
  - 만성폐쇄성 기관지염
- 숫가락 모양의 손톱
  - 빈혈
  - 갑상선 질환
  - 매독
  - 류마티스열
- 달걀껍질 손톱 = 얇아지고 투명해짐 = 매독
- 손톱 염증, 감염, 물어뜯음
- 장갑모양의 손저림
  - 당뇨
  - 납/수은 중독
- 손떨림
  - 파킨스병
  - 저혈당증
  - 갑상선 항진증
  - 알콜중독
  - 다발성 경화증
- 수근관터널 증후군의 원인
  - 일부 콜레스테롤 강화 약제(Zocor 또는 Lipitor)
  - 간 병변
  - 갑상선 기능 저하증
  - 통풍
  - 당뇨병
  - 임신/경구피임약
  - 비타민 B_6 결핍

정형화된 검사 도구 (Toolbox tests)

기능적 장애를 평가하는 류마티스 손 기능 병변 점수표

다른 기구의 도움없이 당신이 행할 수 있는 능력에 대한 문제에 답하시오:

질문에 대한 답변:	0 = 예, 어려움 없이 수행 1 = 예, 약간의 어려움 2 = 예, 상당히 어려움 3 = 예, 매우 어려움 4 = 거의 불가능 5 = 불가능
■ 컵을 잡을 수 있나요?	
■ 병을 완전히 잡고 들어 올릴 수 있나요?	
■ 음식이 가득한 접시를 잡을 수 있나요?	
■ 물컵에 물을 따를 수 있나요?	
■ 병마개를 돌려서 열 수 있나요?	
■ 칼로 고기를 자를 수 있나요?	
■ 포크로 음식물을 찍을 수 있나요?	
■ 과일의 껍질을 벗길 수 있나요?	
■ 윗옷의 단추를 잠글 수 있나요?	
■ 지퍼를 열고 닫을 수 있나요?	
■ 새 치약을 짤수 있나요?	
■ 칫솔을 효과적으로 잡을 수 있나요?	
■ 펜으로 짧은 문장을 쓸 수 있나요?	
■ 펜으로 편지를 쓸 수 있나요?	
■ 둥근 문 손잡이를 돌릴 수 있나요?	
■ 가위로 종이를 자를 수 있나요?	
■ 테이블 위의 동전을 집을 수 있나요?	
■ 키를 꽂아 자물쇠로 잠글 수 있나요?	
점수:	

점수: 모든 점수를 합한다 – 점수가 높을수록 장애 정도가 크다.

Source: From Duruoz, MT, Poiradeau, S, Fermanian, J, et al. Journal of Rheumatology, 23:7, 1996.

환자가 매기는 손목관절 평가	
과거 일주일간 경험한 통증이나 어려움을 0 (통증이 없고, 불편함 없는 상태)에서 10 (통증과 불편함이 매우 심해 일 할 수 없는 상태)까지 점수를 매기시오.	
통증:	
■ 쉴 때	0 1 2 3 4 5 6 7 8 9 10
■ 손목을 사용해서 반복적인 작업을 수행할 때	0 1 2 3 4 5 6 7 8 9 10
■ 무거운 물건을 들 때	0 1 2 3 4 5 6 7 8 9 10
■ 힘든 작업을 수행할 때	0 1 2 3 4 5 6 7 8 9 10
■ 얼마나 자주 통증을 느끼는가?	0 1 2 3 4 5 6 7 8 9 10
기능-특수한 작업:	
■ 아픈 쪽을 사용하여 문 손잡이를 돌릴 때	0 1 2 3 4 5 6 7 8 9 10
■ 아픈 쪽을 사용하여 칼로 고기를 자를 때	0 1 2 3 4 5 6 7 8 9 10
■ 윗옷의 단추를 잠글 때	0 1 2 3 4 5 6 7 8 9 10
■ 아픈 쪽을 사용해서 의자에서 일어날 때	0 1 2 3 4 5 6 7 8 9 10
■ 아픈 쪽을 사용해서 10파운드의 물건을 옮길 때	0 1 2 3 4 5 6 7 8 9 10
■ 아픈 손으로 화장실 휴지를 사용할 때	0 1 2 3 4 5 6 7 8 9 10
기능-일상의 작업:	
■ 개인적인 활동(옷입기, 세수하기 등)	0 1 2 3 4 5 6 7 8 9 10
■ 집안일하기(청소하기)	0 1 2 3 4 5 6 7 8 9 10
■ 일하기(직업을 수행하거나 매일 매일의 일을 하기)	0 1 2 3 4 5 6 7 8 9 10
■ 여가 활동하기	0 1 2 3 4 5 6 7 8 9 10
점수:	
통증 점수:	/50
기능 점수(합을 2로 나눈다):	/50
전체 합산 점수:	/100
점수: 퍼센트로 점수를 표시하고, 점수가 높을 수록 예후가 좋지 않다.	

Source: Adapted from Lewis C, Wilk K, Wright, R. The Orthopedic Outcomes ToolBox. Virginia: Learn Publications.

<table>
<tr><th colspan="3">수근관터널 증후군 증상의 심각성 및 기능적 상태</th></tr>
<tr><td colspan="3">과거 2주간 전형적인 24시간 생활에 대한 증상에 관한 질문이다. 각각에 대해 ○표 하시오.</td></tr>
<tr><td>밤에 느끼는 통증의 정도는 어떤가?
1. 통증 없음
2. 약간의 통증
3. 중등도의 통증
4. 심한 통증
5. 매우 심한 통증</td><td>과거 2주간 손과 손목의 통증으로 잠에서 얼마나 자주 깨는가?
1. 없다
2. 1 회
3. 2-3 회
4. 4-5 회
5. 5회 이상</td><td>낮시간에 손과 손목의 통증을 느끼는가?
1. 통증 없음
2. 약간의 통증
3. 중등도의 통증
4. 심한 통증
5. 매우 심한 통증</td></tr>
<tr><td>얼마나 자주 낮에 통증을 느끼는가?
1. 없다
2. 1 회
3. 2-3 회
4. 4-5 회
5. 5회 이상</td><td>통증은 얼마나 오래 지속되는가?
1. 통증 없다
2. 10분 이하
3. 10-60분
4. 60분 이상
5. 계속</td><td>손에서 무감각한 정도는?
1. 없다
2. 약간 떨어짐
3. 중등도로 떨어짐
4. 심하게 떨어짐
5. 거의 무감각함</td></tr>
<tr><td>손과 손목이 약해지는가?
1. 없다
2. 약간 약함
3. 중등도로 약함
4. 매우 약함
5. 아주 심하게 약함</td><td>손에 저린감이 있는가?
1. 없다
2. 약간 저림
3. 중등도로 저림
4. 매우 저림
5. 너무 심하게 저림</td><td>밤에 무감각하거나 저린감은 어느 정도인가?
1. 없음
2. 약간
3. 중등도
4. 중증
5. 매우 심함</td></tr>
<tr><td>과거 2주간 얼마나 자주 저린감과 무감각으로 깨는가?
1. 없다
2. 1 회
3. 2-3 회
4. 4-5 회
5. 5회 이상</td><td>열쇠나 연필 등 작은 물건을 잡는데 어려운 정도는?
1. 없다
2. 약간
3. 중등도
4. 심하게
5. 매우 심하게</td><td>점수: 모든 점수를 더한 후 11로 나눈다. 점수가 높을 수록 심하다.

점수: ____________</td></tr>
</table>

Source: From Levine, et al., Journal of bone and Joint Surgery, 75A(11): 1585-1592, 1993.

전이 통증 양상 (Referral patterns)

근육통증의 전이 양상

손가락굽힘근(수지굴곡근,
flexor digitorum)

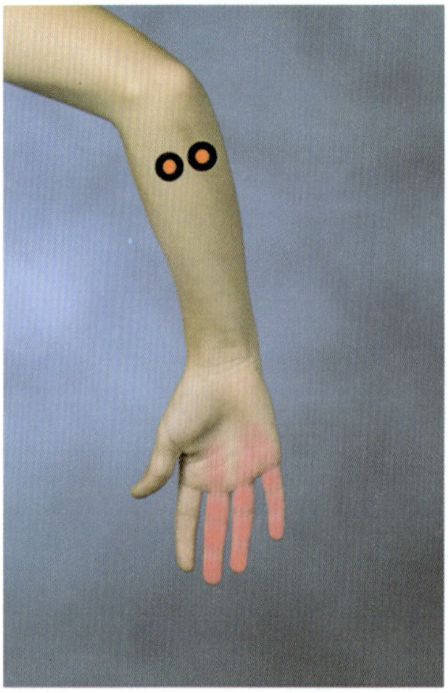

원엎침근(회내원근,
pronator teres)

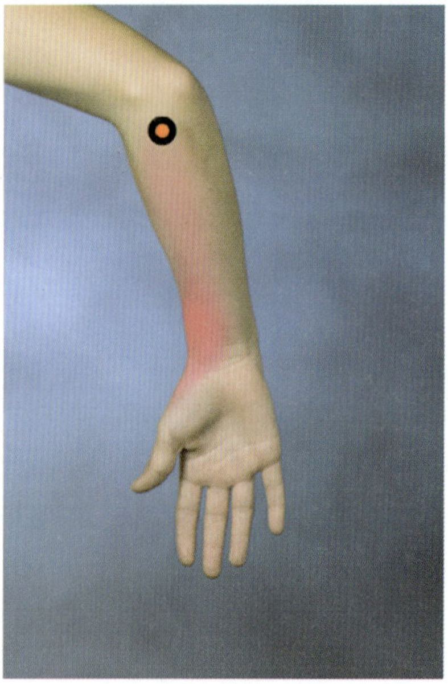

장무지굴곡근(긴엄지굽힘근,
flexor pollicis longus)

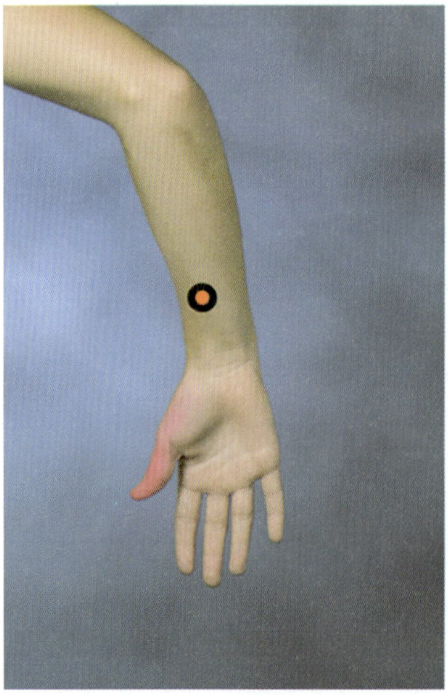

제1 등쪽 뼈사이근
(골간근, 1st dorsal interossei)

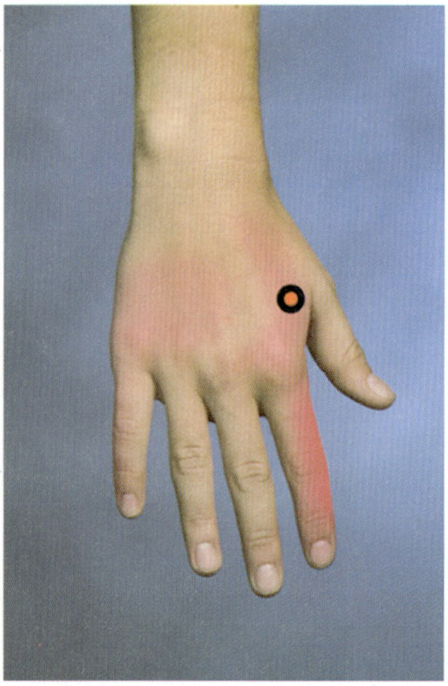

새끼벌림근 및 제2 등쪽 뼈사이근
(소지외전근, 골간근, abductor digiti
minimi &2nd dorsal interossei)

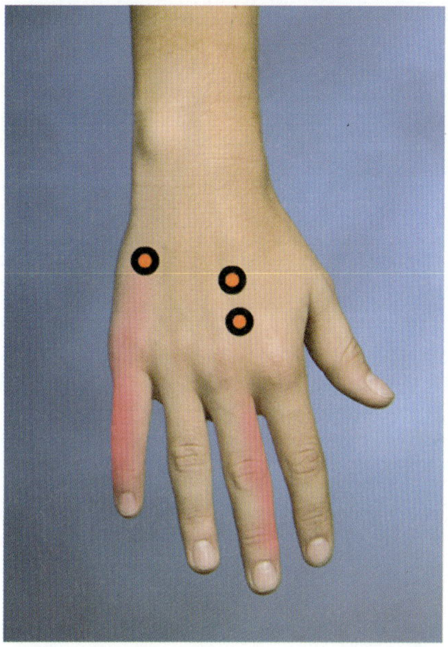

무지대립근(엄지맞섬근,
opponens pollicis)

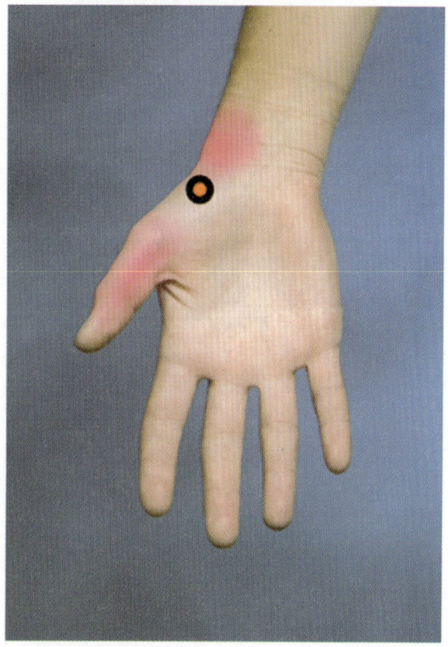

무지내전근(엄지모음근,
adductor pollicis)

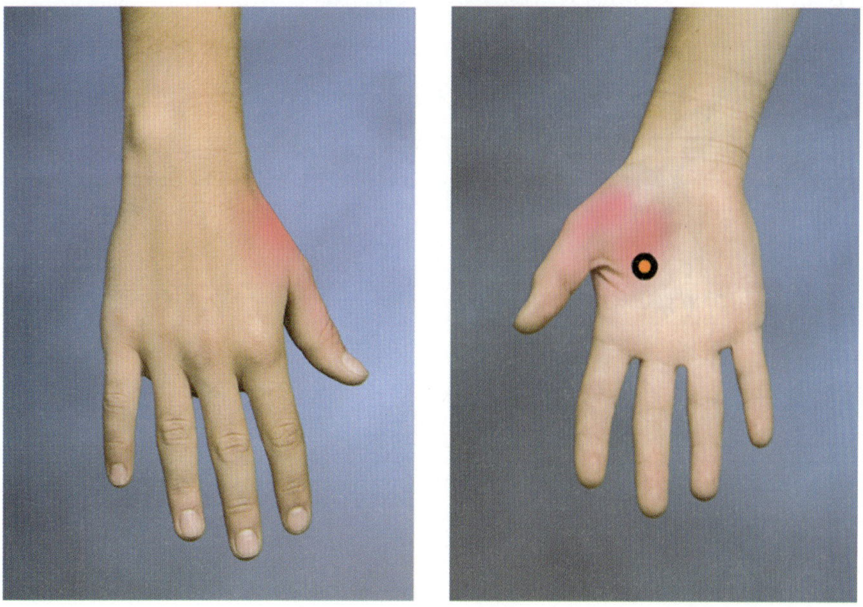

병리적 관찰 양상

백조목 변형(Swan neck)

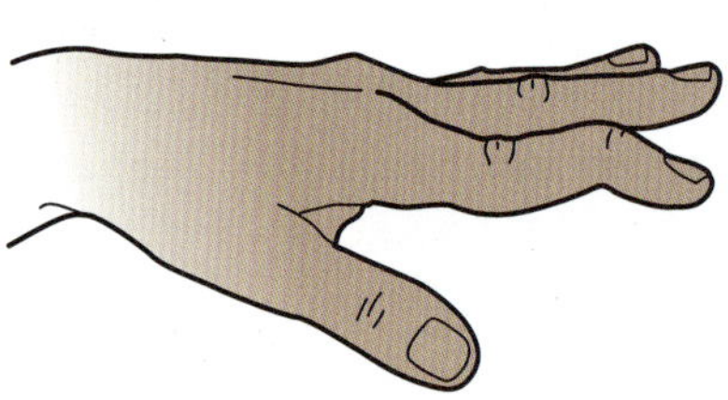

망치 변형(Mallet)

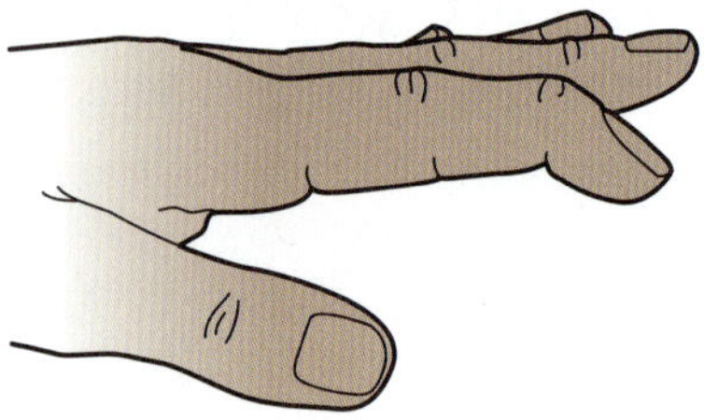

단추 구멍 변형(Boutonnière)

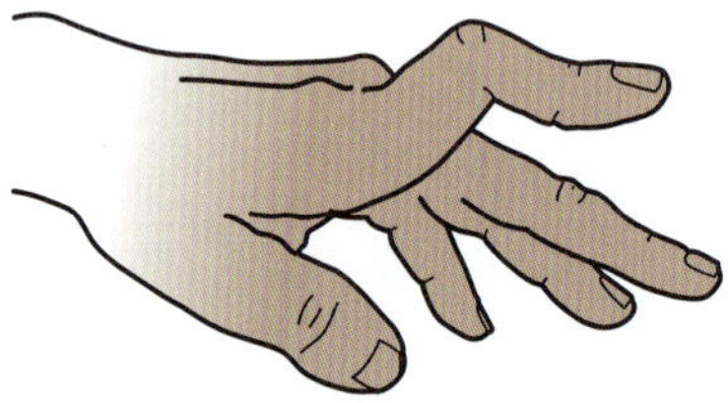

듀피트렌 변형(Dupuytren's)

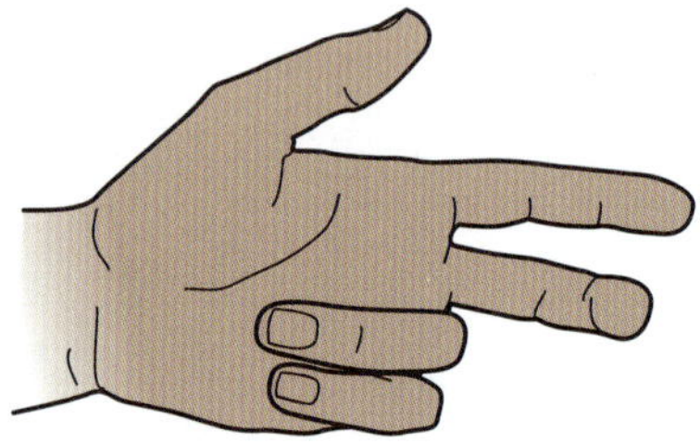

- 주먹을 쥐었을 때 모든 손가락은 손배뼈(주상골, scaphoid)를 향해야 한다.
- Heberden 결절 = 먼쪽손가락사이관절(원위지간관절, DIP)의 퇴행성 관절염
- Bouchard 결절 = 몸쪽손가락사이관절(근위지간관절, PIP)의 퇴행성 관절염
- S백조목변형 = 손허리손가락관절(중족수지관절, MCP)과 먼쪽손가락사이관절은 굴곡하며 몸쪽손가락사이관절은 과다폄됨
- 단추구멍변형 = 손허리손가락관절과 먼쪽손가락사이관절은 펴고 몸쪽손가락사이관절은 굽힘함
- 망치변형 = 먼쪽손가락사이관절의 굴곡
- 듀피트렌 구축 = 제4,5손가락의 굴곡
- 결절종 = 손의 등쪽의 물주머니 혹
- 동그랗게 돌면서 손을 떤다 = 파킨스병
- 손목을 뻗은 채로 유지하기 힘들어 손이 위아래로 떨린다.

촉지되는 해부학적 구조물 (Palpation pearls)

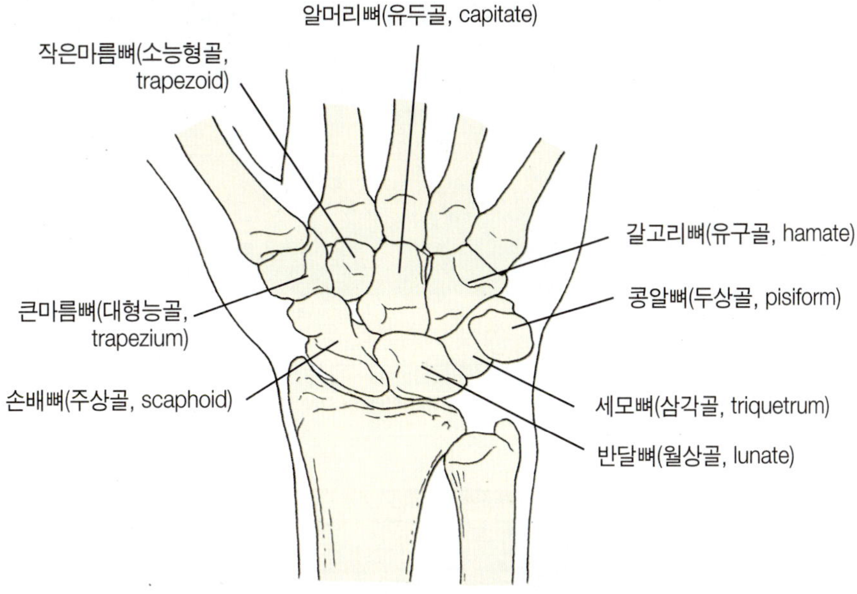

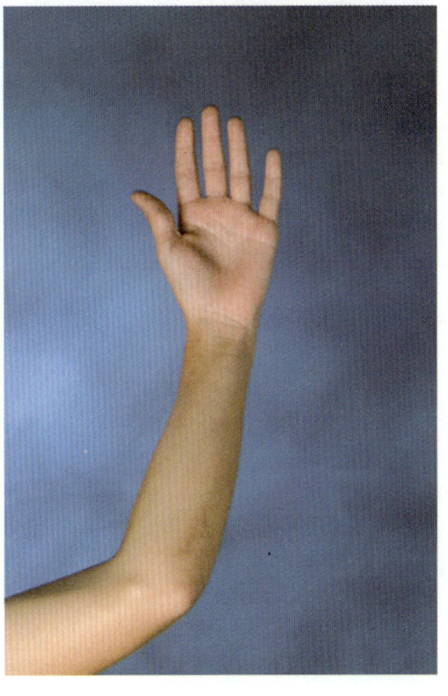

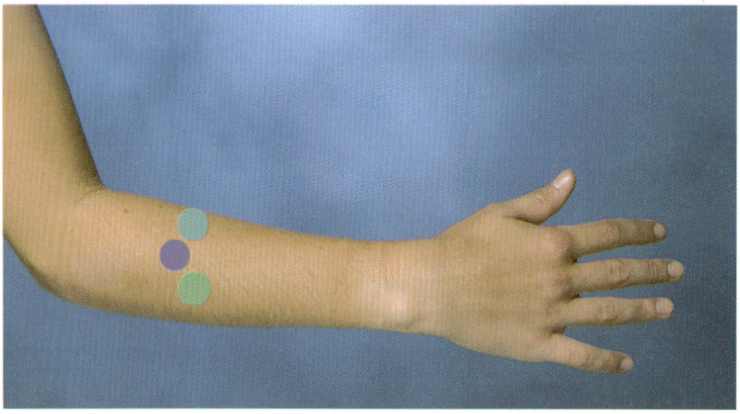

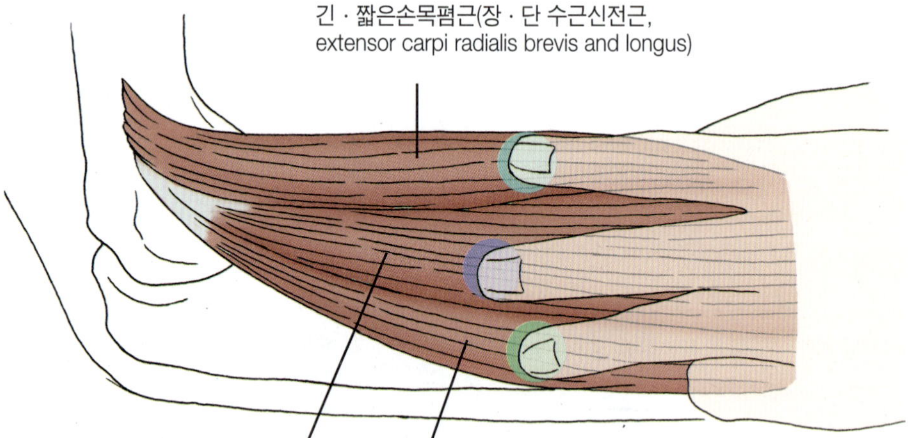
긴 · 짧은손목폄근(장 · 단 수근신전근,
extensor carpi radialis brevis and longus)
손가락폄근(수지신전근,
extensor digitorum)
자쪽손목폄근(척수근신전근,
extensor carpi ulnaris)

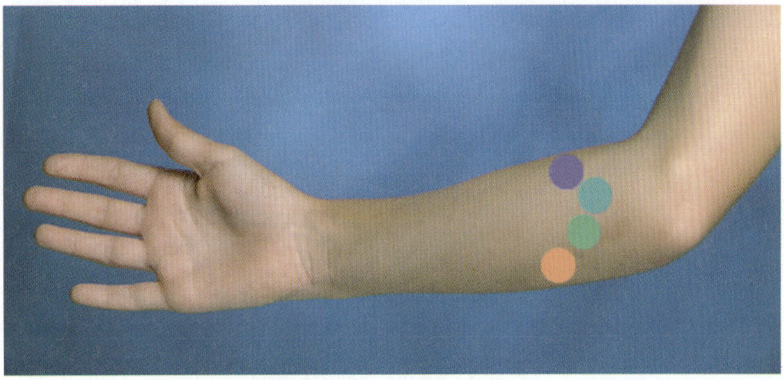

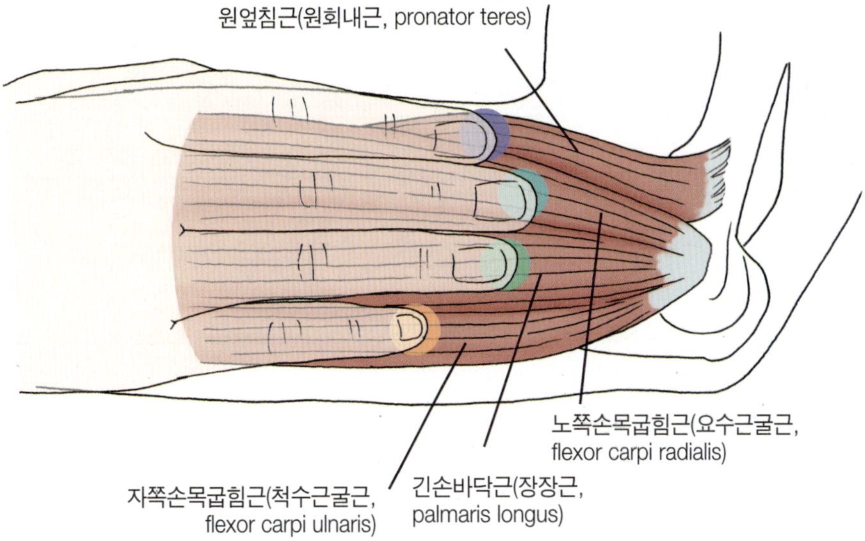
원엎침근(원회내근, pronator teres)
노쪽손목굽힘근(요수근굴근,
flexor carpi radialis)
긴손바닥근(장장근,
palmaris longus)
자쪽손목굽힘근(척수근굴근,
flexor carpi ulnaris)

부종 평가

그림 8-손 부종의 평가 방법(손바닥 면)

1. 가쪽 먼쪽 붓돌기에서 손바닥을 가로질러 5번째 손허리손가락관절(MCP joint)

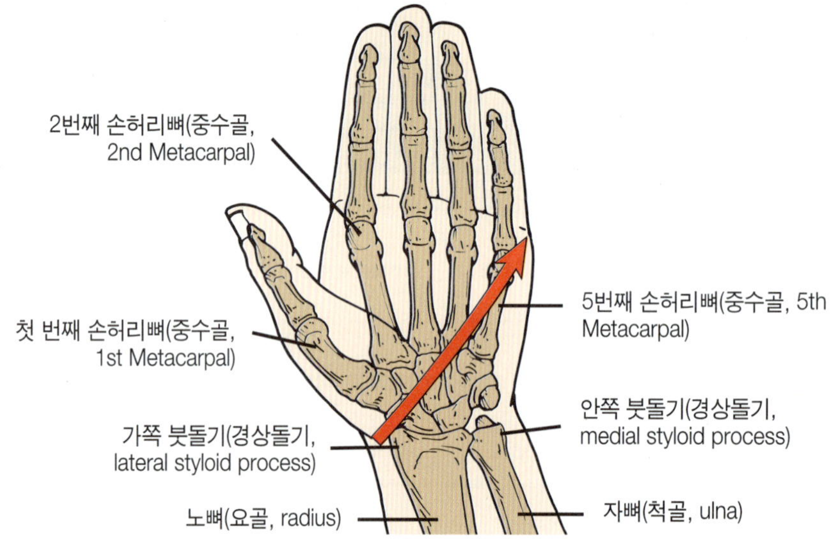

Source: Gulick, D. Sport Notes: Field & Clinical Examination Guide. FA Davis, Philadelphia, 2008, page 171.

2. 너클(knuckles)에서 2번째 손허리손가락관절(MCP joint)

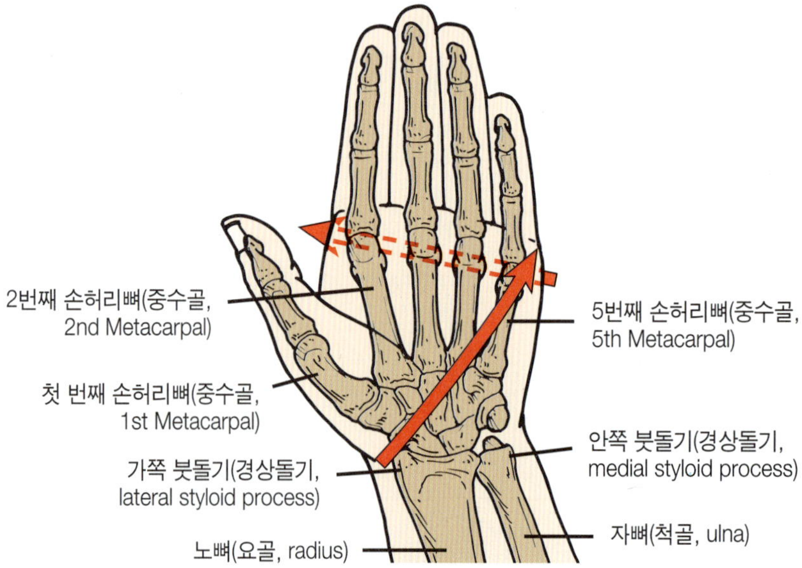

Source: Gulick, D. 2008, page 171.

3. 손바닥을 가로 질러 안쪽 붓돌기

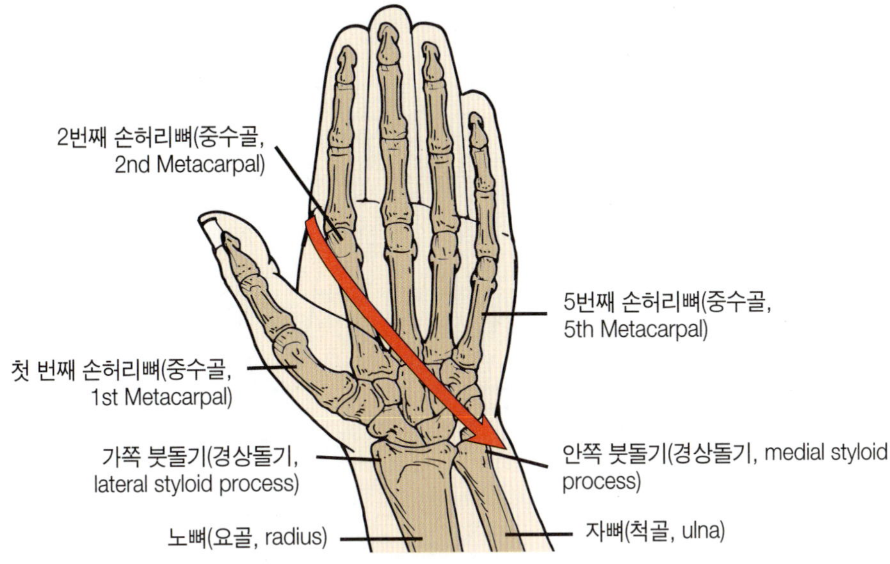

Source: Gulick, D. 2008, page 172.

4. 손목 뒤를 돌아서 가쪽 붓돌기

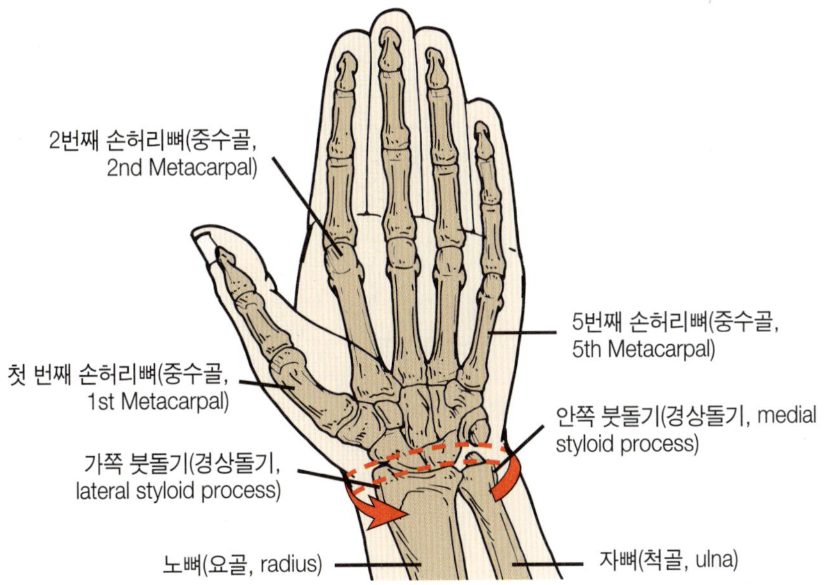

Source: Gulick, D. 2008, page 172.

그림 8-손 부종의 평가 방법(손등 면)

1. 안쪽 붓돌기에서 시작하여 손등을 가쪽으로 가로질러 2번째 손허리손가락관절(MCP joint)

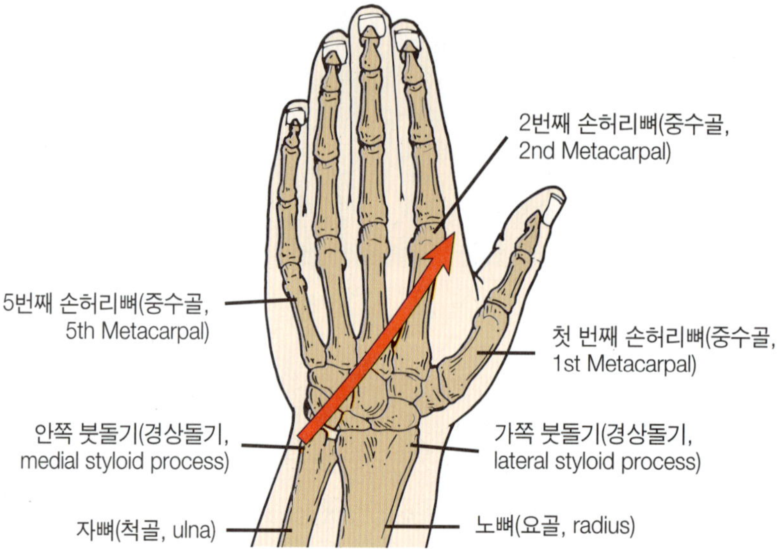

Source: Gulick, D. 2008, page 173.

2. 손허리손가락관절의 손바닥면을 가로질러 5번째 손허리손가락관절(MCP joint)

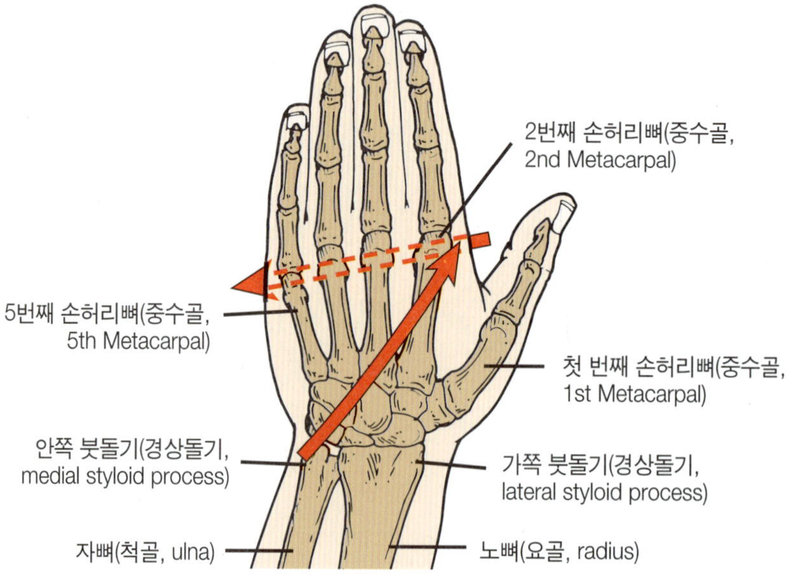

Source: Gulick, D. 2008, page 173.

3. 손등을 가로질러서 가쪽 붓돌기

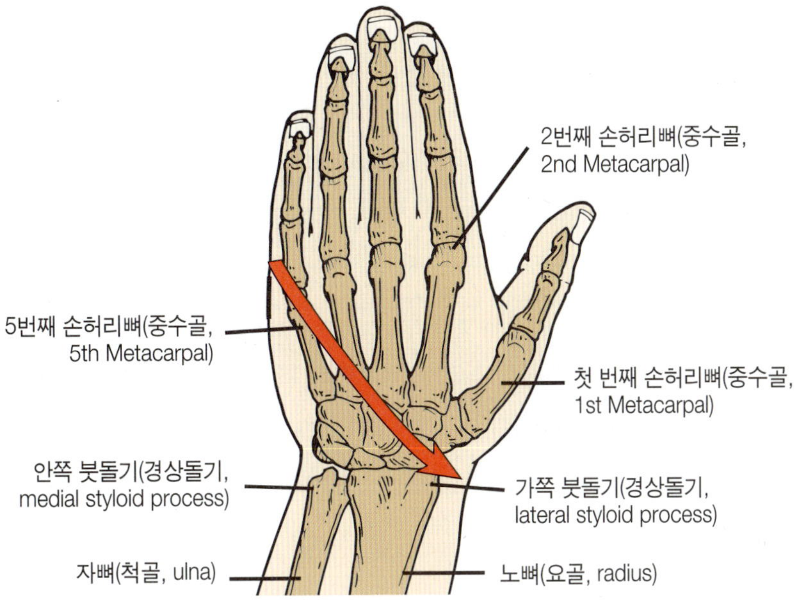

Source: Gulick, D. 2008, page 174.

4. 손목 앞을 돌아서 안쪽 붓돌기

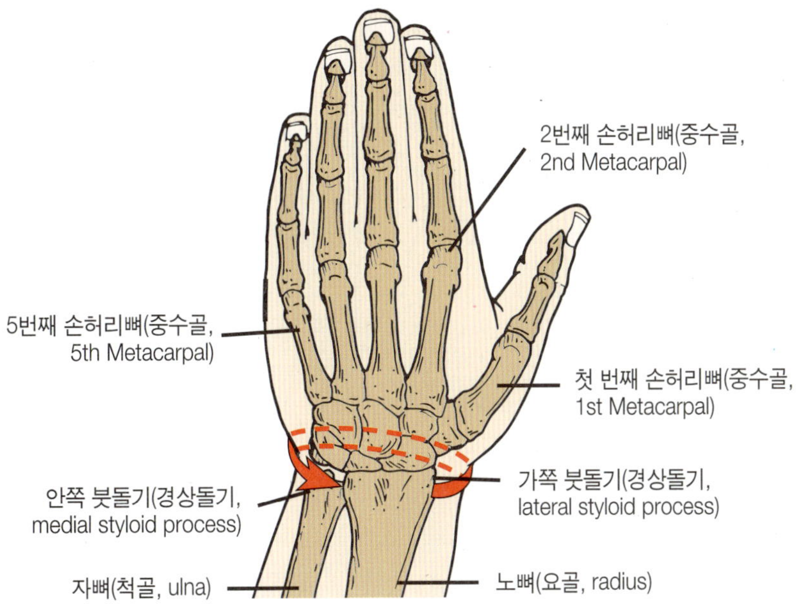

Source: Gulick, D. 2008, page 174.

감각 검사

2점 식별 검사(2-Point Discrimination)

2점 식별 디스크를 사용하여 2점으로 식별할 수 있는 최소 거리를 찾는다.

정도(grade)	*거리(distance)*
정상	< 6 mm
비교적 좋음	6-10 mm
좋지 않음	11-15 mm

Semmes-Weinstein 단섬유 검사(Semmes-Weinstein Monofilament Test)

환자의 눈을 감게한 후 단섬유를 수직의 힘을 가하면서 피부에 댄다.
단섬유가 구부러질 때 느끼는 곳의 수를 센다.

검사 위치:

- 손바닥 또는 손목 아래
- 중앙손금과 먼 손금 사이
- 먼 손금과 손가락 사이 공간
- 손가락 사이 공간과 몸쪽손가락사이관절(PIP joint)
- 몸쪽손가락사이관절(PIP)과 먼쪽손가락사이관절(DIP) 사이
- 먼쪽손가락사이관절과 손끝 사이

정상 치(normal values):

단섬유(monofilament) #	*결과(result)*
2.44 - 2.83	정상 감각
3.22 - 4.56	미약한 압박감각 감소
4.74 - 6.10	적은 압박감각 감소
6.10 - 6.65	위치를 느끼지 못함

손과 손목의 골역동학 (Osteokinematics of the wrist & hand)

관절	정상 운동범위	정상관절 최대 운동 시 느낌	비정상적인 관절 느낌
노손목 관절 (radiocarpal)	굽힘 = 60°~80° 폄 = 60°~70° 노측/자측변위 = 20°~30°	굽힘 = 딱딱한/ 인대가 늘어나는 느낌/탄력적 폄 = 딱딱한/ 인대가 늘어나는 느낌/탄력적 노측변위 = 뼈가 닿는 느낌 자측변위 = 딱딱한/ 뼈가 닿는 느낌	관절낭이 늘어나는 느낌 = 엎침/뒤침 모두 제한됨
엄지의 손목손허리관절 (CMC thumb)	벌림 = 70° 굽힘 = 45~50°	탄력적임	관절낭이 늘어나는 느낌 = 벌림>폄
제2-5 손허리손가락관절 (MCP 2-5)	굽힘 = 90°	폄 = 탄력적/관절낭 느낌/ 인대가 늘어나는 느낌 굽힘 = 탄력적/골성/ 딱딱한/ 인대가 늘어나는 느낌 벌림 = 딱딱한/ 인대가 늘어나는 느낌	
엄지의 손허리손가락관절 (MCP thumb)	굽힘 = 75~90°	굽힘 = 뼈가 닿는 느낌/딱딱한/ 인대가 늘어나는 느낌/ 탄력적 폄 = 딱딱한/탄력적	
제2-5 손가락사이관절 (IPs 2-5)	몸쪽손가락사이관절 굽힘 =100° 먼쪽손가락사이관절 굽힘 = 80°	PIP 관절 굽힘 = 다양함 PIP 관절 폄 = 다양함 DIP 관절 굽힘 = 다양함 DIP관절 폄 = 다양함	

손과 손목 운동의 관절 동역학 (Arthrokinematics for wrist & hand mobilization)

<table>
<tr><td rowspan="2">노손목관절
(radiocarpal)</td><td>오목한 면:
노뼈와
노자관절
디스크</td><td>손목굽힘을 원활히 하는 메카니즘:
몸쪽 손목부위가 전방으로 돌면서 노뼈에 대해선 후방으로 미끄러짐</td><td>손목폄을 원활히 하는 메카니즘:
몸쪽 손목부위가 후방으로 돌면서 노뼈에 대해 전방으로 미끄러짐</td></tr>
<tr><td>볼록한 면:
손목 몸쪽</td><td>노측변위를 원활히 하는 메카니즘:
몸쪽 손목부위가 가쪽으로 돌면서 노뼈에 대해 안쪽으로 미끄러짐</td><td>자측변위를 원활히 하는 메카니즘:
몸쪽 손목부위가 안쪽으로 돌면서 노뼈에 대해 가쪽으로 미끄러짐</td></tr>
<tr><td>몸쪽노자관절
(distal radioulnar)</td><td>오목한 면:
노뼈의
자뼈패임
볼록한 면:
자뼈머리</td><td>회내전을 원활히 하는 메카니즘:
자뼈에 대해 노뼈가 안쪽으로 구르면서 미끄러짐</td><td>회외전을 원활히 하는 메카니즘:
자뼈에 대해 노뼈가 가쪽으로 구르면서 미끄러짐</td></tr>
<tr><td>엄지의
손목손허리관절
(CMC thumb)</td><td>오목한 면:
큰마름뼈</td><td>엄지손가락 굽힘을 원활히 하는 메카니즘:
손허리뼈가 큰마름뼈에 대해 안쪽으로 회전하며 미끄러짐</td><td>엄지손가락의 폄을 원활히 하는 메카니즘:
손허리뼈의 큰마름뼈에 대해 가쪽으로 미끄러지고 회전함</td></tr>
<tr><td>엄지의
손목손허리관절
(CMC thumb)</td><td>볼록한 면:
손허리뼈</td><td>엄지손가락 회전을 원활히 하는 메카니즘:
손허리뼈가 큰마름뼈에 대해 위아래로 회전함</td><td>엄지손가락의 모음을 원활히 하는 메카니즘:
손허리뼈가 큰마름뼈에 대해 위아래로 회전함</td></tr>
</table>

계속

제2~5 손가락 손허리손가락관절 (MCP 2-5)	오목한 면: 몸쪽 손가락뼈의 기저부	*굽힘을 원활히 하는 메카니즘:* 손허리뼈에 대해 몸쪽 손가락뼈가 회전하며 미끄러짐	*폄을 원활히 하는 메카니즘:* 손허리뼈에 대해 몸쪽 손가락뼈가 후방으로 미끄러지며 회전함
엄지의 손허리손가락관절 (MCP thumb)	볼록한 면: 손허리뼈머리	*굽힘을 원활히 하는 메카니즘:* 몸쪽 손가락뼈에 대해 먼쪽 손가락뼈가 전방으로 회전하며 미끄러짐	*폄을 원활히 하는 메카니즘:* 몸쪽 손가락뼈에 대해 먼쪽 손가락뼈가 후방으로 회전하며 미끄러짐
제2~5 손가락사이관절 (IP 2-5)	오목한 면: 몸쪽 손가락뼈의 기저부 볼록한 면 먼쪽 손가락뼈의 머리뼈	*굽힘을 원활히 하는 메카니즘:* 몸쪽 손가락뼈에 대해 먼쪽 손가락뼈가 전방으로 회전하며 미끄러짐	*폄을 원활히 하는 메카니즘:* 몸쪽 손가락뼈에 대해 먼쪽 손가락뼈가 후방으로 회전하며 미끄러짐

근력과 기능 (Strength & Function)

근육의 기능

- 후방뼈사이근 = 손가락을 펼치고 떨어지게 만든다.
- 전방 뼈사이근과 벌레근 = 손가락을 서로 붙인다.
- 얕은손가락굽힘근 검사 = 손가락을 뻗은 채로 몸쪽손가락사이관절을 굽힌다.
- 깊은손가락굽힘근 검사 = 손가락을 뻗은 채로 몸쪽손가락사이관절을 굽힌다.
- 벌레근 검사 = 손가락사이(PI)관절은 편 채로 손허리손가락(MCP)관절을 굽힌다.
- 악력검사:
  - 원통쥐기 = 깊은손가락굽힘근힘줄(FDP), 얕은손가락굽힘근힘줄(FDS), 긴엄지굽힘근힘줄(FPL), 짧은엄지굽힘근힘줄(FPB), 엄지맞섬근(OP), 벌레근, 전방뼈사이근
  - 공쥐기 = 깊은손가락굽힘근힘줄, 얕은손가락굽힘근힘줄, 긴엄지굽힘근힘줄, 짧은엄지굽힘근힘줄, 엄지맞섬근, 벌레근, 후방뼈사이근
  - 집게 동작 = 얕은손가락굽힘근힘줄(FDS), 깊은손가락굽힘근힘줄(FDP)

악력검사 도구

- 수동 동력계(Hand-held dynamometer)
- Jamar 기구 - 다양한 위치에서 힘을 측정
- 집게 동작:
  - 손끝으로 집기 = 전방뼈사이신경 평가
  - 손가락으로 집기 = 정중신경 평가
  - 세 손가락 집기(3-jaw chuck) = 자신경 검사
- 20 mm Hg 부풀린 후 손으로 움켜진 후 압력의 변화를 관찰

손의 기능을 평가하는 객관적 방법

- 미네소타 수기 평가표(Minnesota rate of manipulation test)
- 미네소타 손기술 평가표(Minnesota manual dexterity test)
- 퍼듀 나무판 검사(Purdue pegboard test)
- 변형 모비그 집기 검사(Modified Moberg pick-up test)

자뼈 압박 검사

- 손목자세를 뒤침, 엎침시키면서 쥐기능력을 평가
- 뒤침:엎침의 비율이
  - = 1, 자뼈 압박이 없다.
  - >1, 자뼈 압박 증세가 현재 존재한다.

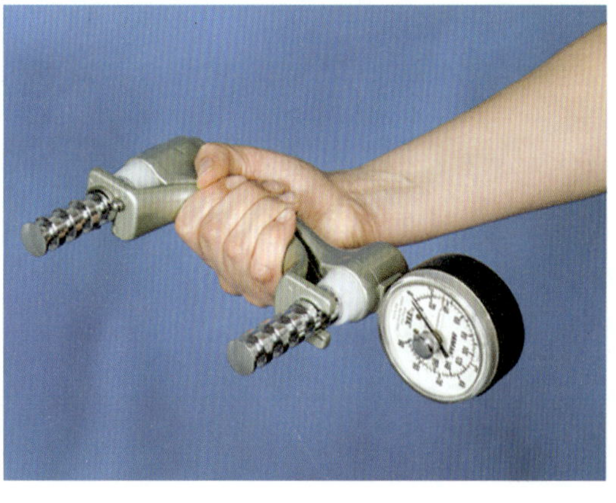

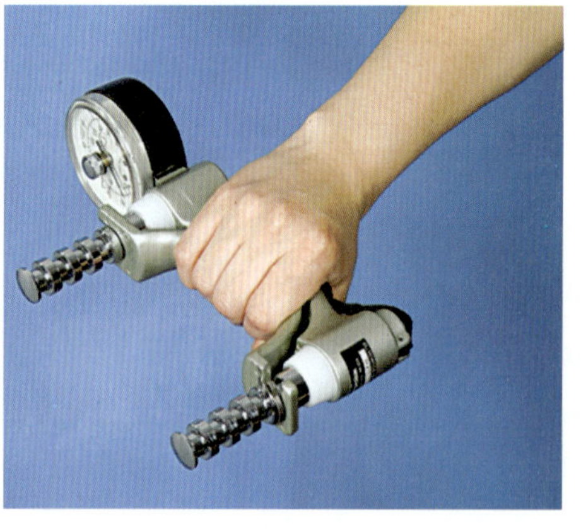

위팔신경얼기 – 신경근, 근육, 기능이상, 변형

신경 및 신경근	근육	기능 이상	자세 변형
노신경 C5–8 T1	팔꿈치근, 위팔노근, 긴손목폄근, 짧은손목폄근, 손가락폄근, 긴엄지벌림근, 자쪽손목폄근, 집게폄근, 새끼폄근	■ 엎침이 약해지고, 손목폄, 손가락 굽힘, 엄지 벌림이 약해짐 ■ 손목안정 소실로 쥐는 힘 감소	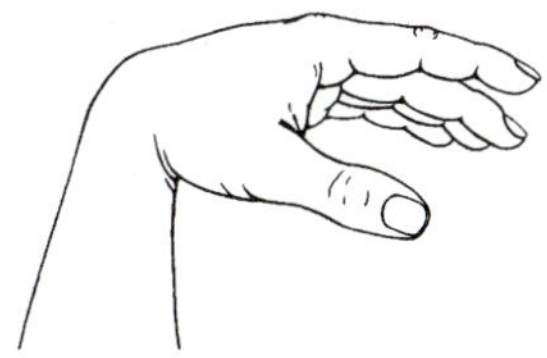
정중신경 C6–8 T1	원엎침근, 노손목굽힘근, 긴손바닥근, 얕은손가락굽힘근, 긴엄지굽힘근, 네모엎침근, 엄지근, 2개의 가쪽 벌레근	■ 엎침이 약해짐, 손목굽힘근, 노측변위 ■ 엄지 굽힘 및 벌림이 약해짐 ■ 쥠과 집게 동작 약해짐 ■ 원숭이 손	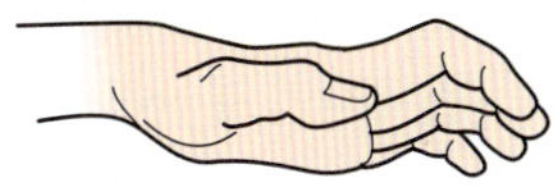
자신경 C7–8 T1	자쪽손목굽힘근, 짧은손바닥근, 새끼두덩, 엄지모음근, 2개의 안쪽 벌레근, 뼈사이근	■ 손목굽힘과 자측변위 약해짐 ■ 제5손가락 굽힘 약화 ■ 손가락 벌림/모음 약화 ■ 베네딕트 징후 (Bishop' s deformity)	갈퀴손 = 정중신경과 자신경 손상 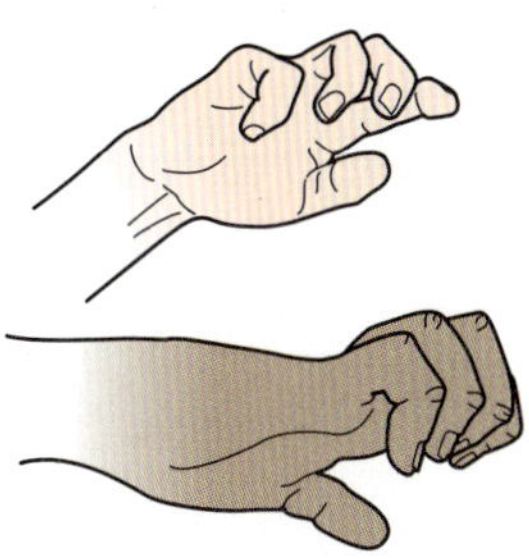

Source for top figure: From Levangie, PK, & Norkin, CC. Joint Structure & Function: A Comprehensive Analysis. 3rd ed. FA Davis, Philadelphia, 2001, page 107.

특수 검사(Special Tests)

상지 신경역학 검사

■ 주의 14쪽 참조.

손목, 손 검사

경련 징후 (CLAMP SIGN)

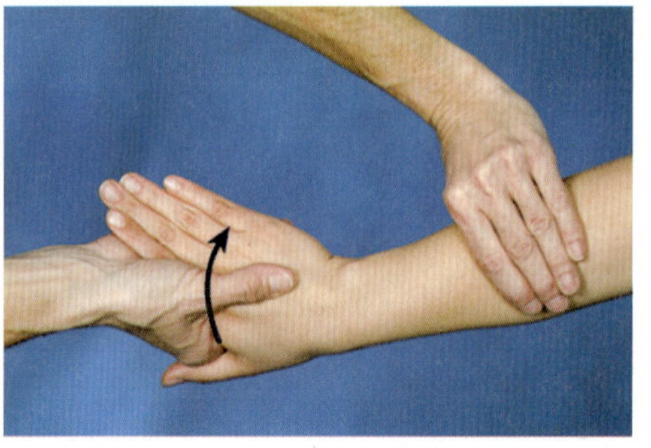

목적: 손배뼈 골절 검사
자세: 손목 엎침, 폄
방법: 검사자는 엄지와 두 번째 손가락으로 엄지 안쪽을 잡고 부드럽게 손목관절을 자뼈편위시킨다.
해석: 양성검사 = 해부학적 코담배갑 부위 통증
통계: 민감도= 52%, 특이도= 100%

Watson 검사 (왓슨 검사) (손배뼈 안정성 검사)
[WATSON'S TEST(SCAPHOID SHIFT MANEUVER]

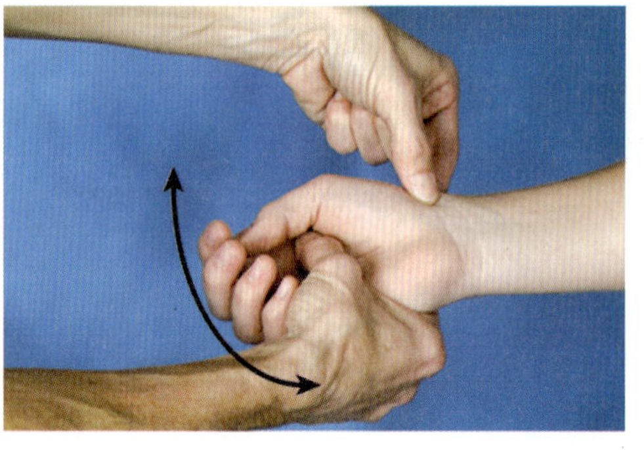

목적: 손배뼈의 불안정성 검사
자세: 중립위치에서 손목을 뒤침시킨다.
방법: 노뼈 쪽에서 임상검사자는 엄지를 손바닥에, 두 번째 손가락은 손등을 잡고 손목을 자측변위에서 노측변위시키면서 몸쪽 손배뼈에 압력을 준다.
해석: 양성검사 = 압력의 감소는 촉지할 수 있는 염발음을 발생시키거나 손등에 통증을 유발시킨다.

Finkelstein 검사 (FINKELSTEIN'S TEST)

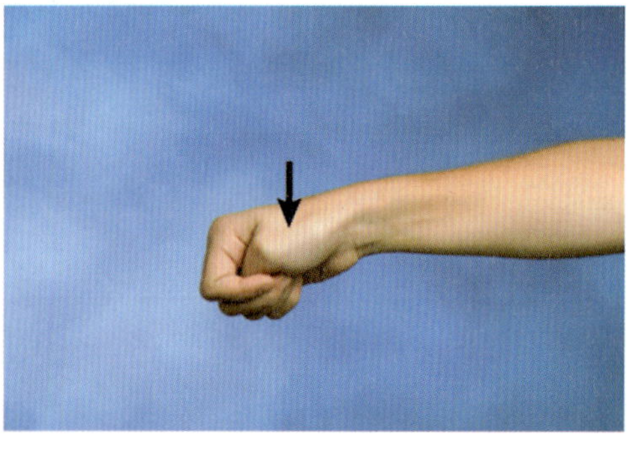

목적: 드퀘벵 증후군 검사
자세: 엄지손가락을 감싸며 주먹을 쥔다.
방법: 자측으로 손목을 전위시킨다.
해석: 양성 검사 = 짧은엄지폄근과 긴엄지벌림근을 따라서 통증

손목 내번 검사 (WRIST VARUS TEST)

목적: 노쪽곁인대 검사

자세: 노뼈와 자뼈를 안정시키고 손목을 중립으로 한다.

방법: 손목에 내번력을 가한다.

해석: 양성 검사 = 관절면 통증 또는 불안정증

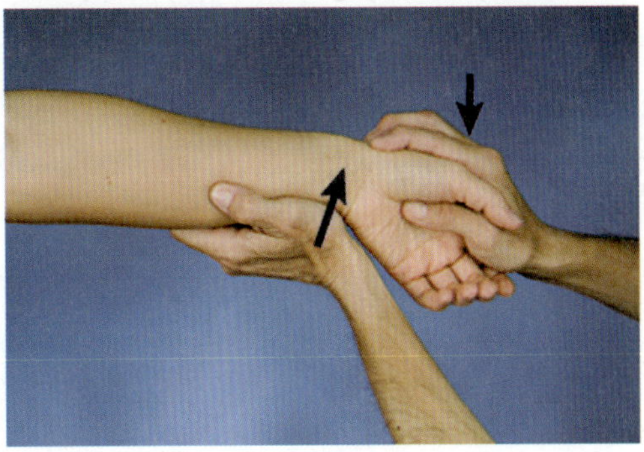

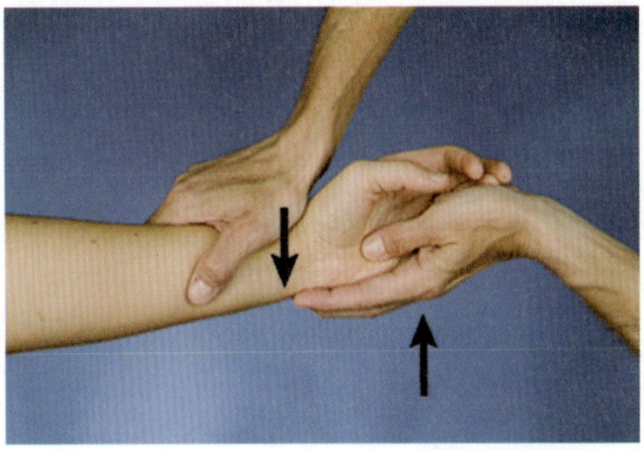

Source: Gulick, D., 2008, page 125.

손목 외반 검사 (WRIST VALGUS TEST)

목적: 자쪽곁인대 검사

자세: 노뼈와 자뼈를 안정시키고 손목을 중립위치로 한다.

방법: 손목에 외반력을 가한다.

해석: 양성 검사 = 관절면 통증 또는 불안정증

손가락 내번/외반 검사 (PHALANX VARUS/VALGUS TEST)

목적: 안쪽/가쪽곁인대 검사

자세: 몸쪽 손가락뼈를 잡고 손가락을 중립위로 한다.

방법: 내번 · 외반력을 가한다.

해석: 양성 검사 = 관절면 통증 또는 불안정증

팔렌검사 (PHALEN'S TEST)

목적: 수근관터널증후군 검사

자세: 손에 긴장을 푼다.

방법: 양손의 손등이 만나도록 손목을 완전히 꺾고 1분간 유지

해석: 양성 검사 = 정중신경 분포 주위로 저리고 감각이 저하됨

통계: 민감도 = 34%~93%, 특이도 = 48%~93%

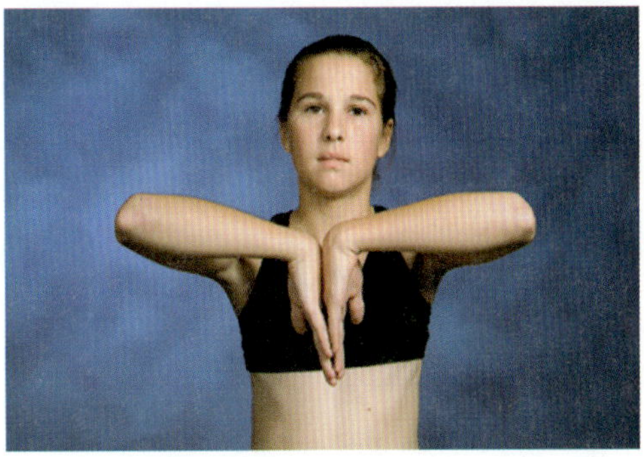

기도징후(역팔렌검사) [REVERSE PHALEN'S TEST(Prayer Sign)]

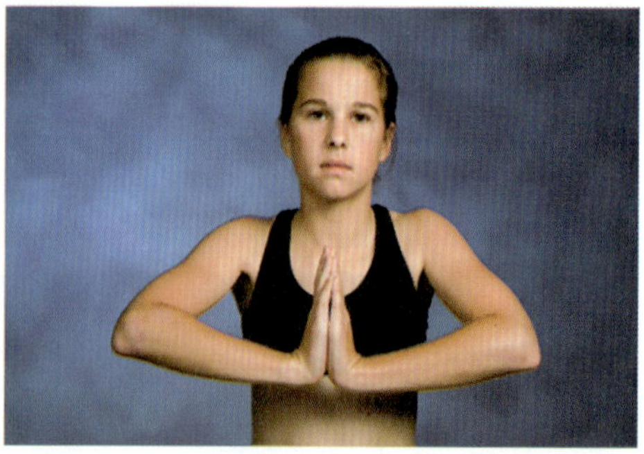

목적: 수근관터널증후군 검사

자세: 손에 긴장을 푼다.

방법: 손목을 완전히 제쳐 손바닥이 맞닿도록 하고 1분간 유지

해석: 양성 검사 = 정중신경 분포 부위에 따라 저리고 감각이 저하됨

Flick 검사 (FLICK MANEUVER)

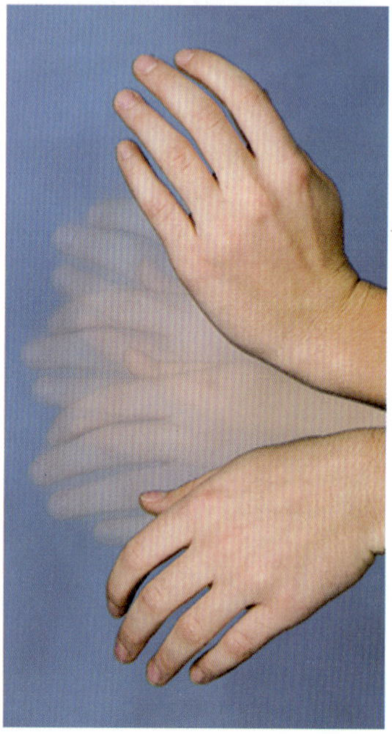

목적: 수근관터널증후군 검사

자세: 손을 이완시킨다.

방법: 손목관절을 격렬하게 흔드는 것을 반복한다.

해석: 양성검사 = 정중신경 분포 주위의 감각 저하

통계: 민감도 = 37%, 특이도 = 74%

티넬 징후 (TINEL'S SIGN)

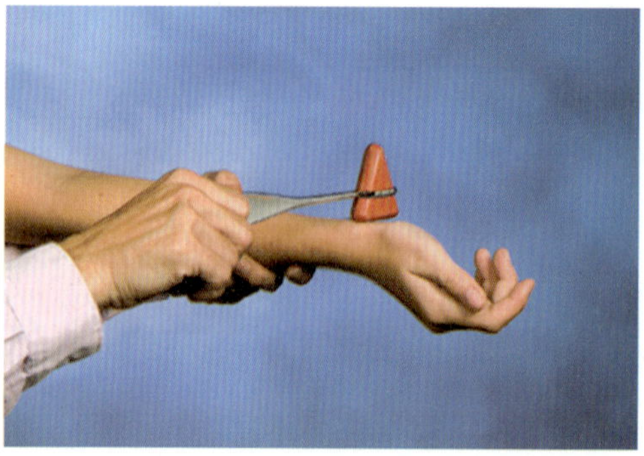

목적: 수근관터널증후군

자세: 팔을 엎침한 후 지지해 준다.

방법: 손목과 바닥쪽을 두드린다.

해석: 양성 검사 = 정중신경분포 부위 저린감

통계: 수근관터널증후군: 민감도 = 27%~79%, 특이도 = 65%~98%

손목 검사	민감도	특이도
• Flick + 팔렌 검사	49	62
• Flick + 티넬 징후	46	68
• 팔렌 검사 + 티넬 징후	41	72

Froment 징후 (FROMENT' S SIGN)

목적: 자신경 마비로 인한 엄지모음근 평가
자세: 엄지손가락과 검지손가락 사이에 종이를 낀다.
방법: 종이를 빼려고 시도한다.
해석: 양성 검사 = 엄지의 먼쪽손가락을 구부리려고 한다.
(자신경 마비로 엄지 모음근이 약하기 때문)

Wartenberg 검사 (WARTENBERG' S TEST)

목적: 팔꿈치에서 자신경 압박 검사
자세: 상지의 긴장을 풀고 받쳐 준다.
방법: 제5손가락뼈를 저항을 주며 모음시킨다.
해석: 양성 검사 = 제5손가락 내전력 약화

머피 징후 (MURPHY' S SIGN)

목적: 반달뼈 탈구 검사
자세: 주먹을 쥔다.
방법: 손허리뼈의 정렬을 관찰
해석: 양성 검사 = 정상적으로 제3손허리뼈가 주위보다 길어야 하나, 반달뼈 탈구 시 제2, 제4손허리뼈와 같은 레벨이다.

알렌 검사 (ALLEN' S TEST)

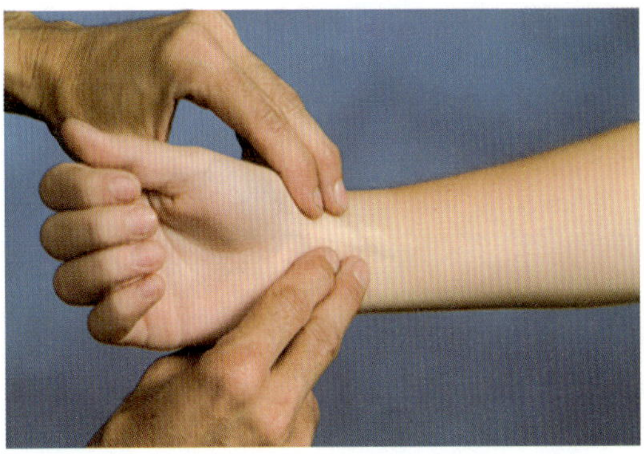

목적: 노동맥/자동맥 폐쇄 검사
자세: 회전 후 손에 긴장을 푼다.
방법: 시술자는 환자의 노동맥과 자동맥을 누르고 환자도 여러 번 주먹을 폈다 쥐었다 반복 후, 한쪽을 꿰면 5초 내에 피가 돈다.
해석: 양성 검사 = 혈관 사이에 혈액순환에 차이가 있거나 손바닥의 색깔이 >5초에 회복되지 않는 경우

삼각연골인대 복합체 부하 검사 (TFCC LOAD TEST)

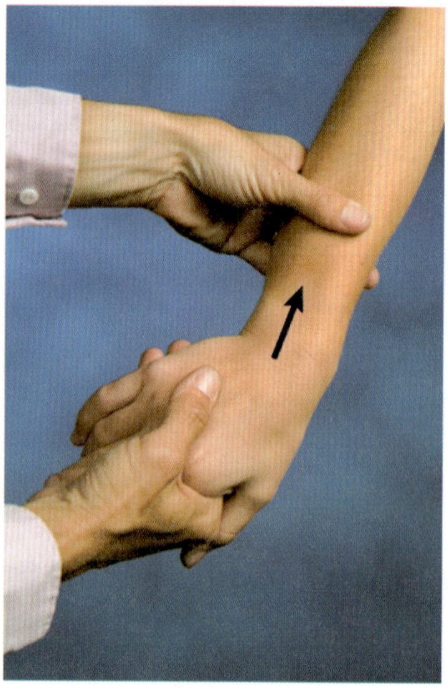

목적: 삼각연골인대 검사

자세: 자측변위

방법: 제5손허리뼈를 통해 삼각연골(TFCC) 인대에 부하를 가함

해석: 양성 검사 = TFCC의 통증

통계: 민감도 = 100%

삼각연골인대 압박검사/뒤침 올림 검사 (TFCC PRESS TEST/SUPINATED LIFT TEST)

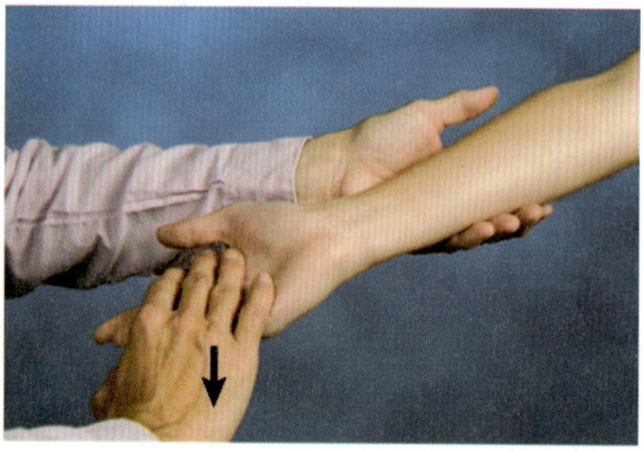

목적: 삼각연골인대 검사

자세: 팔꿈치를 90° 굽히고, 아래팔을 뒤침한다.

방법: 저항을 이기면서 팔목을 구부린다.

해석: 양성 검사 = 자측변위로 누르면, 삼각연골인대의 통증 증가

통계: 민감도 = 100%

감별진단 (Differential diagnosis)

병리 / 발생기전	징후 / 증상
콜레스골절 또는 스미스 골절 - 손을 뻗고 넘어진 후 먼쪽 노뼈부위에 발생; 50세 이상의 어른에서 흔함 = 반면에 어린이에서는 나뭇가지 골절 (Greenstick 골절) 또는 성장판 손상	■ 스너프박스에 압통 ■ 부종 및 출혈 ■ 관절운동이 감소되면서 구조적인 변형이 옴 ■ 후전방사면, 측면 방사선 촬영을 통해 확진. (콜레스 골절 = 먼쪽 골편이 후방으로 전위되고, 스미스 골절 = 몸쪽 골절이 전방으로 전위됨
듀피트렌구축 - 제4, 5손가락의 손바닥판 근막이 구축되어 제4, 5손가락이 구부러지는 변형 발생; 원인 미상(당뇨병과 연관 시 제3, 4손가락에 발생; 간질과 가족력 40대 이후	■ 자뼈쪽 손바닥근막의 연부조직이 뭉쳐짐. natatory 인대의 구축 ■ 통증은 없으나 손허리손가락(MCP)관절을 펼 수 없다. ■ 수주 또는 수년 후 재발하기도 함 ■ CT나 MRI로 확진
남자방아쇠수지 - 수작업이나 주먹쥐는 작업을 많이 할 경우 활액막의 윤활작용을 넘어서 과도한 일을 하는 경우 발생. 당뇨나 40세 이후에 많이 발생	■ 손허리손가락관절 주위에서 굽힘근힘줄을 움직일 때 굽힘근힘줄에 통증 발생 ■ 손가락이 구부러지기 힘들다. ■ 아침에 손가락이 구부러진 채로 잠김, 수동적으로 손가락을 펴야 함. 이 때 촉지할 수 있는 염발음과 함께 약간의 통증 발생 ■ CT나 MRI로 확진
드퀘벵 증후군 - 긴엄지벌림근 및 짧은엄지폄근의 힘줄활액막염; 서서히 시작되며 집게 동작, 손으로 잡기 등의 동작과 관련	■ 무감각, 저린감, 붓기는 없다. ■ 엄지의 벌림 시 통증 ■ 통증은 먼쪽 아래팔로 퍼짐 ■ 맥박은 정상 ■ (+) Finkelstein 검사 ■ CT나 MRI로 확진. 통풍을 배제해야 함

계속

병리 / 발생기전	징후 / 증상
수근관터널 증후군 – 반복적인 외상과 과사용; 여자에서 더 많이 발생하고 임신 중 발생할 수 있다.	■ 엄지두덩이 위축되나 붓기와 이영양증은 없다. ■ 정중신경 부위를 따라 밤에 감각 이상 ■ 엄지 약화와 엄지 대립 소실 ■ 양성검사 : Phalen 검사, 역 Phalen 검사, Flick, Neural provocation, Tinel 징후 양성; 흉곽출구 증후군과 감별 필요 ■ 맥박은 정상(노동맥 & 자동맥은 터널을 지나지 않는다.) ■ 손바닥쪽 감각 보존 ■ 목뼈 문제와 감별 필요 ■ CT나 MRI로 확진
원엎침근 증후군 – 원엎침근에 의한 정중신경 압박	■ 상지의 "무거운 감각" 호소 ■ 뒤침 운동 시 통증 ■ Phalen과 Tinel 징후 음성, 신경전달 속도 감소 ■ 원엎침근 부위의 통증 ■ 수근관터널 증후군과 비슷하나 밤에 통증이 없다. ■ MRI나 CT로 확진
사냥터 엄지 – 노쪽으로 가해지는 힘에 의해 자쪽 곁인대 손상	■ 국소적인 통증과 부종 ■ 자쪽 곁인대의 압통 ■ 외반력 검사 양성 ■ MRI로 확진. 골절 등을 감별
삼각섬유 연골인대 복합체 – 엎침하면서 팔을 뻗고 넘어질 때 회전력에 의해 손상	■ 양성 검사 : 부하압박 검사 ■ 주먹쥐는 힘이 약해지고 관절 운동 시 통증 ■ TFCC 부위에 압통 ■ MRI나 관절 조영술로 진단
결절종 – 손목에 가장 흔한 종괴. 원인은 모르며 반복적인 동작과 관계 있는 것으로 생각됨	■ 국소적으로 피막에 둘러싸인 둥근 종괴 ■ 운동 시나 압박에 의한 통증 ■ 단순 방사선 검사나 MRI, CT에서 발견되지 않을 가능성 높다.

계속

병리 / 발생기전	징후 / 증상
반달뼈 탈구 – 손을 뻗고 넘어지며 발생	■ 머피(Murphy) 징후 양성 ■ 반달뼈 주위 압통 ■ 관절운동 시 통증 ■ 정중신경자극 시 이상 감각 올 수도 있음 ■ x-ray로 확진, 골절과 감변
힘줄 파열 – 외상에 의해 발생	■ 부종과 힘줄 파열 부위의 압통 ■ 관절 운동 실패: ▪ 긴엄지폄근 = 망치손가락 변형 ▪ 긴엄지굽힘근 = 엄지 손가락사이관절 굽힘 실패 ▪ 손가락폄근 = 손가락의 폄 불가능 ▪ 깊은손가락굽힘근 = 먼쪽손가락사이관절 굽힘 실패 ▪ 얕은손가락굽힘근 = 몸쪽손가락사이관절 굽힘 실패 ■ MRI나 CT로 확진; 골절 등을 감별
레이노드 증후군 – 추위에 의해 야기된 수지 혈관의 수축 및 허혈	■ 창백, 파래진 후 다시 빨갛게 됨 ■ 흉곽출구증후군과 감별 ■ 목뼈질환 감별 ■ 관절운동, 힘, 감각은 정상 ■ 도플러 혈관검사로 확진
복합국소통증 증후군 – 원인 미상, 외상후 발생 다음 페이지 단계 참조.	■ 과민신경, 과다발한 ■ 조직의 경직 ■ 근육 퇴화, 골다공증 ■ 이영양증 및 부종 ■ 혈관운동 불안정성

복합국소통증증후군	
1단계(stage)	• 작열감(burning), 쑤시는 통증(aching), 압통(tenderness), 관절 강직 • 종창, 온도 변화 • 손톱 성장 촉지과 손등 털 성장 촉지
2단계(stage)	• 통증, 종창, 관절 강직 증가 • 통증의 범위가 넓어짐 • 피부의 색깔과 질감이 변화
3단계(stage)	• 통증은 팔 전체로 전이됨 • 신경전달 속도(NCV) 감소 • 근육 퇴화

제 5 장

척추(Spine)

해부학 [Anatomy]

목의 인대(ligaments of the neck)

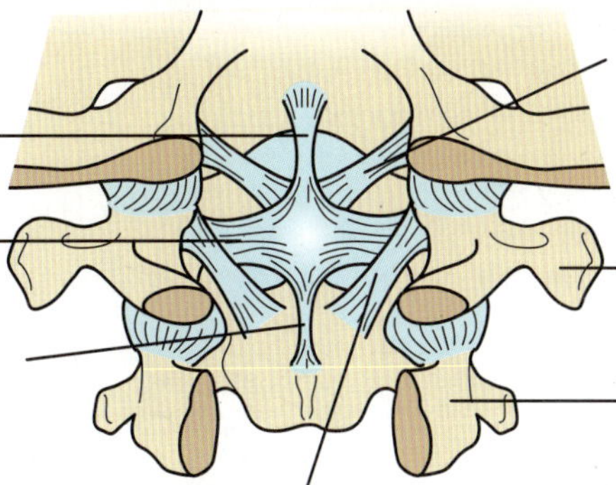

목과 얼굴의 근육(가쪽면) (muscles of the neck & face)

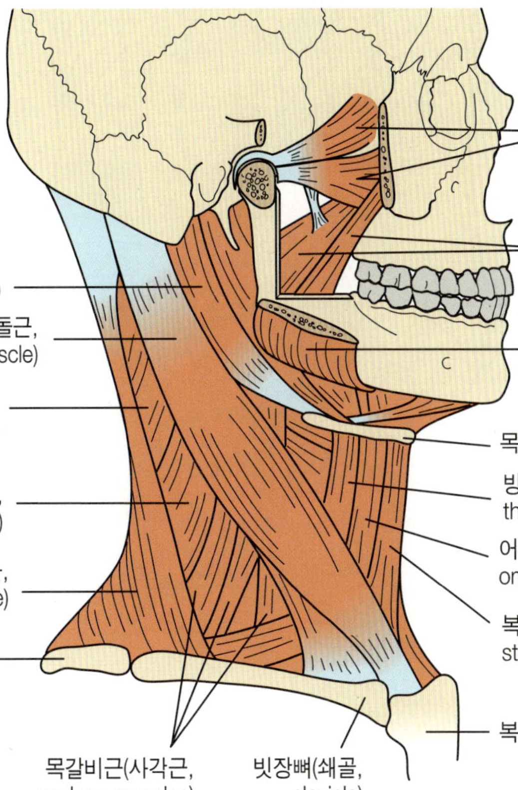

목과 등의 깊은 근육(심부근육) (deep muscles of the neck & back)

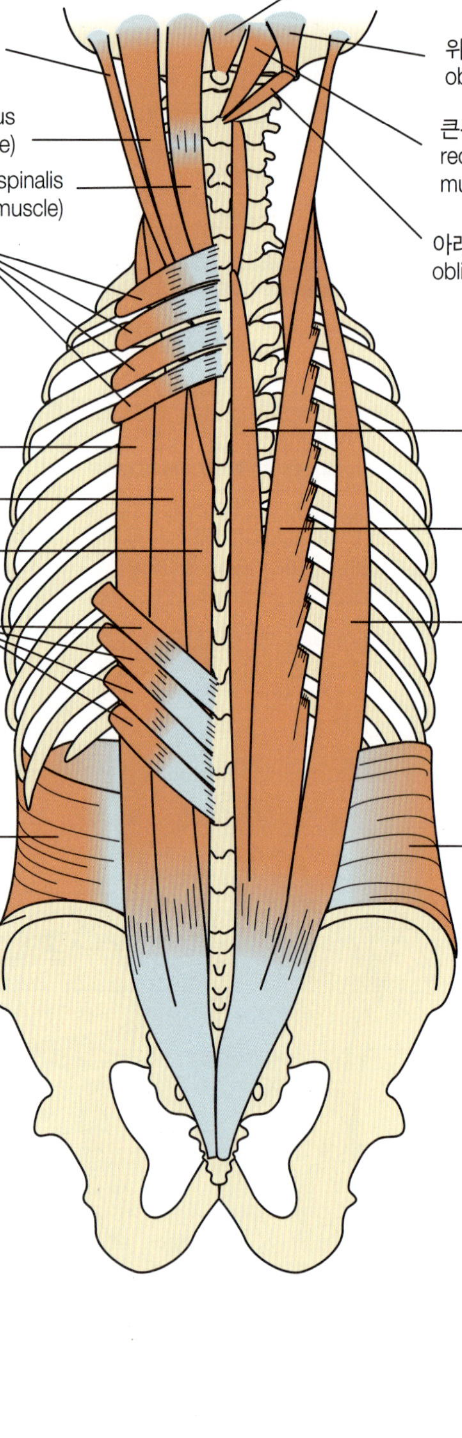

목과 등의 얕은 근육(천부근육) (superficial muscles of the neck & back)

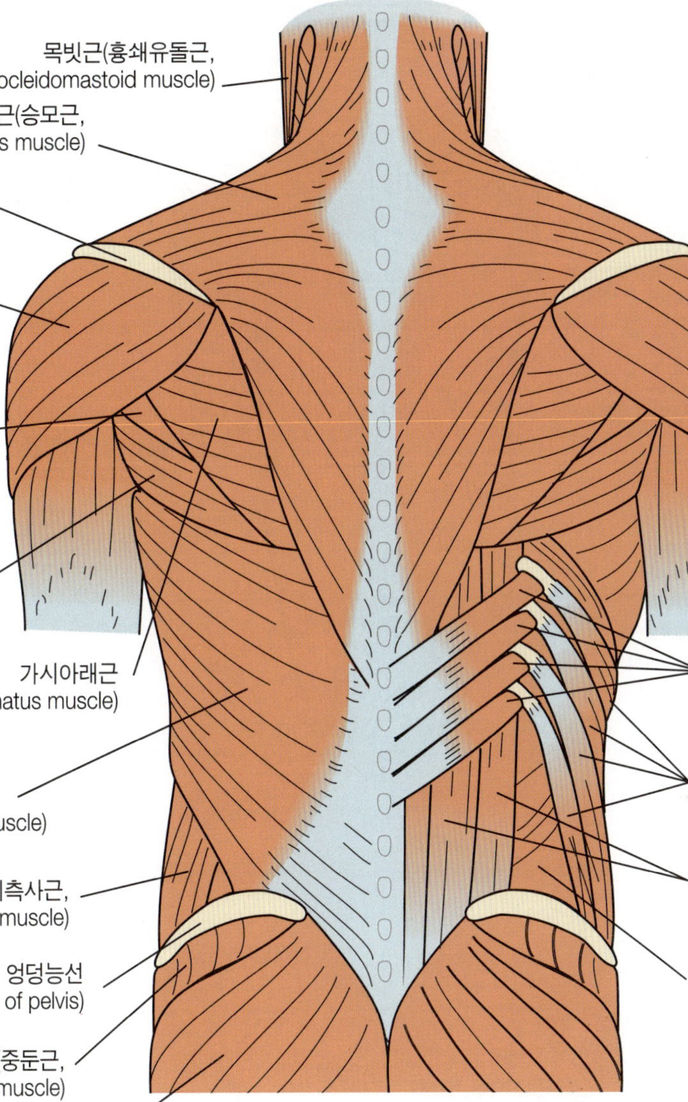

복부근육 (abdominal muscles)

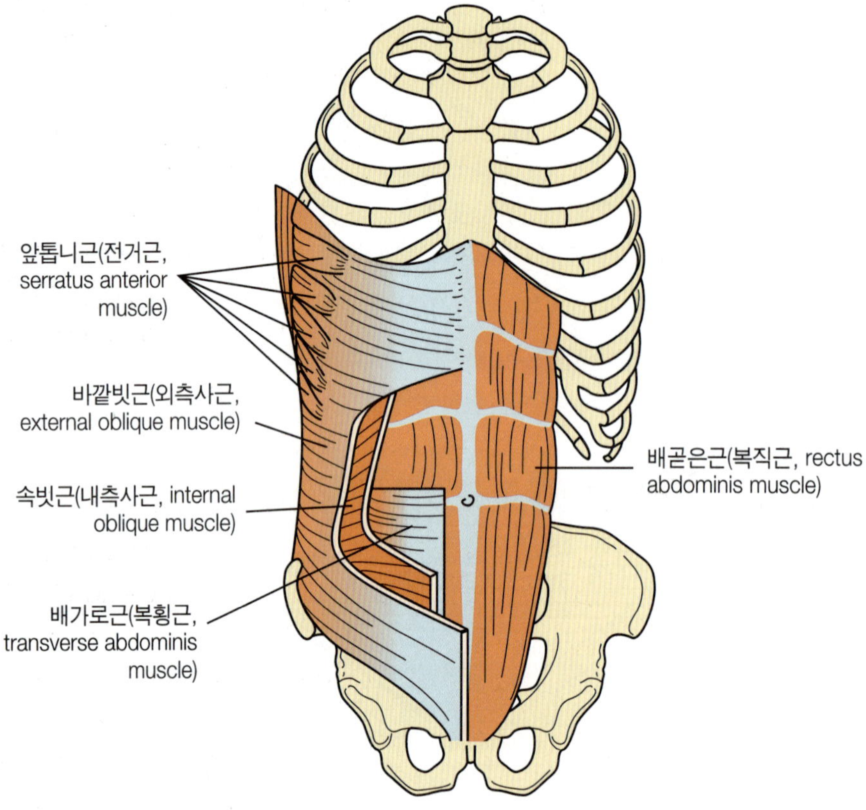

골반의 인대 (ligaments of the pelvis)

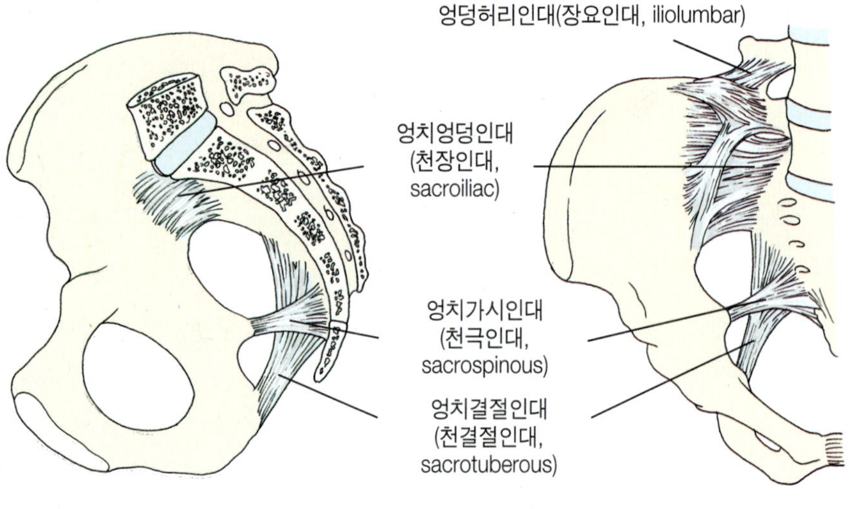

Source: From Cailliet, R. low Back Pain Syndrome, 3rd ed. FA Davis, Philadelphia, 1983, page 196.

척수 손상 시 내과적인 위험 징후 (Spine medical red flags)

- 20세 이하 또는 55세 이상에서 계속되는 야간 통증 및 대소변조절 장애, 하지 이상, 악성 종양의 과거력, 기계적이 아닌 통증, 적혈구 침강 속도 25 이상
- 정중앙 가슴통증 = 심근경색, 담낭질환
- 제 6-10 등뼈 통증 = 위궤양
- 전립선 암의 기왕력
- 맥박과 함께 발생하는 허리통증 = 혈관 문제(대동맥류)
- 척추 주위의 털 = 이분척추증
- 검은 갈색점 = 신경섬유종증
- 척추 상부와 목 통증이 깊은 심호흡이나 기침 웃음과 함께 발생, 최근의 경력은 열, 상기도염, 감기 등
- 목 림프절 종창, 심한 가려움, 불규칙적인 열 = 호지킨(Hodgkin) 림프종
- McBurney 부위의 통증 = 위앞엉덩뼈가시(전상장골극, ASIS)에서 배꼽까지의 거리에서 1/3-1/2 지점의 압통 = 급성 충수염

척추 이상의 만성화를 시사하는 위험 요인

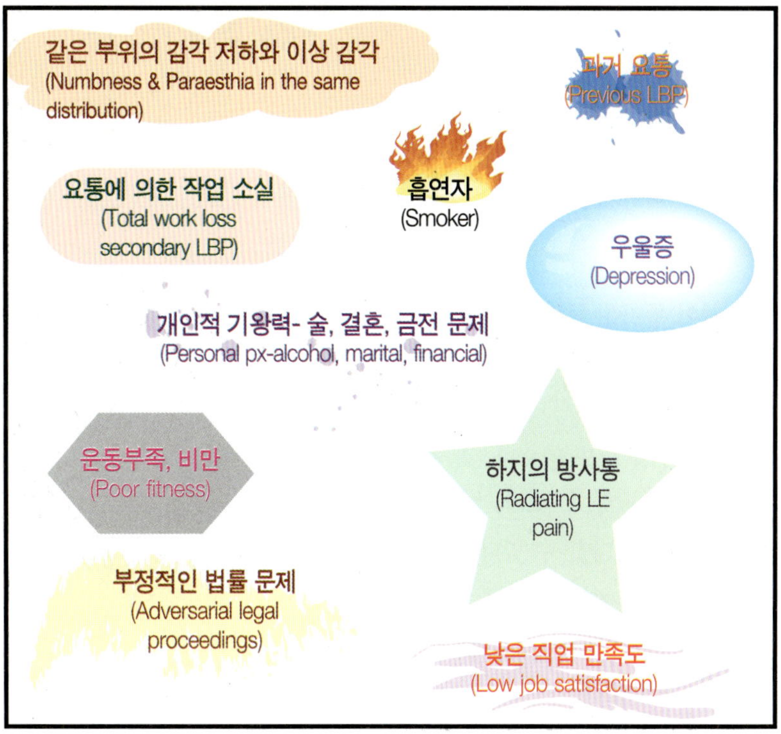
같은 부위의 감각 저하와 이상 감각
(Numbness & Paraesthia in the same distribution)
과거 요통
(Previous LBP)
요통에 의한 작업 소실
(Total work loss secondary LBP)
흡연자
(Smoker)
우울증
(Depression)
개인적 기왕력- 술, 결혼, 금전 문제
(Personal px-alcohol, marital, financial)
운동부족, 비만
(Poor fitness)
하지의 방사통
(Radiating LE pain)
부정적인 법률 문제
(Adversarial legal proceedings)
낮은 직업 만족도
(Low job satisfaction)

검사 도구 (Toolbox tests)

만성통증의 목 장애 정도

통증 강도(pain intensity)

___ 현재 통증 없음

___ 아주 약한 통증

___ 중간정도의 통증

___ 상당히 심한 통증

___ 매우 심한 통증

___ 상상할 수 있는 가장 심한 통증

작업(work)

___ 하고자 하는 일을 할 수 없음

___ 평소 일은 해도 무리하지는 못함

___ 대부분의 평소 일을 해냄

___ 평소일을 해내지 못함

___ 거의 일을 알 수 없음

___ 어떤 일도 하기 힘듬

개인 활동(세수, 옷입기 등)

___ 통증없이 자신을 돌볼 수 있다.

___ 자신을 돌볼 수 있으나 상당한 통증 수반

___ 상당한 통증을 수반하며 매우 천천히 조심해야 함

___ 도움을 필요로 함

___ 매일 대부분의 일에 도움을 필요로 함

___ 옷을 입고 세수를 할 수 없으며 침대에서 지냄

집중도(concentration)

___ 별어려움 없이 완전히 집중 가능

___ 약간 어려우나 집중 가능

___ 상당히 어려움

___ 매우 어려움

___ 너무 힘들어 집중이 어렵다.

___ 집중할 수 없다

들기(Lifting)

___ 별다른 통증 없이 무거운 물건을 들 수 있다.

___ 어느 정도의 통증 유발

___ 통증으로 바닥에서 들 수도 없으나 책상 위에 놓인 겨우 다를 수 있다.

___ 편하게 놓여 있는 경우 다를 수 있다.

___ 아주 가벼운 것만 들 수 있다.

___ 아무것도 들 수 없다.

운전하기(driving)

___ 목의 통증없이 운전할 수 있다.

___ 약간의 목 통증을 느낀다.

___ 상당한 통증을 느낀다.

___ 상당한 통증으로 운전하기 힘들다.

___ 매우 심해 거의 운전할 수 없다.

___ 통증으로 운전을 못한다.

계속

만성통증의 목 장애 정도 —*계속*	
읽기(reading) ___ 목통증 없이 독서 가능 ___ 약간의 목통증 동반 ___ 중간 정도 통증 동반 ___ 매우 통증이 심해 읽기가 어려움 ___ 거의 읽을 수 없음 ___ 통증으로 읽지 못한다.	**여가 활동하기(recreation)** ___ 목 통증없이 모든 여가활동 가능 ___ 약간의 통증을 유발 ___ 상당한 통증 동반 ___ 상당한 통증으로 일부에만 참가 ___ 거의 여가활동 할 수 없다. ___ 완전히 못한다.
두통(headache) ___ 전혀 통증이 없다. ___ 가끔 약간의 통증 ___ 가끔 중등도의 통증 ___ 자주 중등도의 통증 ___ 가끔 매우 심한 통증 ___ 거의 항상 통증	**수면(sleeping)** ___ 수면에 문제가 없음 ___ 거의 문제가 없음 (1시간 이하의 장애) ___ 약간 문제가 됨 (1~2시간 장애) ___ 중등도의 장애 (2~3시간 장애) ___ 상당한 장애 (3~5시간 장애) ___ 매우 심하게 불편함 (5~7시간 장애)
점수 :	
점수: 내림순으로 점수를 매긴다. 가장 위의 문항이 0이며, 가장 아래가 5점 : 점수가 높을 수록 장애가 심해진다.	

Source: From the Journal of Manipulation and Physiological Therapeutics.

Oswestry 요통 질문표 (oswestry low back pain questionnaire)

모든 부분에서 당신의 상황에 가장 가까운 상황에 표시하시오.

통증 정도(pain intensity)	서 있음(standing)
___ 진통제 없이 통증에 견딜 수 있다. ___ 진통제 없이 견딜 수 있으나 상당한 통증이 있다. ___ 진통제로 통증이 잘 조절된다. ___ 진통제로 어느 정도 통증이 조절된다. ___ 진통제로 어느 정도 통증이 조절된다. ___ 진통제로 통증이 조절이 잘 안 된다. ___ 진통제는 효과가 없어 사용하지 않는다.	___ 별다른 통증없이 오래 서 있을 수 있다. ___ 원하는 만큼 오래 서 있을 수 있으나 상당한 통증이 있다. ___ 통증으로 1시간 이상 서 있을 수 없다. ___ 통증으로 30분 이상 서 있을 수 없다. ___ 통증으로 10분 이상 서 있을 수 없다. ___ 통증으로 전혀 서 있을 수 없다.
개인 위생(personal care) (씻기, 옷입기) ___ 별 통증없이 자신을 돌볼 수 있다. ___ 통증이 약간 있으나 자신을 돌볼 수 있다. ___ 상당한 통증이 있어 느리고 조심스럽다. ___ 다른 사람의 도움이 필요하다. ___ 대부분 다른 사람의 도움이 필요하다. ___ 입고 씻을 수 없고 침대에 누워 지낸다.	**수면(sleeping)** ___ 잠을 방해하지 않는다. ___ 약을 먹고 잠을 잘 잔다. ___ 약은 먹어도 6시간 이상 자기 힘들다. ___ 약을 먹어도 4시간 이상 자기 힘들다. ___ 약을 먹어도 2시간 이상 자기 힘들다. ___ 통증 때문에 거의 못 잔다.

계속

Oswestry 요통 질문표 – *계속*
(oswestry low back pain questionnaire)

모든 부분에서 당신의 상황에 가장 가까운 상황에 표시하시오.

물건 들기(Lifting)	성생활(sex life)
___ 별 통증 없이 무거운 물건을 들 수 있다. ___ 통증이 있으나 무거운 물건을 들 수 있다. ___ 통증으로 무거운 물건 들기 힘들다. ___ 통증이 있으나 물건이 잘 놓여 있으면 들 수 있다. ___ 가벼운 것 밖에 못든다. ___ 아무것도 들 수 없다.	___ 성생활이 정상이다. ___ 비교적 정상이나 통증이 있다. ___ 거의 정상이나 상당한 통증이 있다. ___ 통증으로 제약이 심하다. ___ 통증으로 거의 성생활이 없다. ___ 모든 성생활을 못한다.
보행(walking)	**사회생활(social life)**
___ 걷는데 지장이 없다. ___ 1 마일 이상 걷기 힘들다. ___ 반마일 이상 걷기 힘들다. ___ 1/4마일 이상 걷기 힘들다. ___ 지팡이나 목발이 필요하다. ___ 대부분 침대에 있고 기어서 화장실에 간다.	___ 정상적인 사회생활을 한다. ___ 통증이 있으나 정상적인 사회생활을 한다. ___ 힘이 많이 드는 생활은 하기 힘들다. (예를 들면, 춤 등) ___ 통증으로 잘 어울릴 수 없다. ___ 거의 집에만 있다. ___ 거의 사회생활을 할 수 없다.

계속

Oswestry 요통 질문표 – *계속*
(oswestry low back pain questionnaire)

모든 부분에서 당신의 상황에 가장 가까운 상황에 표시하시오.

앉기	**여행하기**
___ 의자에 앉는데 불편함이 없다.	___ 통증없이 여행할 수 있다.
___ 적절한 의자가 필요하다.	___ 상당한 통증을 동반한다.
___ 1시간 이상 앉기 힘들다.	___ 통증이 심해 2시간 이상 여행하기 힘들다.
___ 30분 이상 앉기 힘들다.	___ 통증으로 1시간 이상 여행하기 힘들다.
___ 10분 이상 앉기 힘들다.	___ 30분 이하로만 여행한다.
___ 앉을 수 없다.	___ 병원가는 것 제외하고 나갈 수 없다.

점수 :

점수: 내림순으로 매기며 위가 0이고, 아래가 5점으로 총점에 2를 곱한다.

결과: 0%–20% = 약간의 장애; 20%–40% = 상당한 장애; 40%–60% = 심한 장애 ; 60%–80% = 불구상태 ; 80%–100% = 매우 심해 누워만 있는 상태

Source: From Physiotherapy, 66(8):271–273, 1980.

Ransford 통증 지도

어디에 통증이 있는지 표시하고 어떤 종류의 통증이 있는지 쓰시오.
통증을 기술하기 위해 아래의 표지자를 사용하시오. 현재 상태나 부상과 관련없는 것은 표시하지 마시오.

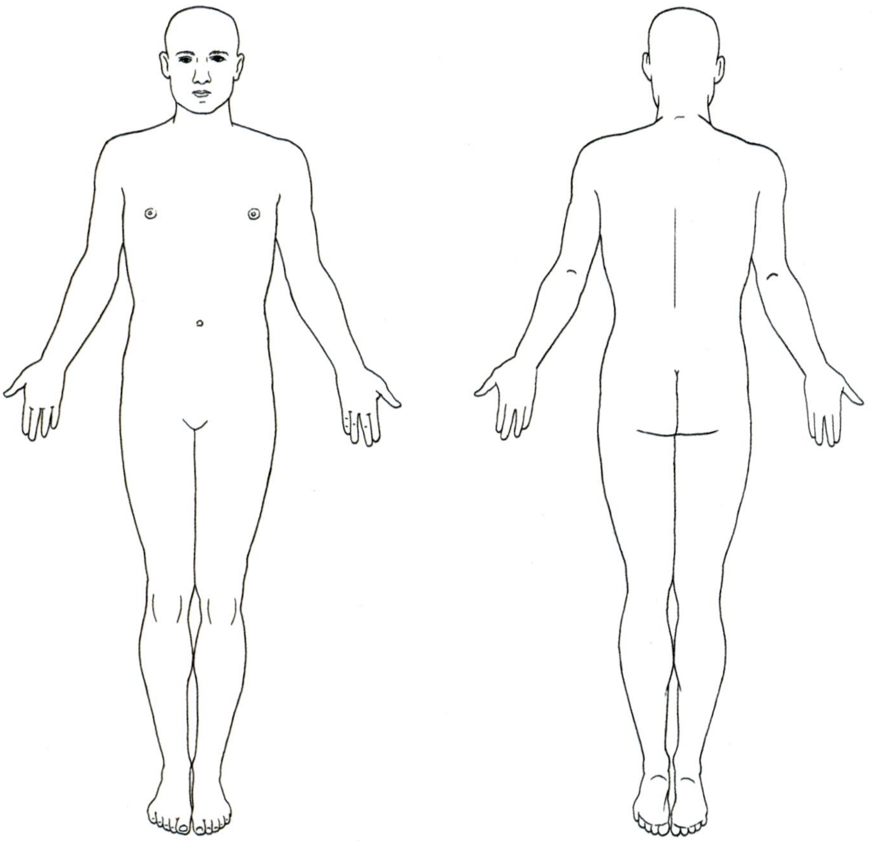

///	쑤시는 통증	XXX	타는 듯한 감각
000	찌르는 통증	= = =	감각이 무뎌짐

Ransford 평가 방법:

- 그리기 힘든 경우(아래의 경우 각각 2점을 부여하시오.)
  - 다리 전체 통증
  - 다리의 앞쪽 통증
  - 정강뼈 전방부 통증
  - 다리 후방과 무릎 통증
  - 허벅지를 둘러싸는 통증
  - 다리 외측 통증
  - 양쪽 발 통증
  - 발을 둘러싸는 통증
  - 무릎과 발목 통증
  - 다리 전체에 퍼지는 통증
  - 배 전체에 통증
- 확장이나 확대를 통해 그리기
  - 요통이 엉덩뼈가시(장골극)와 샅고랑부위(서혜부, groin) 앞쪽으로 뻗어 나갈 때
  - 통증이 도면 밖으로 그려질 때
- 부가점 설명, 동그라미, 선, 화살(각각 1점 부여)
- 통증 부위가 큰 경우 2점, 작은 경우 1점으로 평가

Interpretation: 3점 이상 시 정신적 요인에 의해 영향을 받을 가능성이 있다.

점수:

McGill 통증 질문표 간략형

방법: 다음 통증에 대한 기술을 읽고 느껴지는 통증을 표시하시오.

	1 = 없음	2 = 약한 통증	3 = 중등도 통증	4 = 매우 심한 통증
쿡쿡 쑤심				
쏘는 듯함				
칼로 찌른 듯함				
날카롭게 자르는 듯함				
쥐어짜는 듯함				
뼈가 갈리는 느낌				
불에 데는 듯함				
아프다				
무겁다				
만질때 아프다				
찢어지는 느낌				
매우 피곤함				
병적이다				
두렵다				
매우 잔인하다				

점수: ______________________

점수가 높을수록 강도가 강하다.

현재 통증 강도 지수

방법: 아래 기술에 맞는 점수를 표시하시오.

0 = 통증 없음

1 = 약간

2 = 번거로움

3 = 상당한 스트레스 유발

4 = 두려움

5 = 잘리는 듯한 느낌

통증 전이 양상 (Referral patterns)

내장 기초부터 피부종의 통증 전이 양상

내장기(viscera)	신경절 (segmental level)	전이양상(referral pattern)
인두(pharynx)		동측의 귀 부위
심장(heart)	T1-5	복장뼈, 목
기관지- 폐(bronchi-lungs)	T2-4	어깨, 가슴, 왼쪽 팔
식도(esophagus)	T5-6	목, 팔, 복장뼈(유두 부위)
위(gastric)	T6-10	흉곽 아래부위에서 위장관 상부
당낭(GB)	T7-9	상복부, 어깨뼈 하방
이자(췌장)(pancreas)	T8-9	상부 허리뼈, 상복부
신장(kidneys)	T10-L1	상부 허리뼈, 배꼽부위
방광(bladder)	T11-12	하부 허리뼈, 하복부, 서혜부

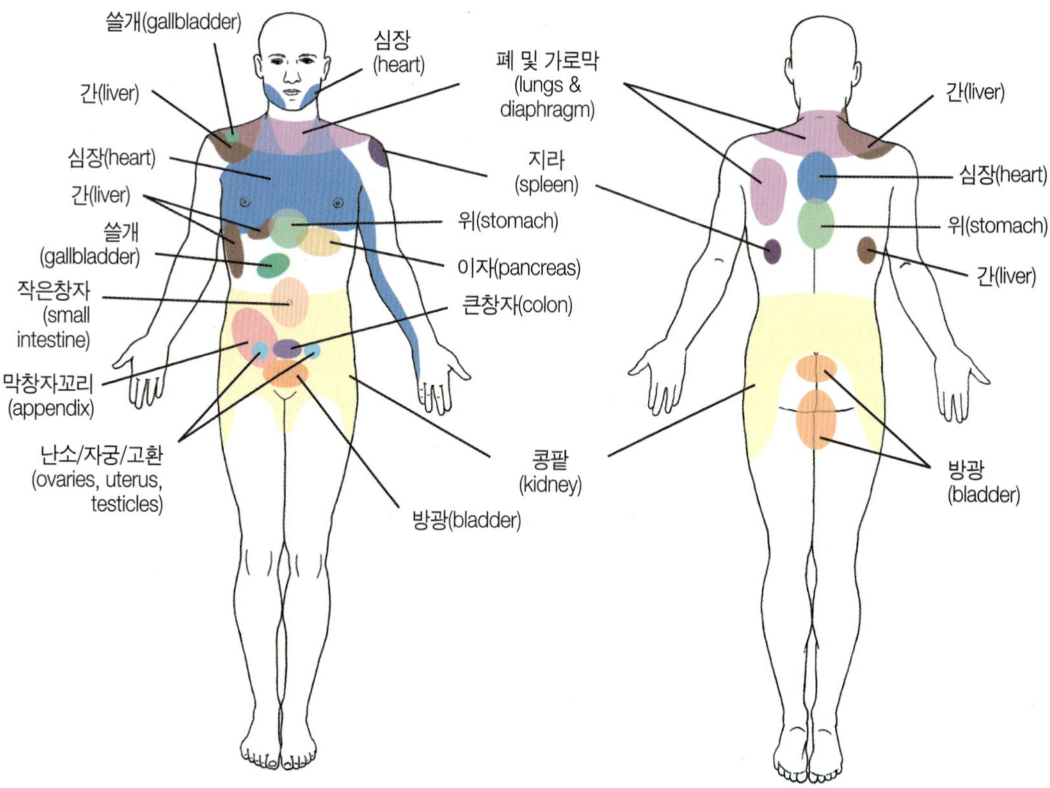

Source: From Gulick, D. Screening Notes: Rehabilitation Specialist's Pocket Guide. FA Davis, Philadelphia, 2006, page 11.

두통

통증 양상 (type of pain)	가능한 원인 (possible etiology)
급성(acute)	외상, 감염, 뇌혈관 전구 증상
만성(chronic)	눈의 피로, 술, 적절치 못한 환기
매우 심하고, 강한 통증 (severe & intense)	뇌막염, 뇌동맥류, 뇌종양
박동치는 통증 (throbbing/pulsating)	편두통, 열, 혈압, 대동맥 판막 부전
계속되는 통증(constant)	근육 수축
조조(아침) 통증(AM pain)	부비동염(삼출액 동반), 술, 혈압, 잠자는 자세
오후 통증(afternoon pain)	눈의 피로, 근육긴장
야간 통증(night)	뇌내 병변, 신장염
전방 통증(forehead)	부비동염, 신장염
관자부위 통증(temporal)	눈과 귀의 병변, 편두통
뒤통수부위 통증(occipital)	디스크 탈출증, 눈의 피로, 혈압
마루부위 통증(parietal)	뇌막염, 변비, 뇌종양
얼굴 통증(face)	부비동염, 삼차신경통, 치주병변, 뇌종양
찌르는 통증(stabbing pain)	귀의 팽만감, 이명, 어지러움=중이염
매우 심한 통증(severe pain)	발열, Kernig 징후 = 뇌막염
매우 심하고, 갑작스러운 통증 (severe, sudden pain)	혈압 상승 = 지주막하 출혈
간헐적인 통증 (intermittent pain)	의식 변화 동반 = 경막하 혈종

피부 신경분포(피부절, dermatomes)

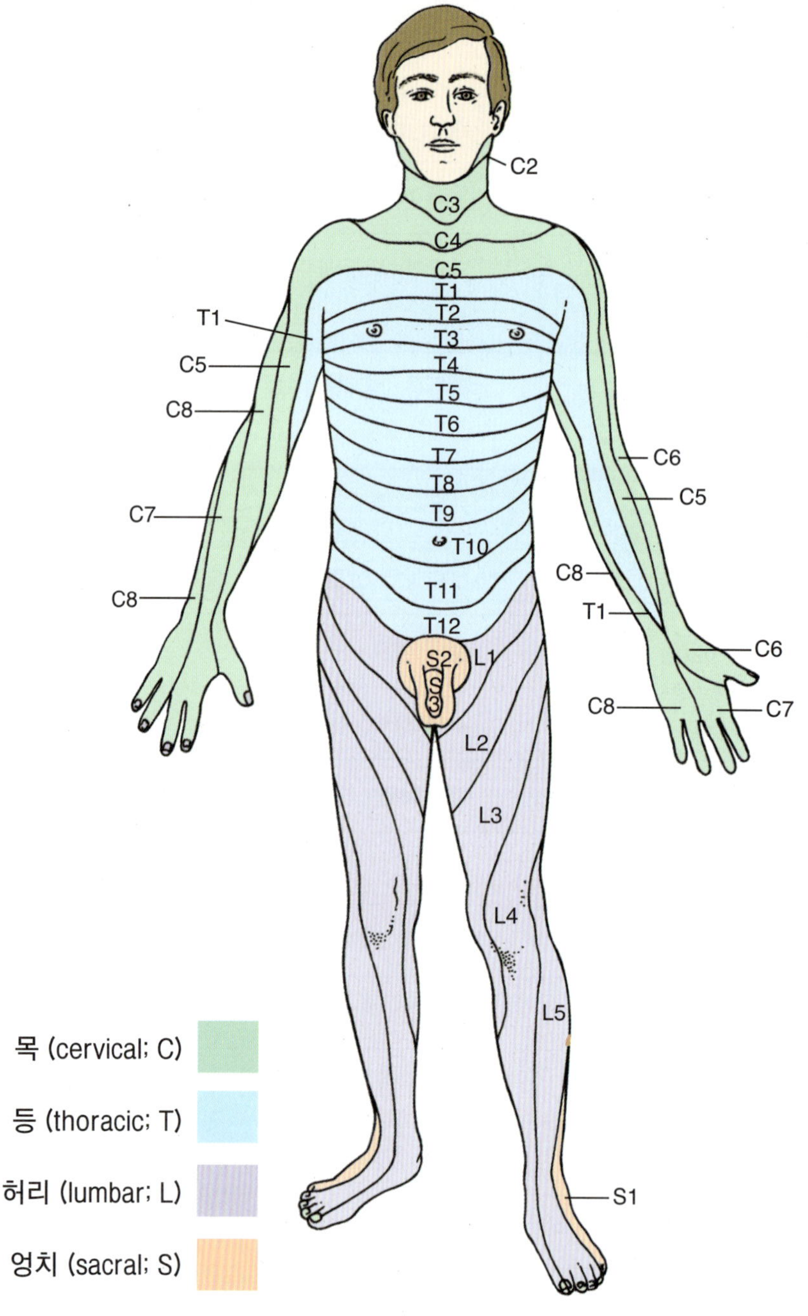

Source: From Taber's 20th edition. FA Davis, Philadelphia, 2005, p.571.

근육통의 전이 양상

목갈비근(사각근, scaleni)

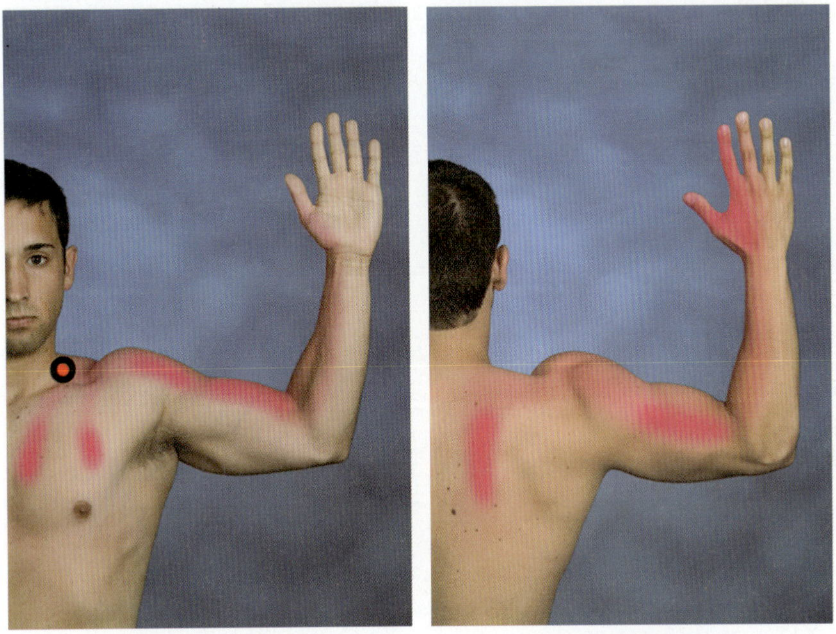

목빗근(흉쇄유돌근,
sternocleidomastoid)

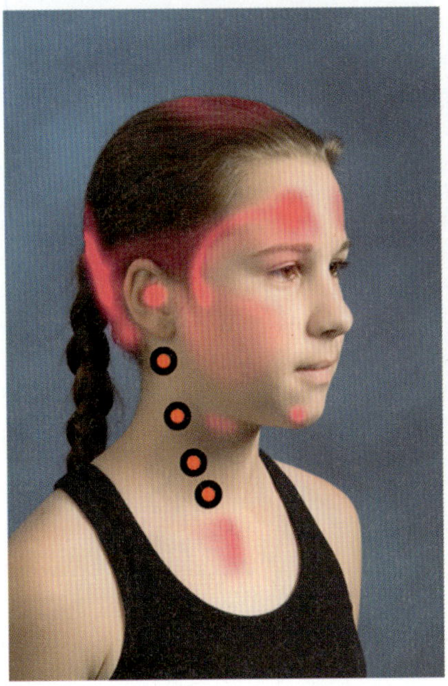

등세모근(승모근,
trapezius)

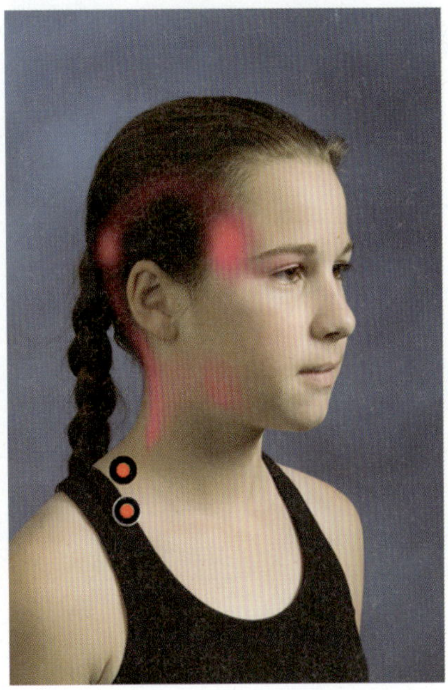

넓은등근(광배근, latissimus dorsi)

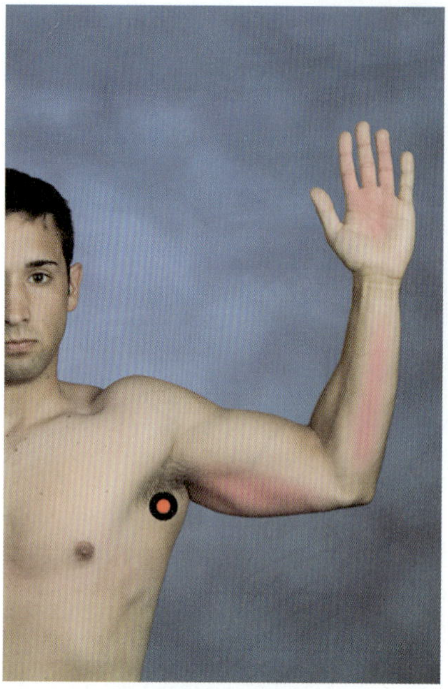

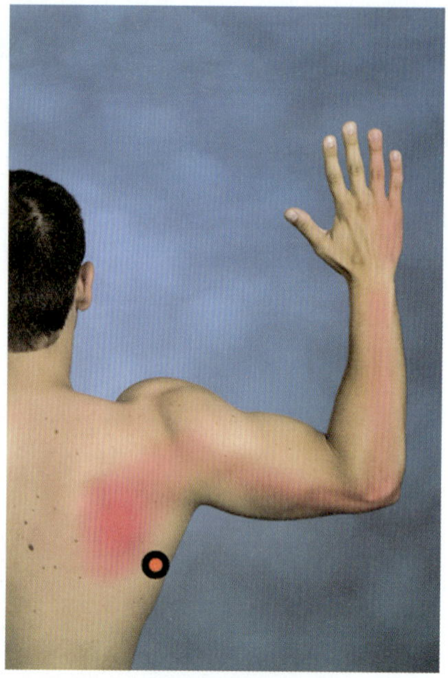

허리네모근(요방형근, quadratus lumborum)

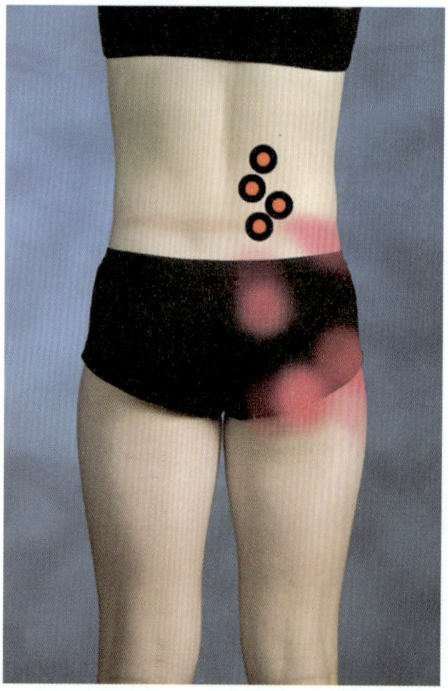

큰볼기근(대둔근, gluteus maximus)

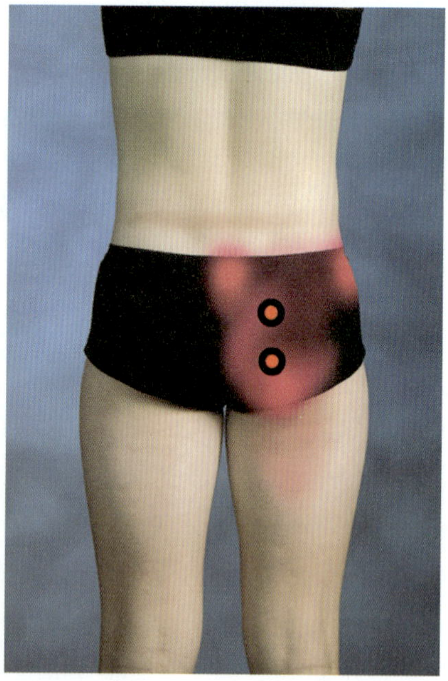

궁둥구멍근(이상근, piriformis)

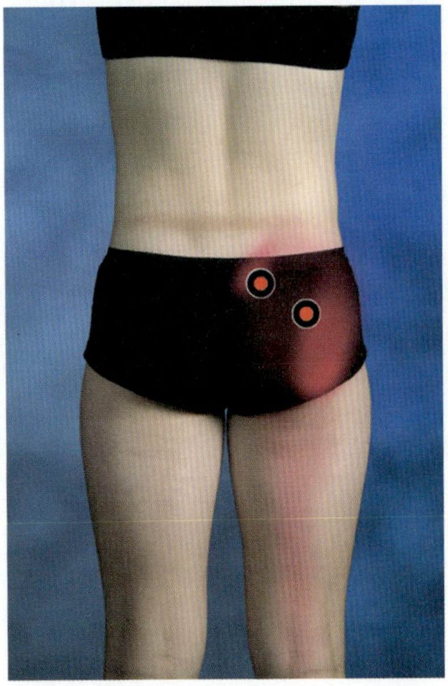

촉지 요령 (Palpation pearls)

해부학적 기준

척추 레벨	신경분포 위치
C1	꼭지돌기(유양돌기, mastoid process)에서 손가락 1개 거리 아래 뒤통수 돌출부에서 두 손가락 아래
C2	아래턱 각 부위 뒤통수 돌출부에서 세 손가락 아래
C3-4	목뿔뼈(설골, hyoid bone) 후방
C7	목뼈 후방에 가장 돌출된 부위
T2	어깨뼈의 상부각
T7	어깨뼈의 하부각
T10	복장뼈 칼돌기(검상돌기, xiphoid process)
T12	12번째 갈비뼈
L3	배꼽 후방
L4	엉덩뼈능선
S2	위뒤엉덩뼈가시(후상장골극, PSIS)
꼬리뼈 끝	궁둥뼈패임(좌골절흔, ischial tuberosities)

- **목 전방의 근육들**(안쪽/앞쪽에서 가쪽/뒤쪽으로 주행) = 목빗근의 복장뼈가지 부위, 복장목뿔근, 목빗근의 빗장뼈 부위, 빗장밑정맥, 앞목갈비근, 빗장밑동맥, 위팔신경얼기, 중간목갈비근, 뒤목갈비근, 어깨올림근
- **목 후방의 근육들**(안쪽에서 가쪽) = 머리곧은근, 반가시근, 머리널판근, 머리가장긴근
- **등뼈와 허리뼈 후방의 근육들**(안쪽에서 가쪽으로) = 가시근, 가장긴근, 엉덩갈비근

하지 길이에 영향을 미치는 병적 상태와 보상 작용 (Pathology & Compensatory strategies that influence limb length)

하지 길이 증가	하지 길이 감소
■ 엉치뼈의 전방 회전	■ 엉치뼈의 후방 회전
■ 엉덩관절 폄	■ 엉덩관절 굽힘, 안쪽돌림
■ 엉덩관절 바깥돌림	■ 하지의 원형회전
■ 발의 뒤침	■ 무릎관절 굽힘
	■ 무릎의 외반/내번(varus/valgus)
	■ 발의 엎침(pronation)

관절운동범위 (ROM)

목 정상 운동 범위

운동	분절 위치	각도
전방/후방굴곡	뒤통수밑 부위 (고개 끄덕이기)	20° – 25°
	목뼈 중간 부위	30° – 35°
측방굴곡	뒤통수밑 부위 (제1, 2 목뼈 사이)	20°
	목뼈 중간 부위	25°
회전	뒤통수밑 부위	35°
	목뼈 중간 부위	45°

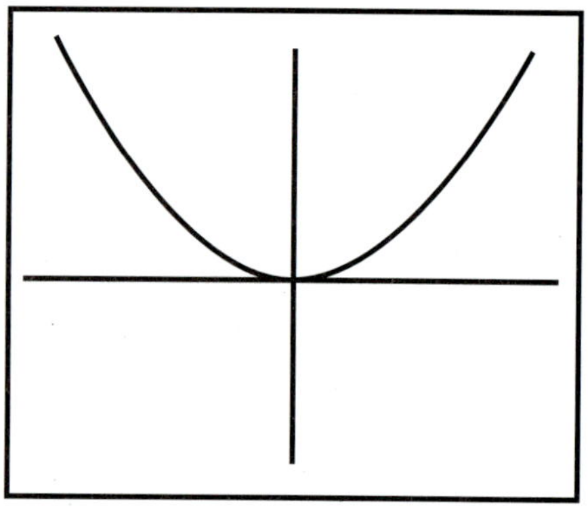

등뼈부 정상 운동 범위

운동	각도
앞굽곡(FB)	20° – 40°
뒤굽곡(BB)	15° – 30°
측방굽곡(SB)	25° – 30°
회전하기(Rot)	5° – 20°

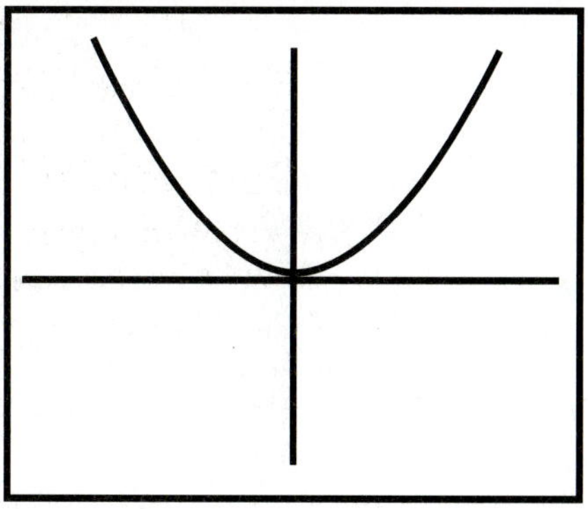

허리뼈부 정상 운동 범위

운동	각도
앞굽곡(FB) = 가장 큼 @ L4–5	40° – 60°
뒤굽곡(BB)	20° – 25°
측방굽곡(SB) = 가장 큼 @ L3–4	15° – 35°
회전하기(Rot) = 가장 큼 @ L4–S1	5° – 20°

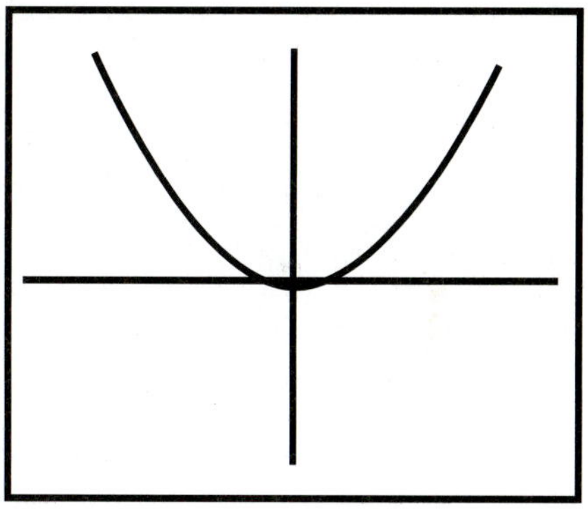

허리뼈 운동 범위 측정 방법:

- **Schober 검사**

  제4허리뼈를 찾고, 5 cm 상부와 10 cm 아래에 표시하고, 환자로 하여금 허리를 구부리게 하며 두점 사이가 멀어지는 것을 측정, 5 cm 이상 증가 시 정상

- **변형 Schober 검사**

  양 PSIS 사이에 점을 만들고, 여기서 5 cm 상방, 10cm 하방에 표시한 후 같은 방법으로 시행

- **경사 계도**

  서 있는 상태로 경사계를 엉치부위에 위치시키고, 다른 1개는 12번 등뼈에 위치시켜 허리를 앞으로 구부리게 한 후 각도의 차를 구한다.

척추의 골역동학 (Osteokinematics of the spine)

밀접한 관계의 관절 운동

기본 개념:

- 엉덩관절의 운동은 골반의 운동과 조화를 이룬다.
- 허리의 운동은 엉치뼈(천추, sacral)와 관계된다.
- 앞으로 구부리는 동작은 시상면에서 전방으로 기울어 진다.
- 뒤로 구부리는 동작은 시상면에서 후방으로 기울어 진다.

관절 운동 (joint motion)	골반골 (innominate)	엉치뼈 (sacrum)
엉덩관절 굽힘 (flexion)	동측 후방 회전	Ø
엉덩관절 폄 (extension)	동측 전방 회전	Ø
엉덩관절 안쪽돌림 (IR)	동측으로 안쪽돌림	Ø
엉덩관절 바깥돌림 (ER)	동측으로 바깥돌림	Ø
허리뼈 전방굴곡 (FB)	전방 회전	전방으로 기울어짐
허리뼈 후방굴곡 (BB)	약간 후방 회전	전방으로 기울어짐
허리뼈 회전(rotation)	동측 후방회전과 반대측 전방 회전	동측으로 기울어짐
허리뼈 측방굴곡 (SB)	동측 전방회전과 반대측 후방회전	동측으로 측방굴곡함

척추 운동의 관절동역학 (Arthrokinematics for spine mobilization)

고리뒤통수관절 (Atlanto-occipital joint)	오목한 면: 상부 C1 관절면 볼록한 면: 뒤통수 부위	*전방굴곡을 원활히 하는 메카니즘:* 뒤통수가 앞으로 돌면서 후방으로 미끄러짐	*후방굴곡을 원활히 하는 메카니즘:* 뒤통수가 후방으로 돌면서 전방으로 미끄러짐
고리중쇠관절 (Atlantoaxial joint)	오목한 면: 하부 C1 관절면 볼록한 면: 상부 C2 관절면	*회전을 원활히 하는 메카니즘:* C1이 C2(축주)에 대해 회전함	*회전을 원활히 하는 메카니즘:* C1이 C2에 대해 후방으로 구부러짐
그 외 목뼈 관절* (Intracervical segments)	관절면이 수평면과 관상면에 대해 45°로 기울어짐	*전방굴곡을 원활히 하는 메카니즘:* 상부 목뼈의 하방 관절면이 하부 목뼈의 상방 관절면을 미끄러져 올라감	*후방굴곡을 원활히 하는 메카니즘:* 상부 목뼈의 하방 관절면이 하부 목뼈의 상방관절면을 미끄러져 내려감
		회전을 원활히 하는 메카니즘: 상부 목뼈의 하방 관절면이 동측의 관절면에 대해 전후방으로 미끄러짐	*측방굴곡을 원활히 하는 메카니즘:* 상부 목뼈의 하방 관절면이 동측의 관절면에 대해 좌우로 미끄러짐
그 외 목뼈관절* (Intracervical segments)	후방관절이 수평면과 시상면 방향으로 45° 위치	*목을 뻗는 동작의 메카니즘:* 아래 목뼈분절이 굴곡할 때 머리목 분절이 펴짐	*목을 움추리는 동작의 메카니즘:* 아래 목뼈분절을 펼 때 머리목 분절이 굽힘함

계속

<table>
<tr><td rowspan="2">등뼈와 허리뼈**
(Thoracic & Lumbar)</td><td>등뼈관절면은 후방
관상면에 위치</td><td rowspan="2">굽힘 동작의
메카니즘:
상부 척추의
하방 관절면이
하방 관절의
상부 관절면을
따라 앞과 왼쪽으로
미끄러짐</td><td rowspan="2">폄 동작의
메카니즘:
상부척추의
하방관절면이
하부 척추의
상방관절을 따라
뒤와 아래로
미끄러짐</td></tr>
<tr><td>허리뼈 후방
관절면은
시상면에 위치함</td></tr>
<tr><td></td><td></td><td>회전의
메카니즘:
반대편 상부 척추의
하방 관절면이
하부 척추의
상방 관절면을
누르게 됨</td><td>측방굴곡의
메카니즘:
상부 척추의
하방 관절면이
반대편으로
미끄러져 올라감</td></tr>
<tr><td colspan="4">* 목뼈에서 오른쪽 측방굴곡과 왼쪽 회전은 동시에 이루어짐.</td></tr>
<tr><td colspan="4">** 허리뼈에서 오른쪽 회전과 왼쪽 측방굴곡은 동시에 이루어짐.</td></tr>
</table>

자세 (Posture)

목뼈부

- ↑목 움추리기 = 목뼈 전방과 하부 목뼈 후방 관절면이 압박되고 어깨올림근이 지지를 해 주게함
- 어깨의 움추림은 위팔어깨관절 또는 봉우리빗장관절의 불안정성으로 유발될 수 있다.

척추앞굽음(척추전만, swayback) (등뼈 후만↑ & 허리뼈 전만↓)

- 어깨뼈의 휴식기 자세와 위팔어깨관절의 운동을 방해함
- 엉덩관절 후방 근육이 구축됨
- 엉덩관절 굽힘근육과 하복부 근육의 약화
- 전반적인 근력 감소
- 무릎 과다폄 = 무릎 후방과 전방에 비정상적 스트레스 증가
- 골반골이 후방으로 기울어짐
- 엉덩관절 전방과 등뼈 후방에 스트레스 증가
- 엉덩관절 후방 인대와 등뼈 전방 인대가 수축됨
- 목과 어깨가 앞으로 빠짐

허리척추앞굽음증(요추전만증, lordosis):

- 엉덩관절 굽힘근과 척추 폄 근육이 수축됨
- 엉덩관절 폄근과 복부 근육의 약화
- 골반의 전방으로 기울어짐
- 허리뼈에 전단력 증가
- 후방 관절면에 압박력 증가
- 전방척추 인대가 늘어남
- 허리뼈 추간공이 좁아짐

편평등(등뼈 후만↓ & 허리뼈 전만↓)

- 머리가 앞으로 빠짐
- 골반의 후방 기울어짐
- 무릎이 구부러짐
- 엉덩관절 폄근이 구축됨
- 엉덩관절 굽힘근육과 척추폄근육이 약해짐
- 엉덩관절 후방과 허리뼈 전방과 등뼈 후방에 압박력 증가

신경근육 관계

운동분절	신경근	운동 - 근육	피부절(피부 분포)	반사
뒤통수-C1	C1	Ø	머리뼈 상부	Ø
C1-2	C2	목 굽힘- 머리곧은근, 목빗근	관자부위, 이마, 뒤통수	Ø
C2-3	C3	목 측방굴곡- 등세모근, 머리널판근	뺨, 목	Ø
C3-4	C4	어깨올림- 어깨올림근, 등세모근	빗장뼈와 어깨뼈 상부	Ø
C4-5	C5	어깨 벌림- 어깨세모근, 가시위근/가시아래근, 이두박근	위팔 전방부- 어깨에서 제1손가락의 기저부까지	이두박근 반사
C5-6	C6	팔꿈치 굽힘/손목 폄- 이두박근, 긴노쪽손목폄근, 짧은노쪽손목폄근, 뒤침근	위팔 전방부에서 아래팔 가쪽, 제 1,2 손가락	위팔노근 반사
C6-7	C7	팔꿈치 폄/손목 굽힘- 삼두박근, 자쪽손목굽힘근, 노쪽손목굽힘근	아래팔 가쪽, 제 2, 3, 4 손가락	삼두박근 반사
C7-T1	C8	엄지손가락 폄/ 자측변위- 긴엄지폄근, 짧은엄지폄근, 자쪽손목굽힘근, 자쪽손목폄근	팔의 안쪽과 아래팔에서 제 4, 5 손가락	삼두박근 반사
T1-2	T1	Ø	아래팔 안쪽에서 제 5손가락 기저부까지	Ø

계속

운동분절	신경근	운동 - 근육	피부절(피부 분포)	반사
T2-3	T2	Ø	가슴근과 어깨뼈 가운데에서 팔과 팔꿈치 안쪽까지	Ø
T3-5	T3-5	Ø	상부 가슴	Ø
T5-7	T5-7	Ø	갈비뼈 변연부	Ø
T8-12	T8-12	Ø	복부 및 허리뼈부위	Ø
T12-L1	L1	엉덩허리근	큰뼈돌기부위 후방과 서혜부	Ø
L1-2	L2	허리근, 엉덩근과 모음근	허벅지 가운데 뒤에서 무릎까지	고환올림근 (거간근) 반사
L2-3	L3	넙다리네갈래근	엉덩이 위와 뒤에서 허벅지 앞과 무릎까지	모음근 반사
L3-4	L4	앞정강근	엉덩이 안쪽에서 허벅지 가쪽과 엄지발가락까지	무릎뼈 반사
L4-5	L5	긴엄지폄근	뒤가쪽 허벅지, 가쪽 다리, 발등, 제1, 2, 3 발가락	뒤정강근과 안쪽 햄스트링
L5-S2	S1-2	볼기근, 햄스트링, 종아리근, 장딴지-가자미근	허벅지 후방과 다리, 발과 발뒤꿈치의 가쪽	아킬레스힘줄
S2-3	S3	Ø	서혜부, 허벅지 안쪽에서 무릎까지	Ø
S3-4	S4	방광과 직장	음부 및 성기 부위	Ø

특수 검사 (Special tests)

Slump 검사 (SLUMP TEST)

목적: 신경조직의 운동성 검사
자세: 처지고 구부리는 자세로 앉음
방법: 고개를 숙인 자세로 점차 무릎을 펴고, 발목을 뒤로 젖힌다.
해석: 양성 검사 = 증상의 재현, 반대편과 비교
통계: 민감도 = 83%, 특이도 = 55%

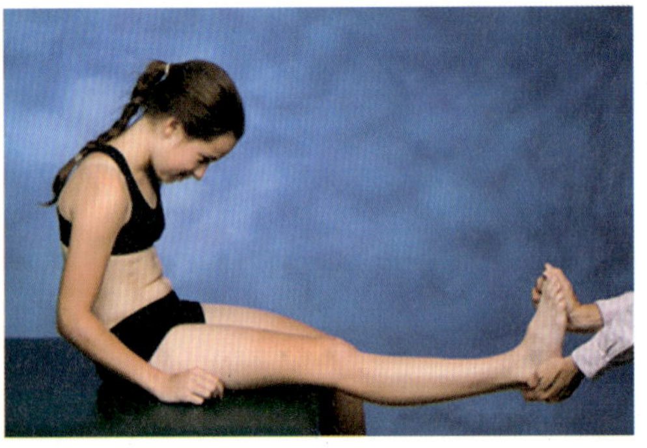

Spurling 검사 / 목뼈 quadrant 징후(CERVICAL QUADRANT SIGN)

목적: 신경근과 추간공 평가
자세: 앉는다.
방법: 환자의 뒤에서서 깍지를 낀 손을 머리에 얹고 목을 펴고 가쪽으로 구부리면서 압박한다.
해석: 양성 검사 = 전이통 또는 증상의 재현; 추간공을 누를 수 있는 다양한 상태를 나타낸다.
통계: 민감도 = 30%-60%, 특이도 = 74%-100%

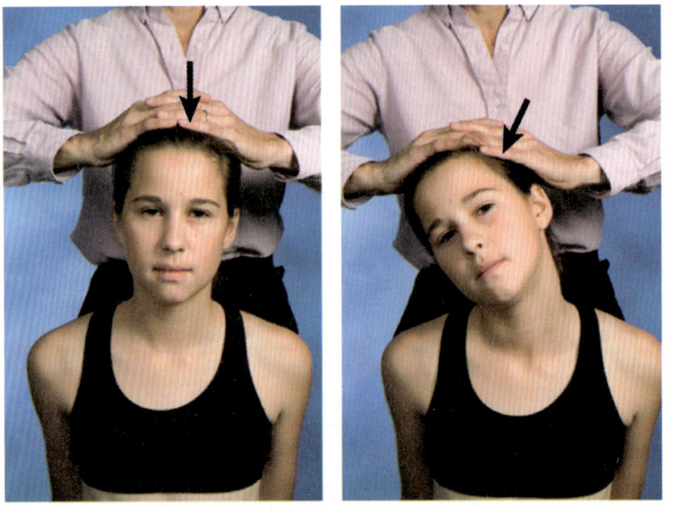

목뼈 추간공 폄 검사(CERVICAL FORAMINAL DISTRACTION TEST)

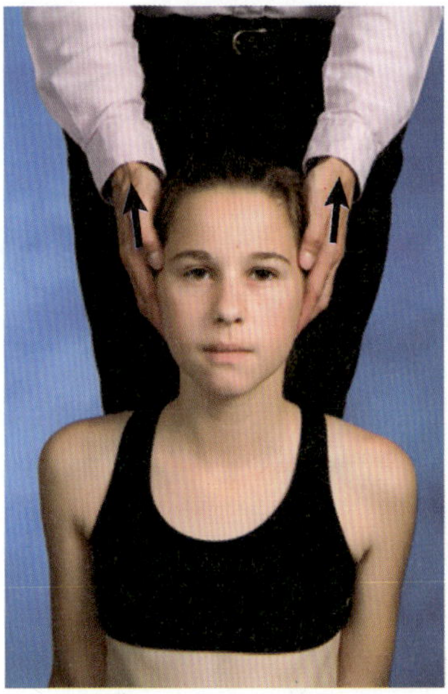

목적: 목뼈의 운동성 추간공의 크기와 신경근 압박에 대한 평가

자세: 바로 눕거나 앉는다.

방법: 시술자가 목뼈를 당겨서 추간공을 넓히고, 후방관절에 압박을 덜어준다.

해석: 양성 검사 = 증상이 감소하는 경우 효과적인 치료방법을 암시한다.
통증 = 척추 인대의 파열, 디스크의 파열이나 염증, 큰 디스크 탈출증 및 근육의 경련

통계: 민감도 = 40%–44%,
특이도 = 90%–100%

척추 동맥 검사 (VERTEBRAL ARTERY TEST)

목적: 속목동맥(내경동맥, internal carotid arteries) 혈류 상태 검사

자세: 반듯이 눕는다.

방법: 환자의 뒤통수 부위에 손을 놓고 당기면서 목뼈를 옆으로 구부리고, 45° 회전시킨 후 30초간 자세를 유지한다; 동공 및 상태를 파악하면서 환자와 대화를 계속하고 반대편에 대해서도 같은 방법으로 계속한다.

해석: 양성 검사 = 척추동맥이 막히면 정상 혈액순환을 방해하고 구역질 및 어지러움, 시야가 흐려지며, 이명, 혼돈, 안구진탕, 한쪽의 동공 크기가 변화함

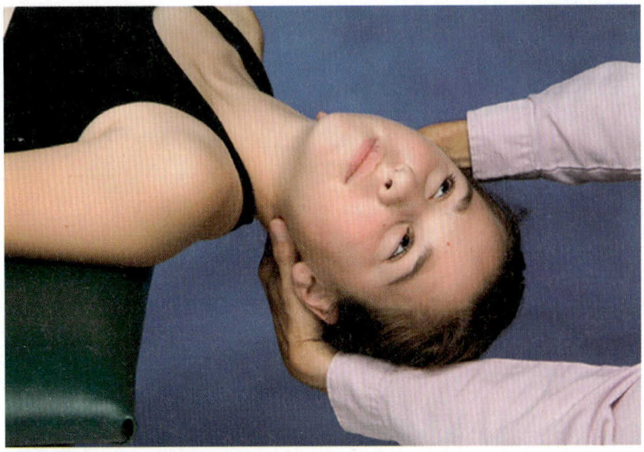

날개 인대 검사 (ALAR LIGAMENT TEST)

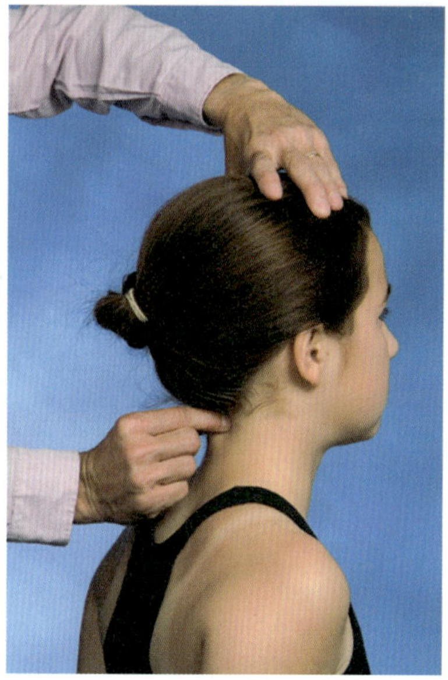

목적: 날개인대(alar ligament) 상태 파악

자세: 바로 눕는다.

방법: 제2목뼈 가시돌기를 만지면서 목을 옆으로 굴곡한다.

해석: 양성 검사 = 정상에서 우측으로 회전하고, 옆으로 굴곡하면 좌측 인대가 늘어남.
양성 검사 = 통증 및 움직임이 느려짐.
(류마티스 관절염 환자에서 가장 흔함.)

가로인대 검사 (TRANSVERSE LIGAMENT TEST)

목적: 십자인대의 가로인대 부분 검사

자세: 시술자의 손에 머리를 걸친다.

방법: 전후방의 활주는 C2의 전방 아치부분에서 일어난다. 검사하려면 C2의 아치를 검사자의 엄지로 후방을 고정하고, 환자의 뒤통수뼈를 검사자의 손으로 감싸서 들어 올린 상태에서 머리를 전방으로 이동시켜 본다. 이 활주는 C2 위에서 머리뼈와 C1이 전방으로 움직이는 것이다. 15-30초간 유지.

해석: 양성 검사 = 어지러움, 안구진탕, 얼굴의 이상 감각과 상지 감각이상
제1-2목뼈 불안정성 시사

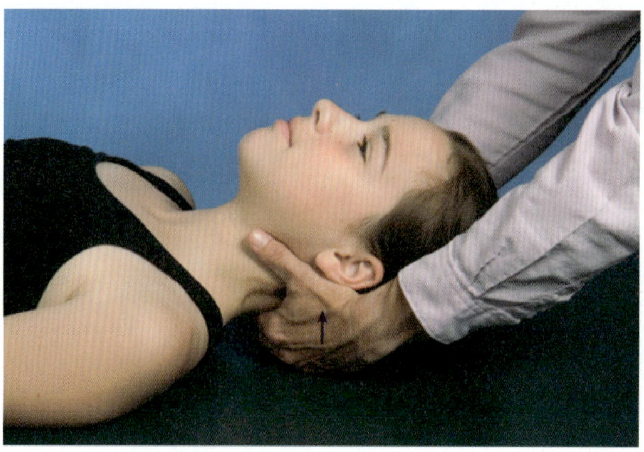

외측 및 전후방 압박 검사 (LATERAL & AP RIB COMPRESSION)

목적: 갈비뼈 골절 검사

자세: 바로 눕는다.

방법: 시술자의 손을 환자의 흉곽에 대고 양옆에서 누른다. 같은 방법으로 앞뒤로 흉곽을 압박한다.

해석: 양성 검사 = 갈비뼈 골절 또는 갈비연골 결합부위 이개로 인한 통증

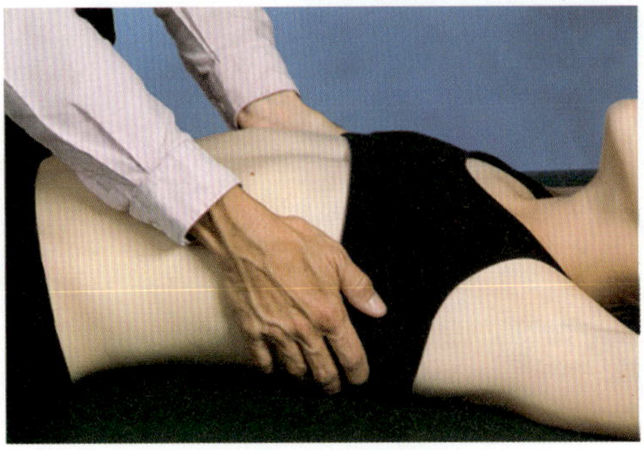

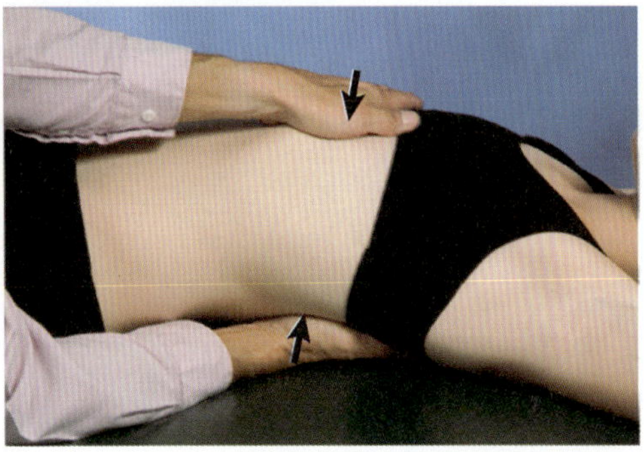

갈비뼈 운동 검사 (RIB MOTION TEST)

목적: 갈비뼈의 운동 평가

자세: 바로 눕는다.

방법: 환자가 숨을 쉴 때 갈비뼈의 전후방 움직임을 촉지한다.

해석: 흡기 동안 1-6 갈비뼈는 앞뒤로 확장되면서 올라가고, 7-10 갈비뼈는 외측으로 확장되면서 올라간다. (양동이를 잡고 올리는 모양)
8-12 갈비뼈는 캘리퍼 작용처럼 외측으로 확장되면서 올라간다; 양성검사 = 호기 시 제안된 갈비뼈의 움직임은 갈비뼈를 올라가게 하고, 흡기 시 제안된 갈비뼈의 움직임은 갈비뼈를 내려가게 한다.

Beevor 징후 (BEEVOR' S SIGN)

목적: 복부근육의 상태 평가

자세: 무릎을 구부리고 발바닥을 바닥에 대고 눕는다.

방법: 배꼽의 움직임을 관찰하며 머리와 어깨를 바닥에서 뗀다.

해석: 배꼽은 일직선 상에 위치한다. 양성검사는 움직임의 방향에서 따른다.
먼쪽으로 이동 = 상복부근육 약화, 몸쪽으로 이동 = 하복부근육 약화, 우상부로 이동 = (좌측) 하부 복부근육 약화, (좌측) 하부로 이동 = (우측) 상부 복부근육 약화.

허리네모근 검사 (QUADRATUS TEST)

목적: 허리네모근 근력 검사

자세: 팔꿈치를 대고 한쪽으로 눕는다.

방법: 동측의 힙을 들어 올려 등과 다리의 정렬을 바르게 한다.

해석: 양성 검사 = 엉덩관절을 들어올리기 힘들 때 허리네모근 약화 진단

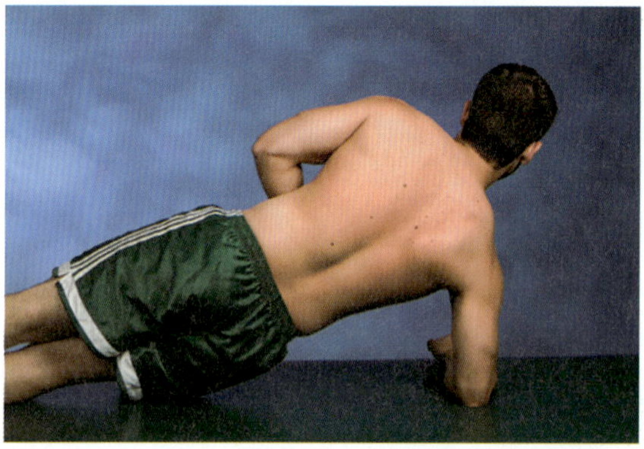

기립 / 좌식 전방 구부림 검사 (STANDING / SITTING FORWARD FLEXION TEST)

목적: 엉덩뼈(장골, ilium)과 엉치뼈(천골, sacrum)의 움직임 평가

자세: 서거나 앉는다.

방법: 환자가 손을 뻗고 허리를 구부려 바닥으로 향할 때 위뒤엉덩뼈가시를 촉지한다.

해석: 분절운동이 허리뼈에서 시작해서 엉치뼈와 골반골 순으로 이루어진다.
양성검사 = 양측의 운동에 비대칭적 운동이 있는 경우

통계: 민감도 = 17%, 특이도 = 79%

Gillet 행진 검사 (GILLET'S MARCH TEST)

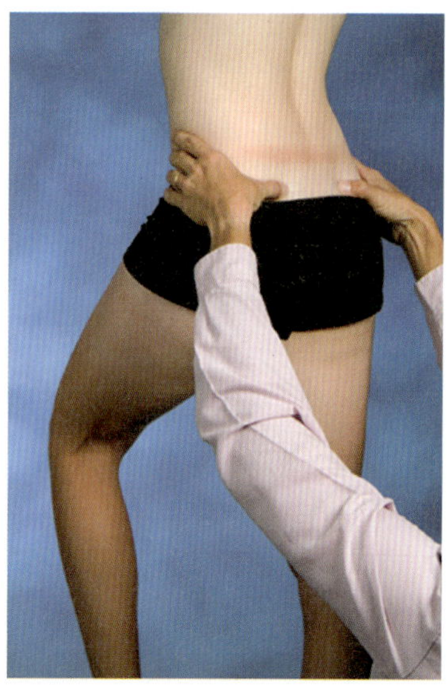

목적: 골반골의 운동성 평가

자세: 선다.

방법: 한 손가락으로 위뒤엉덩뼈가시(PSIS)를 만지고, 다른 손가락으로 내측 엉치뼈능선을 촉지하며, 환자로 하여금 엉덩관절을 90°~120° 구부리도록 한다.

해석: 정상 = 허리뼈를 좌측 굽힘과 함께 우측 회전을 시키면서 오른쪽 골반은 후방으로 회전하면서 엉치뼈는 왼쪽으로 회전; 양성검사= 비대칭적인 위뒤엉덩뼈가시의 움직임, 염발음 또는 통증 재발생

통계: 민감도 = 8%-43%, 특이도 = 68%-93%

누웠다가 앉기 검사 (SUPINE TO SIT TEST)

목적: 엉덩뼈의 위치 검사

자세: 양다리를 뻗고 눕는다.

방법: 윗몸일으키기를 할 때 안쪽 복사뼈를 촉지한다.

해석: 양성 검사 = 다리가 길어질 때 = 엉덩뼈의 후방회전, 다리가 짧아질 때 = 엉덩뼈의 전방회전

통계: 민감도 = 44%, 특이도 = 64%

척추 사분 검사 (LUMBAR QUADRANT TEST)

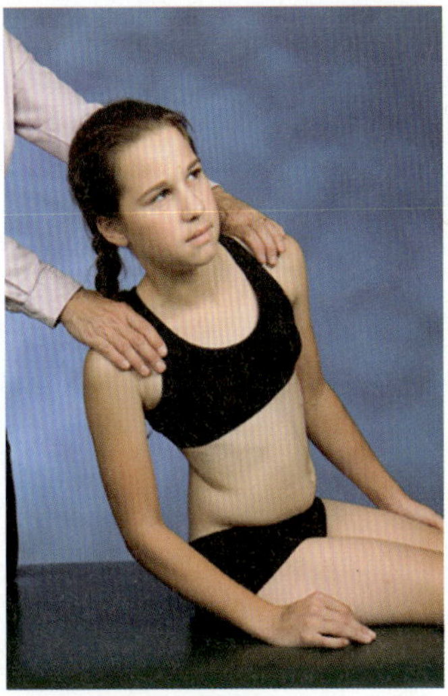

목적: 신경근과 추간공 평가

자세: 서거나 앉는다.

방법: 허리를 펴며, 옆으로 구부리며, 회전하고, 어깨에서 압박을 가한다.

해석: 양성 검사 = 신경근이 압박되어 다리가 저리는 증상이 나타남

엎드린 무릎 구부리기 검사 (PRONE KNEE BENDING)

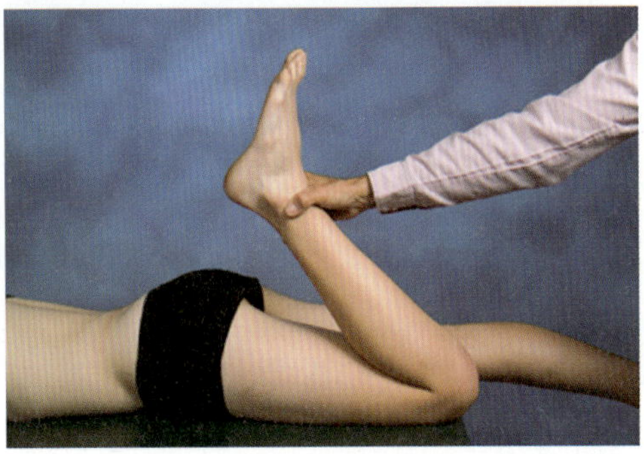

목적: 신경의 운동성 검사

자세: 기본 검사 자세= 엎드려 누운 자세로 무릎을 구부린다.

방법: 특이 신경을 자극하기 위해 다음 과정을 추가한다.

해석: 양성 검사 = 증상의 재현

신경이상을 보기 위한 방법	자극되는 신경
무릎 구부리기	넙다리신경(femoral nerve; L2-4)
무릎을 구부리고 엉덩관절을 모음시킨다.	가쪽 넙다리피부신경
엉덩관절 벌림, 바깥돌림, 무릎 폄, & 발목 등쪽굽힘 및 외반	복제신경(saphenous nerve)

하지직거상 검사 (SLR TEST)

목적: 신경의 운동성 검사

자세: 기본적 하지직거상 검사 자세 = 엉덩관절을 구부리고, 모음, 안쪽돌림하며 무릎을 편다.

방법: 특이 신경을 자극하기 위해 다음의 방법을 추가한다.

신경이상을 보기 위한 방법	자극되는 신경
발목을 뒤로 젖힘	궁둥신경(sciatic nerve)
발목을 젖히고 밖으로 외번하면서 발가락을 편다	정강신경(tibial nerve)
발목을 뒤로 젖히며 내번	장딴지신경(sural nerve)
발목을 구부리고 내번	온종아리신경(common peroneal nerver)

해석: 양성 검사 = 증상의 재현

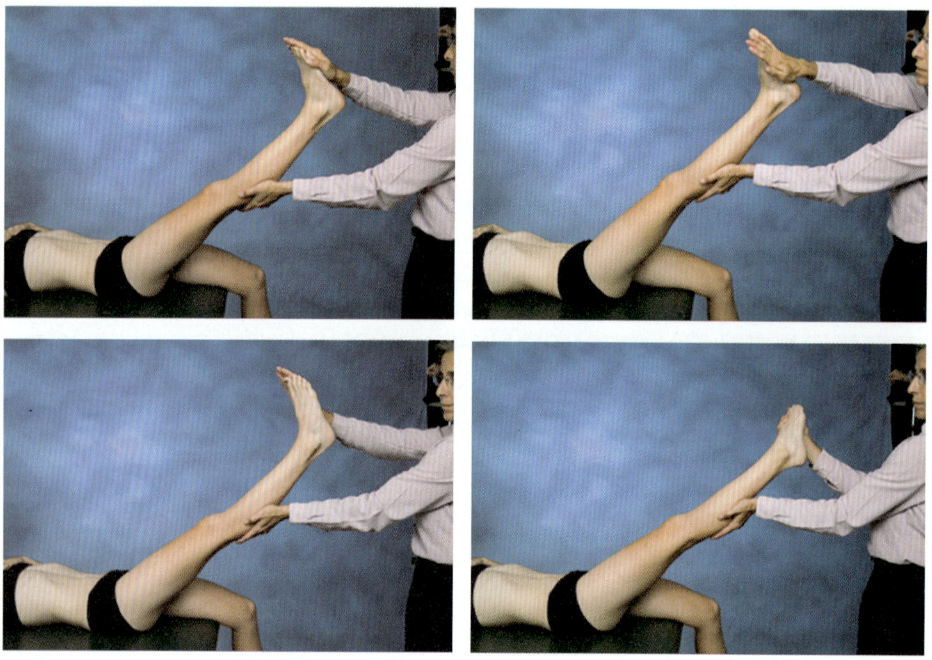

통계: 민감도 = 76%~96%, 특이도 = 10%~45%

구부리기 검사 (STOOP TEST)

목적: 신경성 파행과 혈관성 파행을 구분함.

자세: 선다.

방법: 증상이 나타날 때까지 걷고 난 후 증상이 나타나면 앞으로 구부리고 앉는다.

해석: 양성 검사 = 앞으로 구부리는 자세로 빠르게 증상이 완화되면 신경학적 파행임.

엉치엉덩관절(천장관절, SI) 후방 압박 검사 (전방 간격) (SI POSTERIOR COMPRESSION TEST) (Anterior gapping)

목적: 엉치엉덩관절 문제 파악

자세: 바로 누워 환자의 위앞엉덩뼈가시 위에 손을 교차시켜 놓는다.

방법: 위앞엉덩뼈가시에 손으로 외측에 압박을 가한다.

해석: 양성 검사 = 엉치엉덩관절의 통증 재현

통계: 민감도 = 7%~69%, 특이도 = 69%~100%

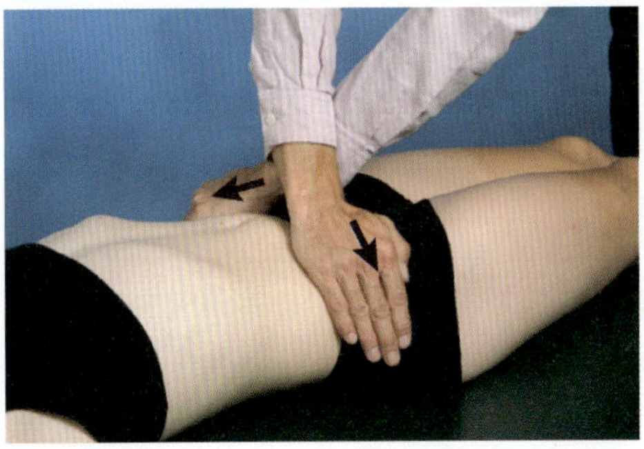

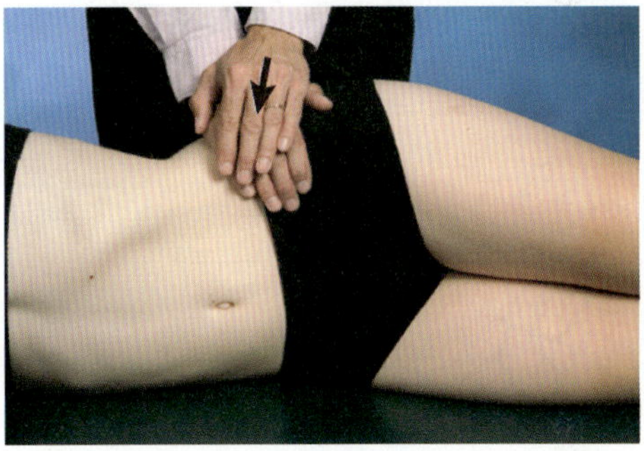

엉치엉덩관절 후방 간격 검사(엉덩뼈능선 압박 검사) (SI POSTERIOR GAPPING TEST) (Compression of iliac crests)

목적: 엉치엉덩관절 문제 파악

자세: 옆으로 눕는다.

방법: 앞쪽에서 하방으로 힘을 가하면서 엉치엉덩관절의 후방에 공간(gap)이 생기도록 한다.

해석: 양성 검사 = 엉치엉덩관절 통증 재현

통계: 민감도 = 4%~60%, 특이도 = 81%~100%

Hoover 검사 (HOOVER TEST)

목적: 꾀병에 대한 검사

자세: 바로 눕는다.

방법: 양손으로 환자의 뒤꿈치를 받치고 환자로 하여금 한쪽 다리를 들도록 시킨다.

해석: 양성 검사 = 한쪽 다리를 일부러 들지 않는 경우, 반대편 다리에 아래쪽으로 힘을 가하지 않는다.

엉치엉덩관절 종합적인 검사	민감도	특이도
• 선 자세에서 앞으로 구부리기, PSIS 촉지, 누웠다가 앉기 검사, 엎드린 자세로 무릎 구부리기 검사	82	88
• 견인, 대퇴 교정, 겐슬렌(Gaenslen) 압박 검사, 엉치뼈 압박(sacral thrust) 검사	91	78
• 대퇴 교정, 견인, 엉치뼈 압박 검사	88	78

Waddell의 비기질적 징후

징후(sign)	설명(description)
압통(tenderness) – 표면적 또는 비해부적	압통이 해부학적 구조와 연관이 없다. 모든 범위에 가벼운 꼬집기로는 통증 유발하거나 넓은 여러 피부 분절에 걸쳐 통증이 분산되기도 함
가상검사(simulation test) – 회전을 주며 축성 압박력 가함	이러한 검사는 환자가 진단 검사를 받고 있다고 느끼게 해줌. 약간의 압박을 주면서 어깨와 골반을 돌렸을 때, 허리 통증을 느끼면 상황이 비기질적임을 암시함
견인검사(distraction test) – 하지직거상	SLR 임상검사의 양성반응은 다른 자세에서 검사를하여 확인한다. 앉은 자세에서 발바닥굽힘 반사 검사에서 반응이 나타나면 검사자는 누운 자세로 SLR 검사 시 보다 조금 더 다리를 들어 올려 본다.
구역분포(regional disturbances) – 근육약화와 감각	체내에서 구역을 따라 퍼져나가는 기능부전이 있을 때(감각 또는 운동) 해부학적인 관계로 설명하기 힘들다. 주요 근육 그룹을 근력검사하는 동안 차례로 약화되어 있거나, 환자가 호기하거나 아니면 체질분포와는 다른 감각소실이 있을 경우(스타킹 효과)
과민반응(overreaction)	말이나 얼굴 표정 근육의 떨림, 땀이 남, 주저 앉는 등 과도하게 반응함

Note: 3개 항목 이상 양성 시 비기질적 병변(또는 정신과적 문제)

감별진단 (Differential diagnosis)

병리/발생기전	징후/증상
사경(목이 기울어짐)- 선천성 사경과 반척추, 목뼈 인두 등의 원인, 소아류마티스관절염, 외상	■ 6~8주 시기에 증상 발생 ■ 반대쪽으로 회전하며, 동측으로 목이 구부러짐 ■ 어른 손톱 크기의 딱딱하고 아프지 않은 종괴 ■ X-ray 상에 이상 없음 ■ 시야나 반사에 이상이 있을 수 있음
목뼈 염좌 - 외상 또는 지속적인 잘못된 자세	■ 국소 통증; 압통(TTP); 방어적 근육 경련 ■ 목뼈, 어깨, 어깨뼈 부위에 통증유발점(MTrP) ■ 목뼈, 운동 범위(ROM) 감소, 운동 시 뻣뻣해짐 ■ 두통과 머리가 앞으로 구부러지는 자세 변화, 척주후만증 ■ 날개인대와 가로인대(transverse ligament) 병변 검사 필요 ■ 척추 동맥 이상 확인 ■ 정상 심부힘줄 반사와 x-ray 정상
목뼈 좌상 - 갑자기 다치거나 점차 조금씩 다쳐서 발생, 자세가 좋지 않고, 체중과다, 전신 상태가 좋지 않은 경우 발생	■ 수축 또는 이완 시 통증 ■ 오래 앉거나, 걷기, 서 있을 때 통증 ■ 압통과 방어적 근육경련 ■ 다친 후 수시간 후 나타남; 두통 ■ 반대편으로 구부리거나 회전이 방해됨 (AROM <PROM) ■ 척추 동맥 이상 확인 ■ 정상 심부힘줄 반사 ■ 특이 검사나 x-ray상 정상

계속

병리/발생기전	징후/증상
목뼈 협착증 - 30~60대 흔함; 남자>여자; 선천적 또는 후천적일 수 있고, 서서히 시작됨	■ 동측 또는 양측 증상이 여러 피부 분절에 걸쳐 나타남 ■ 목뼈 폄 시 통증이 증가함, 목뼈 굴곡 시 통증 감소 ■ 휴식으로 통증 감소 ■ 손의 공간 감각, 질감 소실, 균형감각 소실 및 불안정한 걸음걸이 ■ 사분검사 ■ 협착 부위에서 하운동 신경 압박 징후와 협착 부위 이상에서 상운동신경 압박 징후 ■ 방사선 검사상 척추염 및 뼈곁돌기 형성; x-ray 상에 뒤세로인대와 황색인대의 석회화
목뼈 척추증 - 나이가 들면서 증가하나 반복된 외상, 자세 변화, 이전의 추간판 손상 등과 관계, 제5-7 목뼈에 호발, 목뼈 디스크 병변(제5-6 목뼈에 흔함)	■ 운동 시 통증과 휴식 시 뻣뻣함 ■ 운동 범위 감소하고 뚝뚝소리가 남 ■ 압박 또는 폄 검사 양성 ■ x-ray상 디스크 감소. 상부 운동 신경 압박 증상 - 정중 신경 압박 및 반대편으로 목뼈 굴곡
목뼈 디스크 병변(제5-6목뼈에 흔함) - 불량한 자세나 근육 불균형에 의한 반복적인 스트레스에 의해 유발 (30~50세에 흔함)	■ 상부신경원병변 - 반대측 목뼈 굴곡 및 정중신경 압박, 목뼈 회전 <60°, 목뼈 전방굴곡 <50° ■ 양성 검사: 압박, 폄, 어깨 누름 Spurling 검사상 양성 ■ 관련 피부 분절 부위 감각 변화 ■ X-ray 변화는 의미 없음 ■ CT, MRI 등으로 추간판의 변화를 감별
목뼈 후관절 증후군 - 한 번 또는 여러 번의 외상, 디스크 내부 퇴행, 노화, 자세 불균형 등에 의해 발생	■ 과다폄 및 회전 시 발생 ■ 근육 경련 및 뻣뻣함 ■ 부적절한 운동, 근육의 약해짐은 없다. ■ 심부힘줄 반사는 변화가 없으나 이상감각 존재 ■ 상부 운동 신경 압박 증세(+) ■ X-ray 정상

계속

병리/발생기전	징후/증상
위팔신경얼기 병변 - 목뼈의 폄 또는 압박에 의해 증상 유발, 어깨의 강한 내림	■ 상지에 날카롭고 타는 듯한 통증 ■ 상지에 저리는 느낌 또는 바늘로 찌르는 느낌 ■ 일시적인 근력 약화와 심부힘줄반사(DTR) 감소 ■ 유발 검사 = 동측을 옆으로 기울이면서 압박력을 가함 ■ 상부운동 신경압박 징후 ■ 척수조영술로 확진
갈비뼈 골절 - 직접적 타격 또는 약한 환자에세 기침으로 유발 가능	■ 양성 검사: 전후방(AP), 측방 갈비뼈 압박 검사 ■ 압통 및 호흡 시 통증 ■ 다친 후 바로 찍은 X-ray는 정상일 수 있다.
늑연골염 - 외상, 염증, 관절염 또는 수술	■ 전방 흉곽에 국소 통증 ■ 압통 및 기침 시에 통증
압박 골절 - T11-L2 사이에서 가장 흔하며 골다공증 및 외상과 연관됨	■ 급성 통증과 주위 근육 경련 ■ 제한적인 폄 및 회전 ■ X-ray상 골절 확인
척추증 / 관절증 - C5-6, C6-7, L4-5를 주로 침범하는 퇴행성 변화, 60세 이후 초반	■ 시작이 점진적임; 같은 자세 계속 시에 한쪽 통증 ■ 폄 시 통증 증가되고, 굴곡 시 감소되나 보통 방사통은 없다. ■ x-ray로 확진; 뼈곁돌기, 관절 간격 감소, 추간공 간격 감소
척추 분리증 - 관절 간부의 외상성 골절 또는 반복되는 외력에 의한 스트레스 골절 (점프 스키, 체조 운동 등)	■ 폄 시 통증 ■ 간헐적인 신경학적 징후 및 증세 ■ 사면 x-ray 사진으로 관절 간부의 골절 확인(Scottie dog 징후)

계속

병리/발생기전	징후/증상
척추 전방 전위증 - 척추 외상등으로 인한 척추의 미끄러짐 척추 후방 전위증 = 흔하지 않으나 구부릴 때 증상 유발	■ 제5허리뼈 신경 압박 ⇒ 궁둥신경통 (sciatica) ■ 침대에서 일어나기 힘듬 ■ 상체 폄 시 통증 증가 ■ 신경근육 조절 기능의 약화 - "Hitching sign" = 먼저 허리뼈가 펴지면서 전만이 되고, 나면 엉덩관절이 펴지는 전방굴곡, 후방굴곡에서 2단계의 과정이 보행 시 나타난다. ■ 체중부하 시 변형된 단계를 촉진 확인할 수 있고, 비체중부하 시에는 사라진다. ■ 양성검사 : PIVM, 압박검사 ■ 전후방 측방 x-ray로 확진
허리뼈 추간판 질환 - 적절치 못한 육체 기능과 과도한 힘이 허리뼈 후외방에 가해져서 발생. 30~50세 사이에 가장 흔하다. Note: 173쪽에 허리디스크 자세와 통증 참조.	■ *후외방 추간판 탈출증:* ▪ 허리의 통증으로 시작해서 다리의 통증으로 이어짐 ▪ 디스크 압력 증가로 허리의 굴곡 감소 ▪ 경막 징후 양성; 허리뼈 전만 감소 ▪ 하지직거상 검사(SLR) 양성; 허리뼈 전만 감소 ▪ 선 자세에서 한쪽으로 기울어짐 ■ *외측 추간판 탈출증:* ▪ 허리통증 없음: 하지의 통증 ▪ 걷거나 서 있을 때 통증 증가하고 앉는다. ▪ 하지직거상 감소 시 통증 없음 ■ 기존의 x-ray는 별 의미가 없고, MRI, CT, 척수조영술로 진담 함. 추간판조영사진은 진단으로 사용된다.
허리뼈 염좌 - 전방으로 구부리고, 옆으로 측방굴곡하여 회전하며 발생함. 30세 이하에서 흔함.	■ 한쪽에 치우친 허리통증 ■ 반대쪽으로 측방굴곡하며 동측으로 회전 시 통증 ■ 서혜부와 대퇴부에 전이통 발생

계속

병리/발생기전	징후/증상
허리뼈 후방관절 증후군 - 독립된 외상이나 반복적인 외상, 척추 추간판 퇴행성 변화, 노화, 잘못된 자세 등에 의해 발생	■ 통증이 서혜부나 대퇴부로 전이 됨 ■ 근육의 경련 ■ 압박에 의한 통증; 조조 강직 ■ 굽힘 시 통증 감소 ■ 폄 및 동측으로 옆으로 구부릴 때 통증, 똑바로 서기 힘들다. ■ X-ray 상에서 뼈곁돌기 관찰됨 (spondylosis)
허리뼈 협착증 - 점차적이고 회복 불가능하며 점진적인 척추강의 협착, 요통이 수년간 지속된 경력; 50세 이상의 남자에 호발	■ 서거나 걸을 때 허리엉치 부위에 무지근한 통증 ■ 앞으로 숙이거나 경사를 올라가고 무릎에 베개로 받히거나 앉아서 구부릴 때 통증 감소 ■ 앞쪽 볼기(buttocks)나 몸쪽 대퇴부에 통증 ■ 밤에 통증이 오고 쥐가 난다. ■ 서서 허리를 펼 때 하지의 감각이상 ■ 음성 검사: 하지직거상(SLR) 검사와 넙다리신경 검사 ■ 자세의 변화: 허리 전만(lumbar lordosis) 감소되고, 다리는 굴곡됨 ■ 혈액 순환은 변화 없다. ■ 좁아진 부위 레벨에서는 하부운동신경(LMN) 압박징후가 보이고, 그 아래 레벨에서는 상부운동신경(UML) 압박 징후가 보임 ■ X-ray 에서 뼈곁돌기(골극, osteophytes)이 관찰되고, 후방 세로인대(PLL)의 석회화와 황색인대(ligamentum flavum)의 석회화 CT에서 골극이 자라서 좁아진 모습을 보이고, MRI로 확진할 수 있다.

계속

병리/발생기전	징후/증상
대전자부 점액낭염 - 반대편 중간볼기근 약화나 활동량 증가, 직접적 외상 등에 의해 발생	■ 엉덩이나 대퇴부 외측에 통증 ■ 밤이나 활동 시 통증 ■ 큰뼈돌기 부위로 압통 ■ 운동 시 뚝뚝소리가 나거나, 저항을 주며 벌림 시 통증 ■ C 관련된 다리 부동 검사 ■ X-ray 정상
궁둥구멍근 증후군 - 반복적인 압박 또는 운동량 증가에 의해 발생; ♀ > ♂	■ 궁둥구멍근 주위로 압통 ■ 동측의 요통, 엉덩이나 하지로 전이될 수 있다. ■ 대퇴부의 벌림 및 바깥돌림 시 통증과 근력 약화 ■ 엉덩관절 굽힘과 모음, 안쪽돌림 시 통증 ■ X-ray 상 정상: 추간판 탈출과 감별 필요
좌둔점액낭염 - 운동량 변화 또는 증가에 의해 발생	■ 엉덩이나 대퇴부 후방으로 앉을 때 통증 ■ 궁둥뼈 돌출부위로 압통 ■ 양성 검사: 하지직거상 검사 및 Patrick 검사 ■ X-ray 상 정상
강직성 척추염 - 앞세로인대와 디스크 등에 골화 반응, 15~40세 남자에서 흔함	■ 자세 변화: 　■ 목뼈 과다폄 　■ 등뼈 후반 　■ 허리뼈 전만 감소 　■ 엉덩관절과 무릎관절의 구축 ■ 야간통 및 갈비뼈 확장 감소 ■ 적혈구 침강 속도 증가 ■ 5개의 스크리닝 질문: 　■ 조조 강직 > 30분 이상 　■ 운동에 의해 호전 　■ 40세 이전에 요통 시작 　■ 천천히 시작 　■ 3개월 이상의 증상 4개 이상 시 강직성 척추염 가능성 높음

계속

병리/발생기전	징후/증상
골다공증 – 부족한 뼈 형성 및 과도한 뼈 흡수로 발생; 노화, 적은 체지방, 낮은 칼슘 섭취, 높은 카페인 섭취, 침상 안정, 알콜중독, 스테로이드 사용	■ 등이 굽고 튀어 나옴 ■ 키가 줄어듬 (골절당 2~4 cm) ■ 급성 국소 통증 (아래 등부위 및 위쪽 허리부위) ■ 전방 갈비뼈를 따라 통증 방사됨 ■ 피부가 약해짐 ■ X-ray 상 정상일 수 있으나 골절 확인 가능 ■ 뼈 주사 검사로 확진

혈관성 대 신경인성 파행(보행 시 통증)

혈관성 징후와 증상 (vascular signs & symptoms)		신경인성 징후와 증상 (neurogenical signs & symptoms)
40세 이상 주로 호발	**호발인구**	
양측 – 엉덩관절, 대퇴부, 엉덩이에서 종아리로 방사	**통증 부위**	일측 또는 양측 허리 및 엉덩이
쥐어짜는 듯이 아프고 경련이 일어남	**통증 양상**	감각이 무뎌지고 저리고, 타는 듯함, 근력 약화
척추 위치에 상관없는 통증	**자세 반응**	척추 굴곡 시 감소하고 폄 시 증가
걷거나 경사로를 오를 때 통증 수분간 쉴 때 통증 완화	**신체 활동에 대한 반응**	걸을 때 통증 증가하고, 쪼그리고 앉을 때 감소
하지 박동 약화; 피부색 변화	**혈액순환 및 피부**	정상 박동 및 피부
감각 변화 없음	**감각**	타는 듯한 감각 및 감각이 무뎌짐

허리디스크(lumbar disk)에서 자세와 통증

자세(posturing)	통증(pain)	
	신경근(nerve root) 안쪽으로 추간판 탈출	신경근(nerve root) 가쪽으로 추간판 탈출
동측으로 기울임 (안쪽 통증 양상)	통증 감소	통증 증가
반대측으로 기울임 (가쪽 통증 양상)	통증 증가	통증 감소

허리디스크 탈출증(lumbar disk herniation)의 예후

양호한 결과를 : 보이는 요소		예후가 좋지 않은 결과를 보이는 요소:
■ 교차 하지직거상 검사 음성 ■ 척추 폄 시 다리 통증 (−) ■ 큰 탈출 또는 격리된 추간판 ■ 스테로이드에 반응 (+) ■ 척추협착 (−) ■ 신경 증상이 처음 12주 내 회복 됨	임상적 (clinical)	■ 교차 하지직거상 검사 양성 ■ 척추 폄 시 다리 통증 (+) ■ 많이 나오지 않은 디스크 ■ 스테로이드에 반응 (−) ■ 척추 협칙 (+) ■ 증가하는 신경학적 이상 ■ 마미 증후군
■ 정신사회적 연관 적음 ■ 자가영업자 ■ 동기가 부여된 사람 ■ 12년 이상의 교육 ■ 육체적으로 잘 발달된 사람 ■ Waddell 징후 없음	정신사회적 (psychosocial)	■ 과도한 정신사회적 이해관계 ■ 피고용자 (산업재해) ■ 동기가 없는 사람 ■ 12년 이하의 교육 ■ 글씨를 못 읽는 사람 ■ Waddell 징후 3개 이상

엉치엉덩뼈(천장골) 이상의 감별진단						
진단	엉치뼈 하부	하부 외측각	허리뼈	좌식 굴곡 검사	앉아서 구부정하게 구부리기	엉치뼈 탄력 검사
우측 엉치뼈 굽힘	우측 심부	우측 얕음 우측 하방	우측 볼록	우측 (+)	구부릴 때 우측 기저부 깊어짐	MTA에 대해 우측의 ILA 감소
좌측 엉치뼈 굽힘	좌측 심부	좌측 천부 좌측 하부	좌측 볼록	좌측 (+)	구부릴 때 좌측 기저부 깊어짐	MTA에 대해 좌측의 ILA 증가
양측 엉치뼈 굽힘	양측 심부	양측 심부	전만 감소			
우측 엉치뼈 폄	우측 천부	우측 심부 우측 상부	좌측 볼록	우측(+)	펼 때 우측 기저부 얕아짐	MTA에 대해 우측 엉치뼈 하부 감소
좌측 엉치뼈 폄	좌측 천부	좌측 심부 좌측 상부	우측 볼록	좌측 (+)	펼 때 좌측 기저부 얕아짐	MTA에 대해 좌측 엉치뼈 하부 감소
양측 엉치뼈 폄	양측 천부	양측 심부	전만 증가			
좌측/좌측 엉치뼈 전방비틀림	우측 심부	좌측 얕고 우측 하방	우측 볼록	우측(+)	구부릴 때 우측 기저부 깊어짐	LOA에 대해 좌측 ILA 감소
우측/우측 엉치뼈 전방비틀림	좌측 심부	우측 얕고 좌측 하방	좌측 볼록	좌측 (+)	구부릴 때 좌측 기저부 깊어짐	ROA에 대해 우측 ILA 감소
좌측/우측 엉치뼈 후방비틀림	좌측 천부	우측 깊고 우측 하방	우측 볼록	좌측 (+)	펼 때 좌측 기저부 얕아짐	ROA에 대해 좌측 엉치뼈 기저부 하강
우측/좌측 엉치뼈 후방비틀림	우측 천부	좌측 깊고 좌측 하방	좌측 볼록	우측 (+)	펼 때 우측 기저부 얕아짐	LOA에 대해 우측 엉치뼈 기저부 하강

ILA = 하부외측각
LOA = 좌경사축
ROA = 우경사축
MTA = 우경사축

엉치엉덩뼈(천장골) 이상의 감별진단 – *계속*							
진단	원인	직립 굴곡 검사 (SFT)	위앞 엉덩뼈 가시 (ASIS)	위뒤 엉덩뼈 가시 (PSIS)	엉치뼈 고랑	연부조직 압통	다리 길이
우측 전방 골반골	큰볼기근과 중간볼기근 약화, 배근육 약화, 골프 등	우측 (+)	우측 하강	우측 상승	우측 얕아짐	좌측 넙다리근막 긴장근(TFL)	앉을 때 우측 다리 짧아짐
우측 후방 골반골	지속적인 우측 상지 체중 부하, 우측 궁둥뼈로 주저 앉음. 우측 볼기근 약화, 짧은 우측 다리	우측 (+)	우측 전상방 상승	우측 후하방 하강	좌측 깊어짐	우측 궁둥구멍근과 넙다리근막 긴장근(TFL)	앉을 때 우측 다리 짧아짐
우측 골반골 모아짐	근육 불균형 중간볼기근 약화	우측 (+)	우측 내측 변위	우측 외측 변위	우측 넓어짐	우측 궁둥구멍근	
우측 골반골 펼쳐짐	근육 불균형	우측 (+)	우측 외측 변위	우측 내측 변위	우측 좁아짐		
우측 위로 미끄러진 골반골			우측 상승	우측 상승			
우측 아래로 미끄러진 골반골			우측 하강	우측 하강			

계속

엉치엉덩뼈(천장골) 이상의 감별진단–계속							
진단	원인	직립 굴곡 검사 (SFT)	위앞 엉덩뼈 가시 (ASIS)	위뒤 엉덩뼈 가시 (PSIS)	엉치뼈 고랑	연부조직 압통	다리 길이
우측 상방 두덩뼈 전단력	궁둥뼈를 부딛히며 주저 앉음	우측 (+)	우측 상승	우측 상승	우측이 낮아짐	엉덩정강 인대와 모음근 구축, Ⓡ 넙다리 네모근 압통	누웠다 일어날 때 다리가 길어짐
우측 하방 두덩뼈 전단력	짧은 다리, 볼기근 약화 엉덩정강 인대 구축	우측 (+)	우측 하강	우측 하강		엉치엉덩관절 압통(TTP)	

SFT = 직립굴곡검사

ASIS = 좌경사축

PSIS = 위뒤엉덩뼈가시

TTP = 압통

해부학 (Antomy)

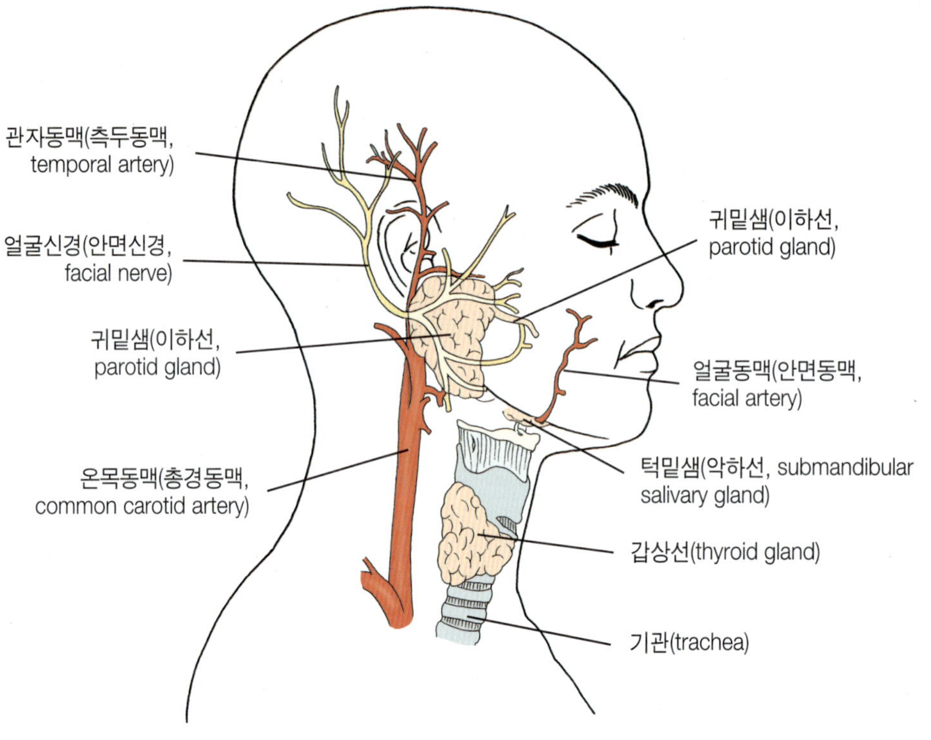

턱관절의 인대들

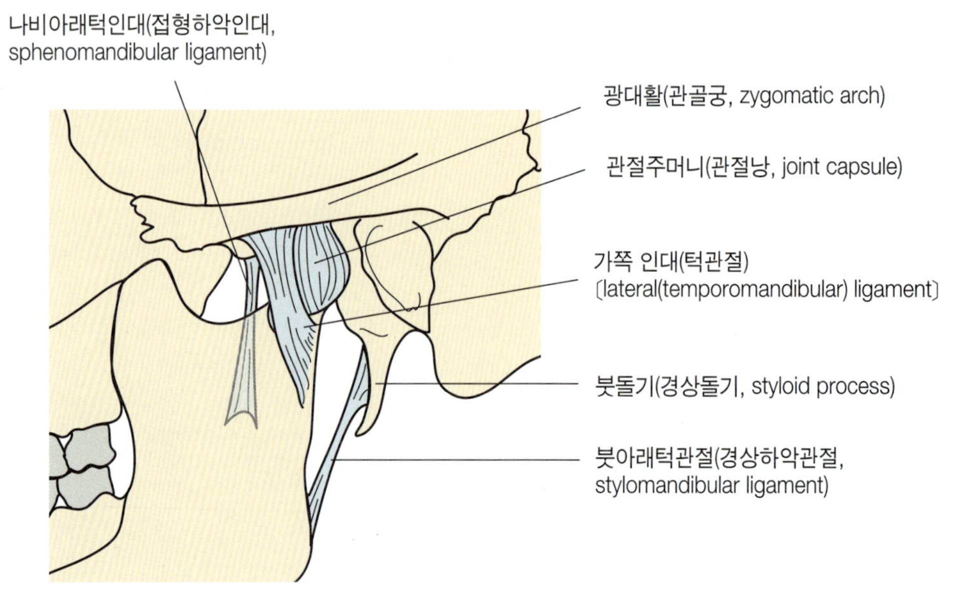

전이 통증 양상 (Referral patterns)

근육통의 전이 양상

씹기근(저작근, masseter)

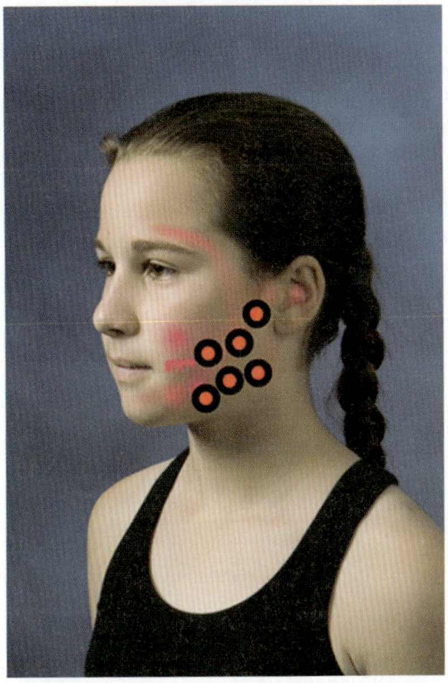

목빗근(흉쇄유돌기근, Sternocleidomastoid)

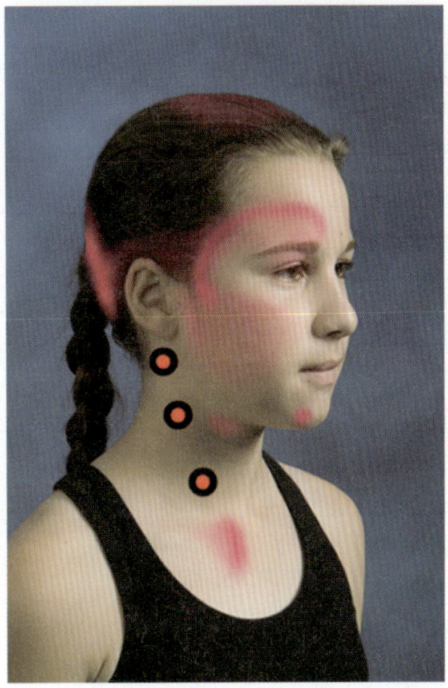

목갈비근(사각근, scaleni)

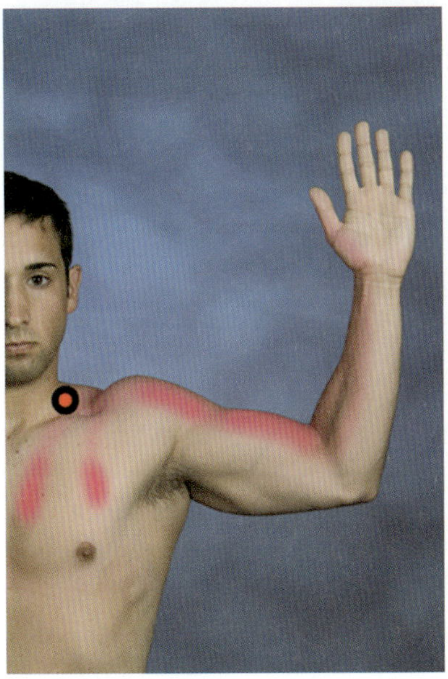

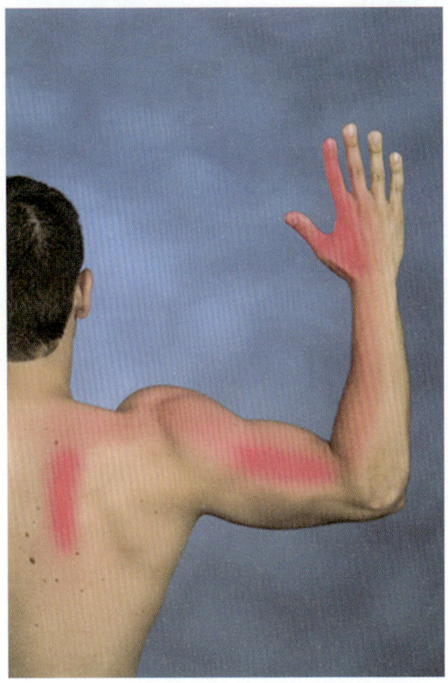

두힘살근(악이복근, digastric)

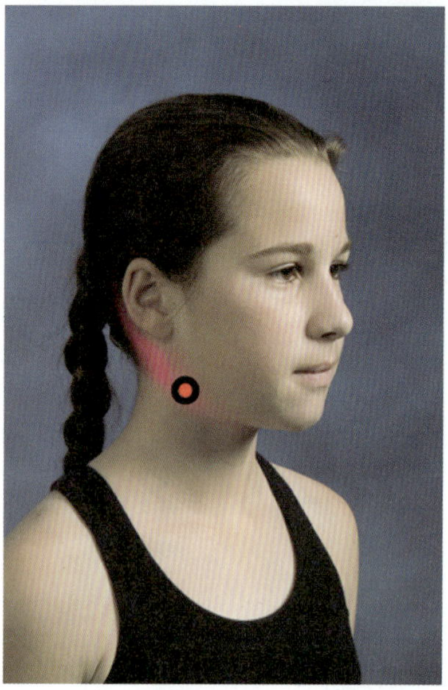

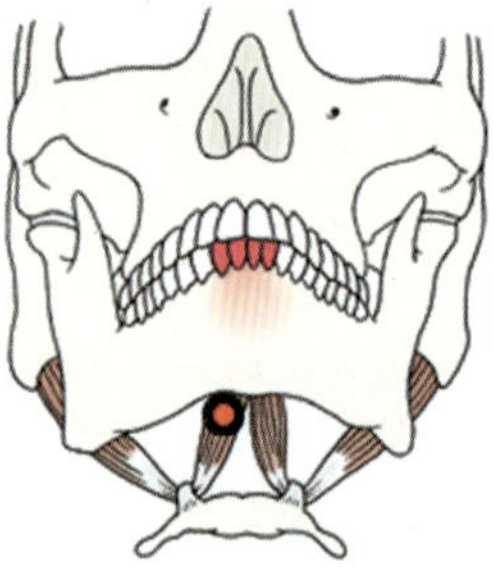

관자근(측두근, temporalis)

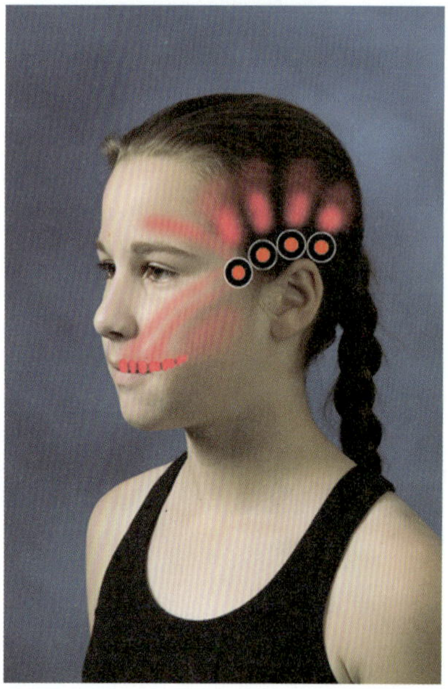

안쪽/가쪽 날개근(익상근) (medial & lateral pterygoid)

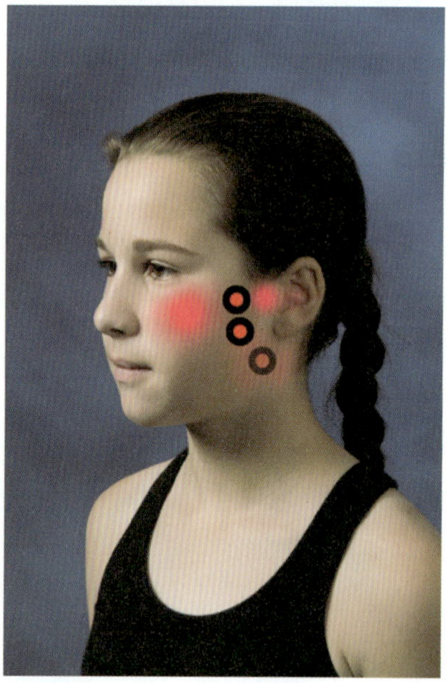

촉지 요령

- **목빗근(SCM)**- 바로 누운 자세에서 꼭지돌기(유두돌기, mastoid process)를 찾은 후 앞으로 이동, 빗장뼈패임을 만지면서 환자로 하여금 머리를 들고 약간 반대측으로 고개를 돌리도록 한다.
- **목갈비근(scalenes)** - 목빗근과 등세모근 사이에서 빗장뼈 위로 불거져 있는 근육, 숨을 깊이 들이 쉬면 삼각형 사이 안에서 촉지된다.
- **씹기근(masseter)** - 턱뼈와 광대뼈 사이에서 만져보면서 이를 악물도록 한다.
- **목뿔위근(suprahyoids)** - 턱아래 부위를 만지면서 턱에 저항을 주며 아래로 구부리게 하며 침을 삼킨다.
- **전방두힘살근(anterior digastric)** - 턱뼈아래 하방에서 촉지됨
- **후방두힘살근(posterior digastric)** - 턱뼈 하방각 후방에서 촉지됨
- **안쪽 날개근(medial pterygoid)** - 구강 안에서 턱뼈 안쪽에서 촉지됨
- **가쪽 날개근(lateral pterygoid)** - 구강 안에서 제3대 구치 후방 상방에서 촉지됨

운동범위 (ROM)

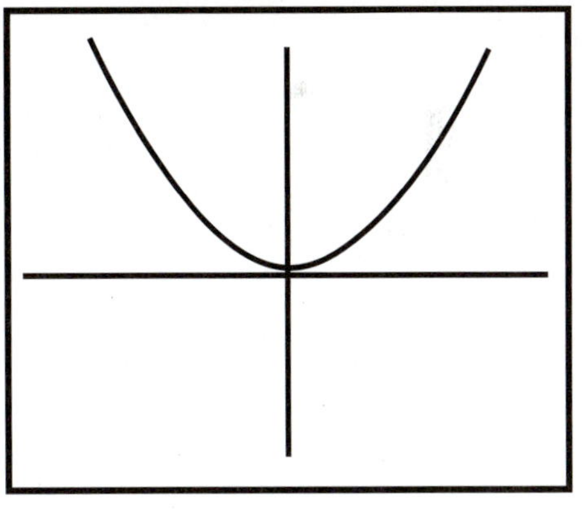

- 턱뼈 하강(입을 벌리기) = 35~50 mm; 2~3개의 너클이 들어감
  - C-변형 = 변형쪽으로 운동 감소 (가쪽 날개근 긴장 또는 디스크 병변)
  - S-변형 = 근육 불균형과 디스크 주위 관절뼈의 전위
- 턱뼈 상승(입다물기) - 나머지 부분의 운동과 움직임을 촉지함
- 턱뼈 내밀기 = 6~9 mm; 치아 교합 이상 시 시작 위치 파악
- 턱뼈 뒤로 밀기 = 3~4 mm
- 턱뼈 가쪽으로 밀기 = 10~15 mm

턱관절의 골역동학 (Osteokinematics of the TMJ)

움직임	정상 관절낭 운동	비정상 관절낭 운동
입벌리고/다물기	입벌리기 = 조직이 탄력적으로 늘어남 입다물기 = 뼈와 뼈가 닿음	딱딱함 = 뼈의 이상
턱뼈 내밀고 당기기	조직이 탄력적으로 늘어남	튕겨 나옴 = 디스크의 변위
턱뼈 가쪽으로 밀기	조직이 탄력적으로 늘어남	연부조직이 늘어나는 느낌

턱관절의 관절역동학 (Arthrokinematics of TMJ)

턱벌리기와 다물기	오목한 면: 아래턱뼈 오목 볼록한 면: 아래턱뼈 관절융기와 디스크	*턱 벌리는 메카니즘:* 턱관절융기와 디스크가 전방으로 회전하면서 가쪽 하방으로 미끄러진 후 (처음 25°) 나중(15°)에는 도는 것을 멈추며 앞으로 미끄러지게 됨	*턱을 다무는 메카니즘:* 턱관절융기와 디스크가 후방으로 구르면서 안쪽 상방으로 미끄러짐
턱내밀기와 당기기	오목한 면: 아래턱뼈 오목 볼록한 면: 아래턱뼈 관절융기와 디스크	*턱을 내미는 메카니즘:* 디스크와 턱관절융기가 아래측 전방으로 움직임	*턱을 넣는 메카니즘:* 디스크와 턱관절융기가 상방, 후방으로 움직임
턱 가쪽으로 밀기	오목한 면: 아래턱뼈 오목 볼록한 면: 아래턱뼈 관절융기와 디스크	*외측으로 밀리는 메카니즘:* (우측)으로 내밀기 = (좌측) 관절융기와 디스크가 전방으로 미끄러지며 (우측)은 회전함 (좌측)으로 내밀기 = (우측) 관절융기와 디스크가 전방으로 미끄러지며 (좌측)은 회전함	

특수 검사 (Special tests)

- **뇌신경에 대한 검사** - 13 페이지 "주의" 참조.
- **청진** - 부적절한 관절 운동 관절 디스크 손상을 진단함. 청진기를 턱관절 위에 대고 관절이 움직이는 소리를 듣는다. 매우 민감한 검사이나 특이성은 떨어짐

해석:

- 벌릴 때 들리는 뚝 소리 = 정상적으로 턱관절융기가 디스크와 적절한 위치를 찾을 때 움직여서 발생
- 벌릴 때와 다물 때 나는 소리 = 벌릴 때 디스크에서 관절구가 앞으로 빠지면서 소리가 나고, 입을 다물 때 반대방향으로 움직이며 소리가 남

가쪽 기둥 검사 (LATERAL POLE)

목적: 턱관절의 연부조직 검사

자세: 시술자의 검지 손가락을 턱관절의 가쪽에 댄다.

방법: 여러 번 입을 벌리고 다문다.

해석: 양성 검사 = 가쪽곁인대(LCL) 또는 TMJ 인대의 증상 발현의 증가

외이도 (EXTERNAL AUDITORY MEATUS)

목적: 후방디스크 검사

자세: 새끼손가락을 환자의 귀에 댄다.

방법: 앞쪽으로 힘을 주면서 입을 열고 닿는 것을 반복한다.

해석: 양성 검사 = 증상의 발현 또는 증가

통계: 민감도 = 43%, 특이도 = 75%

역동적 부하 검사 (DYNAMIC LOADING)

목적: 턱관절과 주위 근육통과의 감별

자세: 한쪽 어금니 사이에 거즈를 놓는다.

방법: 거즈에 이를 대고 악문다.

해석: 거즈 쪽에 압박력이 작용하고 반대 쪽에 견인력이 작용함; 양성 검사 = 또는 턱관절(TMJ)의 증상 발현의 증가

감별진단 (Differential diagnosis)

병리 / 발생기전	징후 / 증상
염증 - 급성 또는 반복적 외상, 장기 안정 또는 수술	■ 관절낭 구축 ■ 운동 시 또는 휴식 시 통증 ■ 디스크 전위와 감별 필요
***디스크 전위** - 부적절한 자세, 외상, 근육 불균형 (전방전위가 흔함)	■ 근육 경련 ■ 국소 압통 ■ 두통 ■ MRI로 확진
턱관절 관절염 - 점차적으로 시작, 부적절한 역동학, 반복적인 외상	■ 통증, 경직(stiffness), 염발음(crepitus), 뚝소리 남(clicking), 갈리는 느낌 (grinding) ■ 관절 운동 감소 ■ 두통 ■ 청력이상, 어지러움 ■ X-ray 또는 MRI로 확진; 디스크 문제 감별

*디스크는 잠김과 딸각거림을 유발한다. 전방 전위된 디스크는 잠김을 유발하고, 후방 전위된 디스크는 딸각거림이 생길 수 있다. 전방 전위된 디스크는 입을 벌림과 전방 전위를 제한한다.

제 6 장

엉덩관절(Hip)

해부학 (Anatomy)

엉덩관절의 근육들 (muscles of the hip)

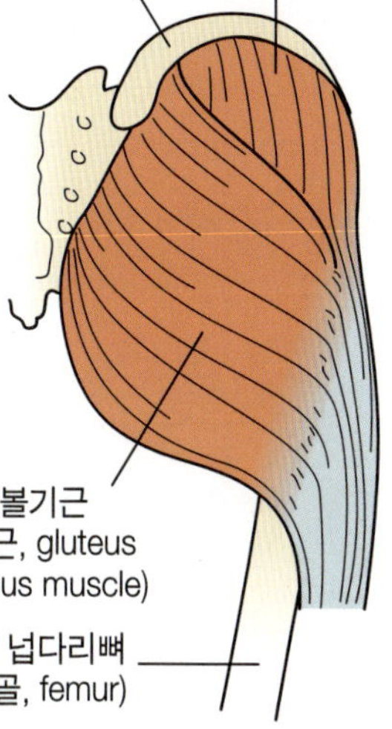

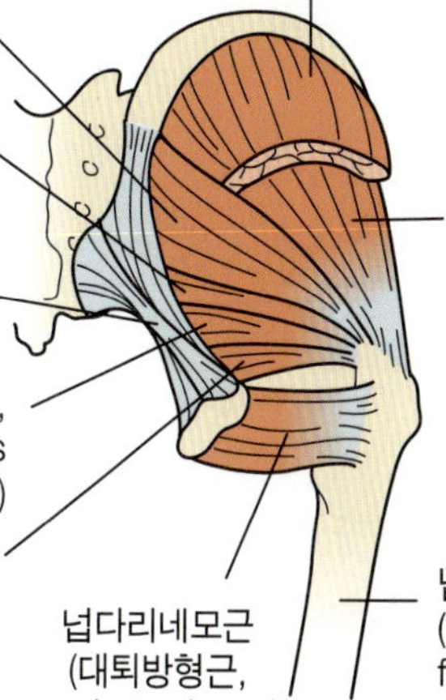

촉지되는 해부학적 구조물 (Palpation pearls)

넙다리삼각 (femoral triangle)

- 상위 경계 = 샅인대
- 안가쪽 = 넙다리빗근, 넙다리신경, 넙다리동맥, 넙다리정맥, 큰두덩정맥(대복재정맥), 두덩근, 긴모음근(장내전근)
- 궁둥구멍근 = 위뒤엉덩뼈가시(PSIS)와 꼬리뼈 사이 중간점을 찾는다. 궁둥구멍근은 여기서 외측으로 뻗어 큰돌기(대전자)부위에 부착

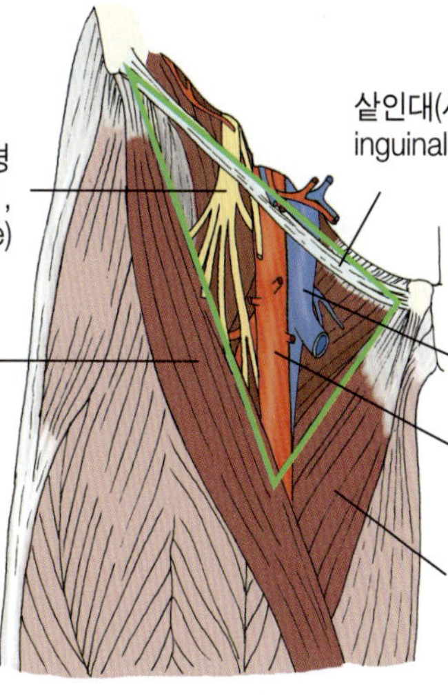

내과적인 질환의 위험 징후 (Medical red flags)

- McBurney 기점의 통증 = 위앞엉덩뼈가시(ASIS)와 배꼽 사이를 3등분하여 오른쪽 위앞엉덩뼈가시에 가까운 지점; 압통 = 충수염(appendicitis)
- Blumberg 징후 = 장기의 이상으로 인한 반발성 압통 – 통증이 없는 곳부터 촉지하면서, 손으로 환부를 천천히 깊게 누른 후 빨리 손을 땜
- 허리근 검사 = 바로 누워 다리를 30° 들어 올린 후 엉덩관절 굴곡; 양성 검사; 배위 아래쪽 하방의 통증; 음성 검사; 엉덩이 또는 등이다.
- 전신 증상
- 서혜부 림프절 종창
- 18-24세의 남자의 원인을 알 수 없는 엉덩관절 통증은 고환암을 의심해야 함
- 엉덩관절 통증의 전신적인 원인
  - 골종양
  - 크론씨병(Crohn' s disease)
  - 염증성 대장염 & 골반내 감염
  - 강직성 척추염
  - 겸상 적혈구성 빈혈
  - 혈우병
  - 비뇨생식기의 문제
- 엉덩관절의 신경근골격계의 원인
  - 허리뼈 또는 엉치엉덩관절
  - 퇴행성 관절염
  - 디스크 탈출증
  - 근력 약화
  - 염좌 / 좌상
  - 스트레스 골절
- 스포츠 탈장에 대한 검사
  - 샅인대 종주 부위에 구슬 크기의 덩어리 촉지
  - 활동 시, 기침, 생리 시에 통증
  - 사타구니, 동측 허벅지, 옆구리, 하복부의 방사통
  - 전단, 회전, 큰 걸음 시에 통증

검사 항목 (Toolbox tests)

Western Ontario & McMaster 대학 퇴행성 관절염 지수 (WOMAC)

방법: 각 항목에서 활동의 어려운 정도에 따라 점수를 매긴다.
0 = 없음; 1 = 약간; 2 = 상당히; 3 = 매우; 4 = 아주 극심하게

통증	• 걷기	
	• 계단 오르기	
	• 야간통	
	• 휴식시 통증	
	• 체중 부하시(설 때)	
강직	• 아침 강직	
	• 오후 늦은 시간 강직	
육체적 기능	• 계단 내려오기	
	• 계단 오르기	
	• 앉았다 일어서기	
	• 서 있기	
	• 아래로 구부리기	
	• 평지 걷기	
	• 차를 타고 내리기	
	• 쇼핑하기	
	• 양말 신기	
	• 침대에 눕기	
	• 양말 벗기	
	• 침대에서 일어나기	
	• 목욕탕에 들어가고 나오기	
	• 앉아 있기	
	• 화장실에 들어가고 나오기	
	• 무거운 집안일	
	• 가벼운 집안일	
점수:		

점수: 각각에 정해진 모든 점수를 더한다. 점수가 높을수록 장애가 심하다.

Source: From Bellamy, et al. Journal of Rheumatology, 15:1833–1840, 1988.

HARRIS 엉덩관절 점수		
당신의 현재 상태를 가장 잘 표현하는 항목을 선택하시오.		
통증 - 가능 점수 44점		
없거나 무시할 정도		44
약간, 가끔 있고 활동을 방해하지도 않음		40
경도의 통증으로 일상생활은 지장 없으나 심한 활동 시에는 방해됨		30
중등도의 통증으로 일상생활에 제한이 있다.		20
심한 통증과 심한 활동의 제약		10
완전히 장애가 되고 침대에 누워 지냄		0
기능 / 걷기 - 가능 점수 33점		
먼거리	걷기 제한 없음	11
	4-6 블록	8
	2-3 블록	5
	실내 생활	2
	걷기 힘듬	0
다리 절음	없음	11
	약간	8
	상당한	5
	매우 심한	0
보행 보조기구	필요 없음	11
	먼거리에 지팡이 필요	7
	대부분 지팡이 필요	5
	1개의 목발	3
	2개의 지팡이	2
	2개의 목발	0
	걸을 수 없음	0

계속

HARRIS 엉덩관절 점수 – *계속*		
당신의 현재 상태를 가장 잘 표현하는 항목을 선택하시오.		
기능 / 활동력 - 가능 점수 14점		
계단	난간 없이 정상적 보행	4
	난간을 잡고 보행	2
	상당히 힘듬	1
	계단 오를 수 없음	0
신발과 양말	쉬움	4
	상당히 어려움	2
	불가능	0
앉아 있기	보통 의자에서 1시간 이상	5
	높은 의자에서 30분 이상	3
	편히 앉기가 불가능	0
대중 교통 이용하기		1
변형 - 각각 당 4점 부여		
<30° 이하의 굽힘 구축°		
<10° 이하의 모음 구축		
<10° 이하의 벌림 구축		
<3.2 cm 이하의 다리 부동		
관절 운동 범위(ROM)		
굽힘(flexion)	0° – 45° (각도당 1점)	
	45° – 90° (각도당 0.6점)	
	90° – 110° (각도당 0.3점)	
벌림(abduction)	0° – 15° (각도당 0.8점)	
	15° – 20° (각도당 0.3점)	
바깥돌림(ER)	0° – 15° (각도당 0.4점)	
모음(adduction)	0° – 15° (각도당 0.2점)	
전체 점수		
점수: 점수가 높을 수록 장애 정도가 낮다.		

전이통 양상 (Referral patterns)

근육 통의 전이 양상

큰볼기근(대둔근, gluteus maximus)

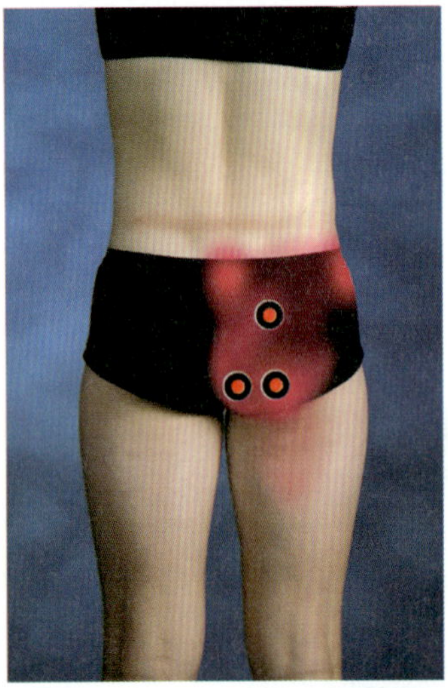

궁둥구멍근 (이상근, piriformis)

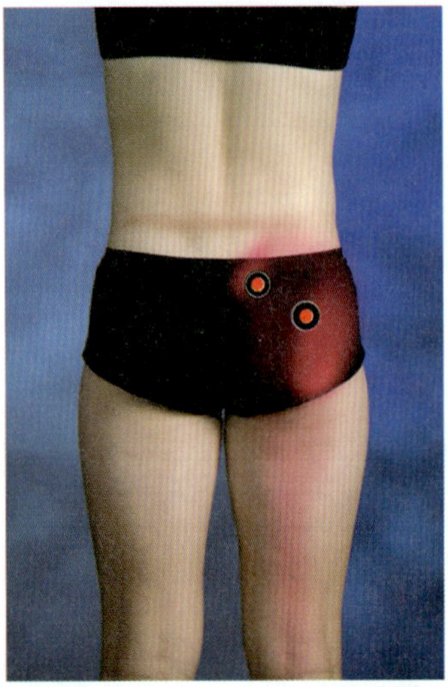

넙다리근막긴장근 (tensor fascia latae)

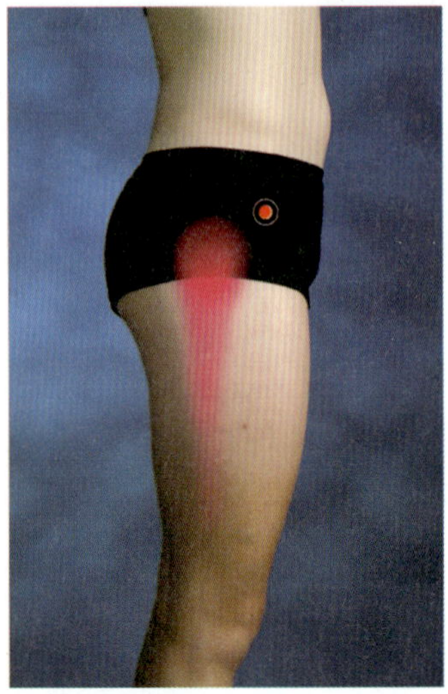

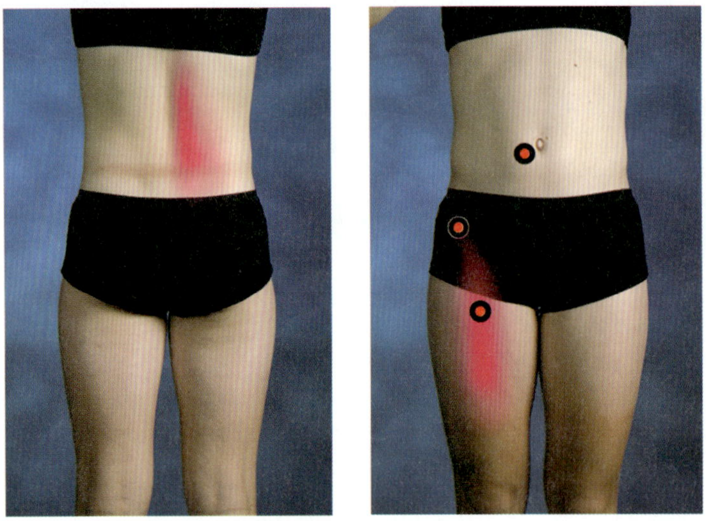

엉덩허리근(장요근, iliopsoas)

엉덩관절의 골역동학 (Osteokinematics of the hip)

정상 운동 범위	최대 관절낭 용적 자세	최소 관절낭 용적 자세	정상관절 운동 끝느낌	비정상적 관절 운동 끝느낌
굽힘 = 100°–120° 폄 = 15° 벌림 = 40°–45° 안쪽돌림 = 30°–40° 바깥돌림 = 40°–50°	30° 굽힘 30° 벌림 및 경도 바깥돌림	최대한 폄, 안쪽돌림, 벌림	굽힘과 모음 = 탄력적임 하지직거상 = 탄력적 폄 및 벌림 = 탄력적 또는 딱딱함 안쪽돌림 및 바깥돌림 = 탄력적 또는 딱딱함	관절낭의 폄 = 안쪽돌림 > 바깥돌림 > 벌림

엉덩관절 운동의 관절역동학 (Arthrokinematics for hip mobilization)

오목한 면 : 볼기뼈절구(비골구, acetabulum)	*엉덩관절 굽힘 촉지:* 넙다리뼈가 위로 구르고 아래로 미끄러짐	*엉덩관절 폄 촉지:* 넙다리뼈가 아래로 구르고 위로 미끄러짐
	엉덩관절 벌림 촉지: 넙다리뼈가 외측 위로 구르고 아래에서 미끄러짐	*엉덩관절 모음 촉지:* 넙다리뼈가 내하방으로 구르고 위로 미끄러짐
볼록한 면 : 넙다리뼈머리(대퇴골두, femoral head)	*엉덩관절 안쪽돌림 촉지:* 넙다리뼈가 안쪽으로 구르며 가쪽으로 미끄러짐	*엉덩관절 바깥돌림 촉지:* 넙다리뼈가 가쪽으로 구르고 안쪽으로 미끄러짐

특수 검사 (Special tests)

토마스 검사 (THOMAS TEST)

목적: 구축된 엉덩관절 굽힘근 평가

자세: 바로 누워 허리뼈를 안정시키고 이환된 쪽을 뻗는다.

방법: 반대편 엉덩관절을 배쪽에 댄다.

해석: 양성 검사 = 이환된 곳이 따라서 굽히면 굽힘근이 구축됨을 의미함.

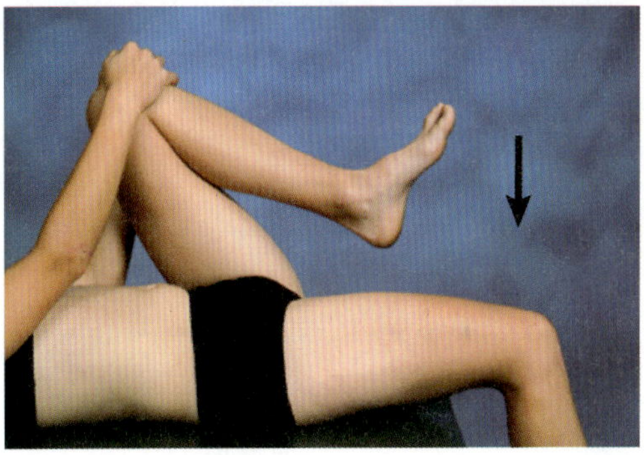

Ely 검사 (ELY' S TEST)

목적: 넙다리곧은근의 강직성 검사

자세: 옆으로 눕거나 엎드리고 엉덩관절을 편다.

방법: 무릎을 구부린다.

해석: 양성 검사 = 무릎을 구부릴 때 제한이 오거나 엉덩관절이 구부러짐

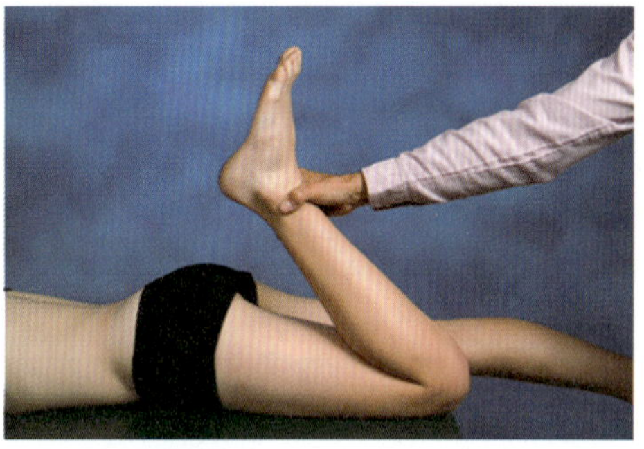

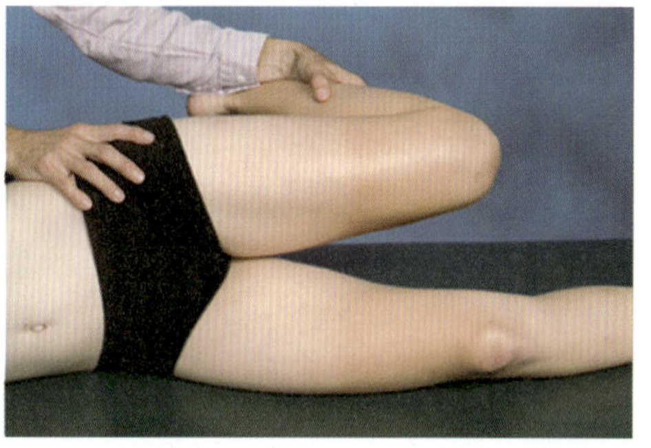

Ober 검사 (OBER' S TEST)

목적: 엉덩정강인대(ITB)의 구축 검사

자세: 이환된 엉덩관절을 위로하고 옆으로 눕는다.

방법: 이환된 엉덩관절을 펴고 모은다.

해석: 양성 검사 = 다리가 모여지지 않는다.

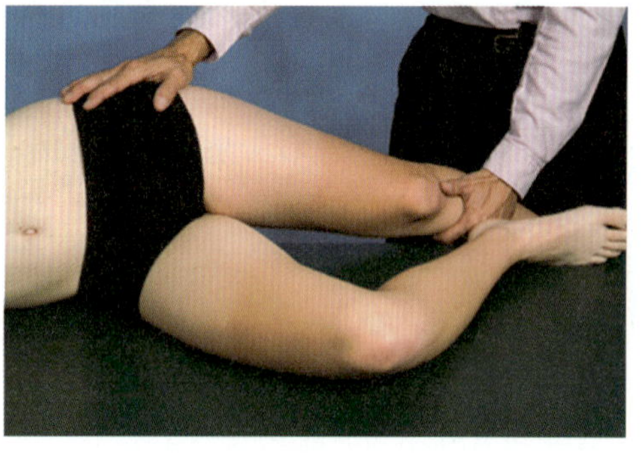

충돌검사 (IMPINGEMENT TEST)

목적: 관절순 열상과 넙다리뼈절구(대퇴관골구, femoroacetabular) 충돌(끼임) 검사

자세: 누운 자세

방법: 엉덩관절 굽힘, 모음과 바깥돌림을 끝범위까지 동시에 해준다.

해석: 양성 검사 = 통증

통계: kappa = 0.58

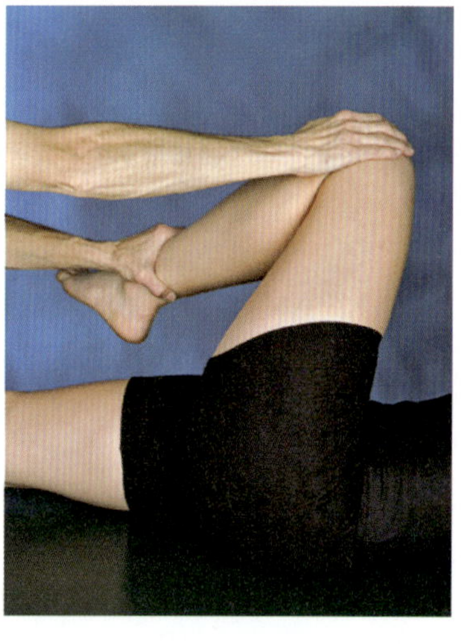

Scour 검사 (SCOUR TEST)

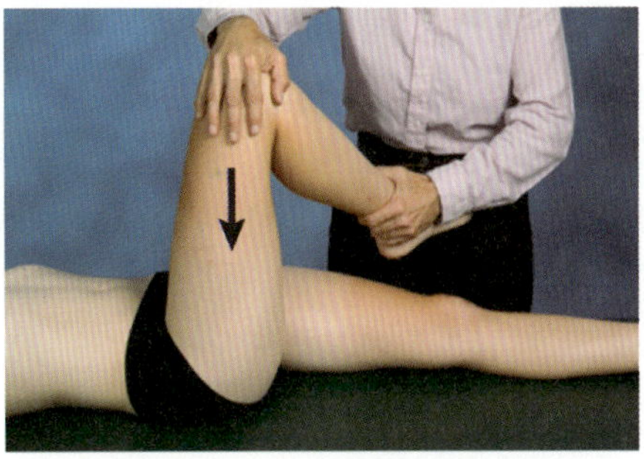

목적: 관절와순 파열 검사

자세: 바로 누워 엉덩관절을 90° 구부린다.

방법: 압박력을 주면서 엉덩관절을 안쪽돌림/바깥돌림 시킨다.

해석: 양성 검사 = 뚝소리가 나거나 갈리는 느낌, 통증 등이 나타남, 관절염, 무혈성 괴사, 골연골 병변에서도 양성

통계: 민감도 = 75%-79%, 특이도 = 43%-50%

전방 관절와순 검사 (ANTERIOR LABRAL TEST)

목적: 관절와순 파열 검사

자세: 바로 눕고 엉덩관절을 완전 굽힘(PNF D2 flexion), 바깥돌림, 벌림시킨다.

방법: 저항을 주면서 바깥돌림, 모음한다.(D2 폄)

해석: 양성 검사 = 통증과 염발음(뚝소리남)

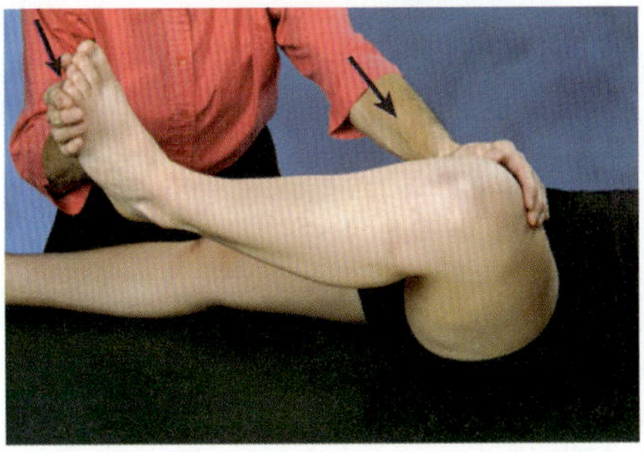

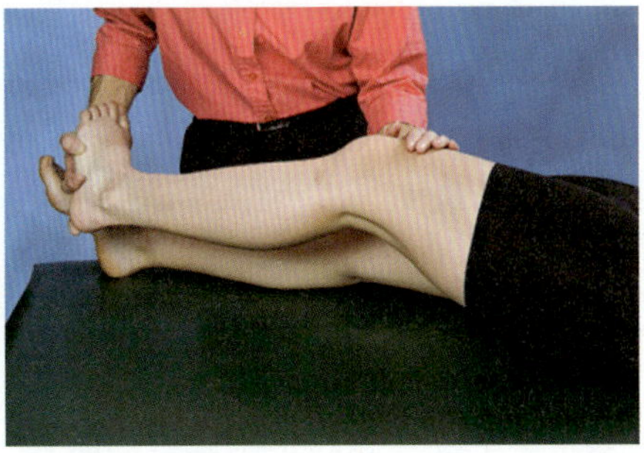

후방 관절와순 검사 (POSTERIOR LABRAL TEST)

목적: 관절와순 파열 검사

자세: 바로 눕고 엉덩관절을 완전 굽힘, 안쪽돌림, 모음시킨다. (PNF D1 패턴과 비슷하지만 안쪽돌림으로)

방법: 저항을 주면서 바깥돌림, 벌림한다.(D1 폄과 비슷하지만 바깥돌림으로)

해석: 양성 검사 = 통증과 염발음

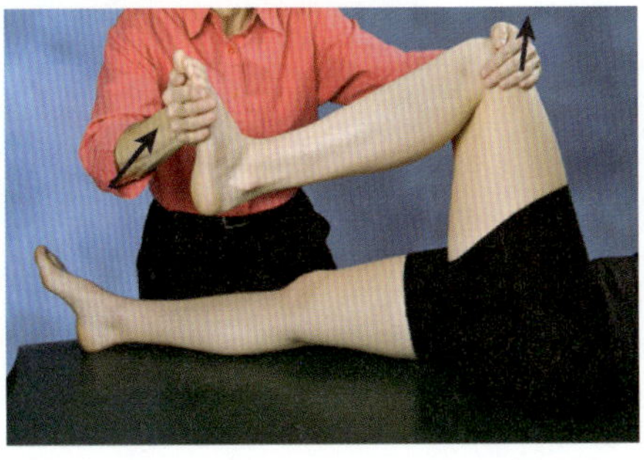

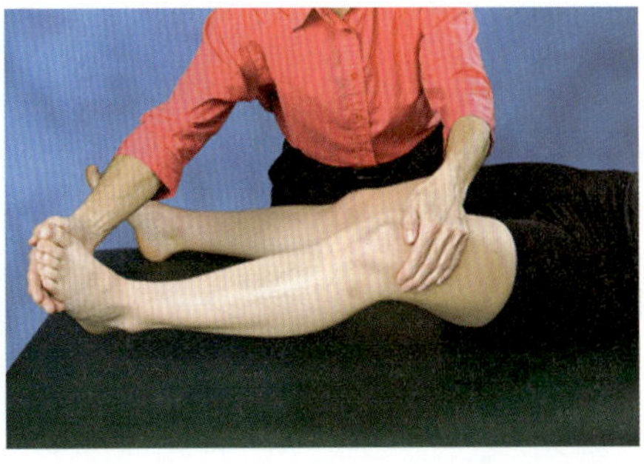

Log roll 검사 (LOG ROLL TEST)

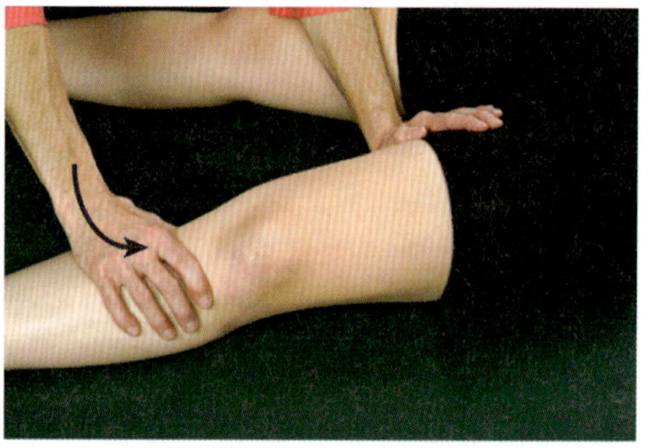

목적: 엉덩넙다리인대의 이완 검사
자세: 다리를 펴고 누운 자세
방법: 허벅지를 안쪽에서 바깥 쪽으로 힘을 가해서 다리를 최대한 바깥돌림하게 끔 굴려준다.
해석: 양성 검사 = 반대편 다리와 비교해서 바깥돌림이 과도한 지 비교
통계: Kappa = 0.61

Patrick 검사 (FABER TEST)

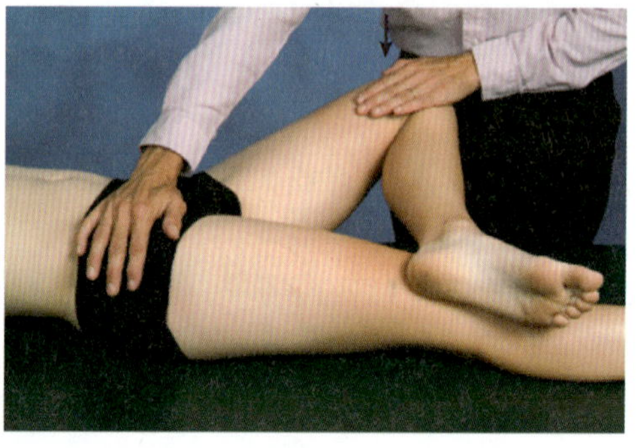

목적: 엉덩/엉치엉덩관절 & 관절순 병리
자세: 바로 누워 굽히고 벌림, 바깥돌림시켜 가쪽 복사뼈가 반대쪽 다리의 무릎 위에 놓이도록 한다.
방법: 구부러진 무릎에 힘을 가한다.
해석: 양성 검사 = 엉덩관절 통증은 퇴행성관절염, 뼈의 골증식체, 관절내 골절은 2° 까지 음성; 이 자세에서의 통증은 넙다리빗근의 문제를 확인하기 위해서 사용되기도 한다. 비대칭적으로 무릎 외측이 바닥에서 4cm 이상에서 문제 발생 시 관절의 병리적 문제로 예상 가능.
통계: Kappa = 0.63; 민감도 = 41%-77%; 특이도 = 88%-100%

Trendelenburg 검사 (TRENDELENBURG'S TEST)

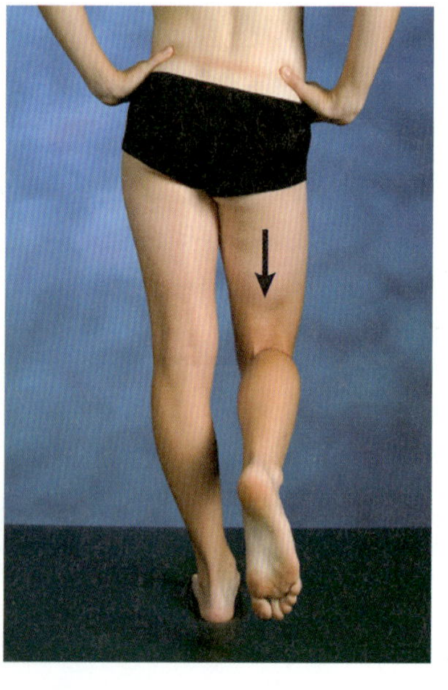

목적: 중간볼기근 약화 검사
자세: 바로 선다.
방법: 반대편 다리를 구부린다.
다리를 든쪽의 엉덩뼈능선이 반대쪽보다 높아야 한다.
해석: 양성 검사 = 벌림근의 약화로 체중지지를 하지 않고 들고 있는 다리가 2° 가량 아래로 떨어진다.
(주로 골단의 문제, Legg-Calve-Perthes, MD)

Piriformis 검사 (PIRIFORMIS TEST)

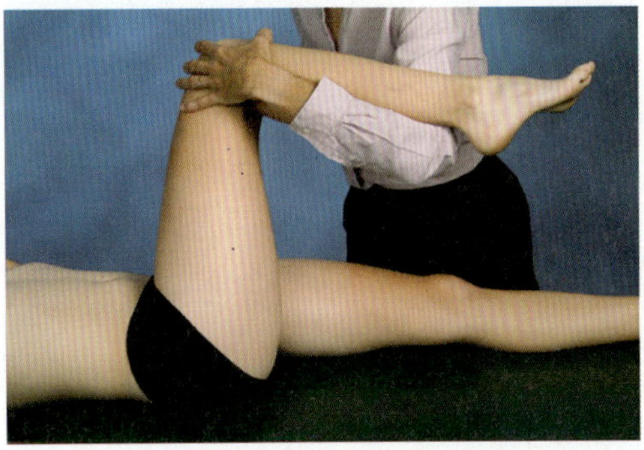

목적: 궁둥구멍근의 구축 검사

자세: 바로 눕거나 반대편을 아래로 옆으로 눕는다.

방법: 엉덩관절을 70°~80° 구부리고, 무릎을 구부린 후 최대한 모음시킨다.

해석: 양성 검사 = 엉덩이의 통증과 궁둥신경통; 안쪽돌림은 상부근육에 부하를 주고 바깥돌림은 하부 근육에 부하를 준다.

Ortolani 검사 (ORTOLANI' S TEST)

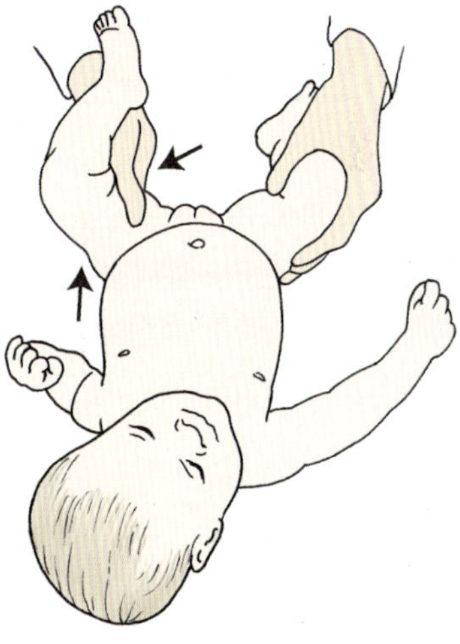

목적: 발달성 엉덩관절 탈구 검사

자세: 바로 누워 엉덩관절과 무릎을 90°/90° 굽히고, 시술자의 엄지를 신생아의 허벅지 안쪽에 대고 나머지 손가락은 외측에 댄다.

방법: 강하게 잡아 당기면서 부드럽게 벌려서 넙다리뼈머리를 볼기뼈절구에 넣는다.

해석: 양성 검사 = "염발음" 또는 느낌이 나며 정복된다.

Barlow 검사 (BARLOW' S TEST)

(Ortolani 검사의 반대)

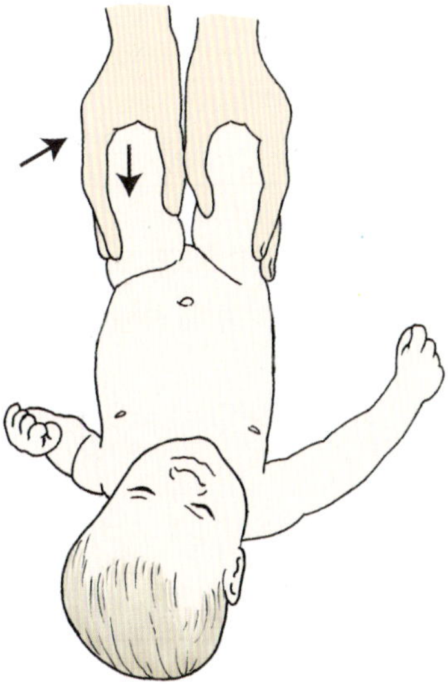

목적: 엉덩관절이 형성증 검사

자세: 바로 누워 엉덩관절과 무릎을 90° 굽힘, 시술자의 엄지 손가락이 신생아의 내측 허벅지에 대고 나머지 손가락은 외측에 댄다.

방법: 허벅지를 모으고 넙다리뼈에 후방으로 힘을 가한다.

해석: 양성 검사 = 큰뼈돌기(대전자) 부위에 놓여진 손에서 후방탈구되는 느낌을 촉지할 수 있다.

감별진단 (Differential diagnosis)

병리/발생기전	징후/증상
엉덩정강인대 마찰 증후군 - 엉덩정강인대의 구축, 정강뼈의 모음과 내번, 내번슬 등에 의한 과도한 부하와 마찰에 의해 발생 몸쪽부위 문제 = 엉덩관절과 관련된 증후군 먼쪽부위 문제 = 달리기 시 무릎관절에 문제	■ 내리막 길 달릴 때 통증, 무릎의 불안정한 느낌 ■ 양성 검사: Ober 검사, Noble 검사, Renne 검사 ■ 체중 부하하며, 무릎을 30° 굴곡 시 통증이 발생하여 무릎을 구부리지 않고 뻣뻣하게 보행 함 ■ 외측 넙다리위관절융기 부위의 압통 ■ 딱딱 움직이는 게 보이거나 만져진다. ■ X-ray(-); MRI나 초음파 등이 도움 ■ 큰뼈돌기 점액낭염, 골관절염 감별
큰뼈돌기(대전자) 점액낭염 - 생역학 또는 과사용 문제; 축구 선수에서 인사이드킥 반복으로 강한 모음에 의해 점액낭에 압박력 작용	■ 심부의 통증, 큰뼈돌기 부위에서 먼쪽 허벅지부위, 서혜부로 통증이 퍼짐 ■ 엉덩정강인대의 압통과 수면 시 큰뼈돌기부위 압박 시 통증 ■ 관절운동범위 = 통증에 의해 벌림 장애 ■ 보통 염발음이 나지는 않으나 만질 때 발생할 수 있음 ■ 양성 검사: Ober 검사, Patrick 검사 ■ X-ray(-); 넙다리뼈 목 스트레스 골절 감별 필요 ■ MRI와 초음파로 확진
골기염 - 미성숙한 골격을 가진 소아에서 과도한 근육 수축에 의해 발생	■ 관련된 근육 약화와 촉지 시 통증; 위앞엉덩뼈가시(ASIS), 아래앞엉덩뼈가시(AIIS), 위뒤엉덩뼈가시(PSIS), 아래뒤엉덩뼈가시(PIIS) ■ 견열 골절 감별 위해 X-ray 필요

계속

병리/발생기전	징후/증상
궁둥구멍근 증후군 - 근육의 수축, 외상, 장시간 앉아 있음으로 발생	■ 엉덩이에 둔한 통증 ■ 통증: 걷거나 앉을 때 증가하고 바로 누울 때 감소함 ■ 엉덩관절에 저항을 주면서 폄 때 모여지며, 안쪽돌림 시 통증 ■ 보통 X-ray는 정상이나 스트레스 골절을 보기 위해 필요, MRI 등 척추 문제 확인
엉덩허리근 점액낭염 - 익숙하지 않은 동작이나 과사용 등에 의해 자극되고 염증이 발생	■ 안쪽 서혜부의 염발음과 통증, 엉덩관절 굽힘 및 폄 때 허벅지 통증 ■ 엉덩관절을 굽힘에서 폄으로 갈 때 염발음이 들린다. ■ McBurney 지점과 반발압통 조사 ■ 견열 골절 감별 위해 X-ray 검사 ■ MRI 또는 초음파로 감별
엉덩이 포인터 - 엉덩뼈능선이나 위앞엉덩뼈가시의 직접 가격, 외상에 의해 발생	■ 위앞엉덩뼈가시과 엉덩뼈능선의 압통 ■ 저항을 주며 엉덩관절 굽힘하거나 엉덩관절 폄 때 통증 ■ 보행이나 엉덩관절 벌림 시 통증 ■ McBurney 지점과 반발 압통 조사 ■ 골절이나 견열골절 감별 위해 X-ray 검사
관절와순 파열 - 퇴행성 변화나 외부 회전력에 의한 섬유 연골의 손상	■ 오래 앉아있거나, 차에 타거나 내릴 때, 신발이나 양말 신을 때, 허리를 비트는 활동할 때 통증 ■ 모음하며 회전 시 날카로운 통증 ■ SLR 시 저항을 주면 통증(전면) ■ 둔부 근육 약화에 동반되어 자주 발생 ■ 엉덩관절 운동범위 감소; 염발음 또는 관절 잠김 ■ 양성 검사: Scour 검사, 전후방 관절와순 검사 ■ 골양성 종양 또는 고환암 감별 검사 ■ 조영제 MRI 검사로 확진 가능

계속

병리/발생기전	징후/증상
견열골절 - 과도한 근육 수축에 의한 손상	■ 끊어지는 소리 또는 느낌이 있을 수 있다. ■ 폄이나 수축 시 통증, 골돌기 부위의 압통 ■ 양성검사: Thomas 검사, Ely 검사 ■ X-ray로 확진할 수 없는 경우 CT나 MRI 필요 ■ 근좌상 또는 넙다리뼈머리 골단 분리증과 감별
넙다리목 스트레스 골절 - 지속되는 스트레스에 의해 점진적으로 발생 식이장애, 월경불순, 골다공증 **의심**	■ 활동 시 서혜부 통증 ■ 큰뼈돌기의 압통 ■ Faber 검사 양성 ■ X-ray로 확진할 수 없는 경우 CT나 MRI 필요 ■ 큰뼈돌기부위 점액낭염과 유골 골종 감별 필요
퇴행성관절염 - 55세 이상, ♀ > ♂ 호발(3:2)	■ WB 시에 급성 통증 ⇨ 서혜부, 안쪽 허벅지, 무릎의 통증 ■ 통증으로 인한 기능과 운동 감소 ■ Trendelenburg ■ Faber 검사 양성 ■ X-ray 상 관절 간격 감소, 뼈곁돌기 형성; 골절이나 골두괴사와 감별 필요
류마티스 관절염 - 양쪽에 체중부하 시 통증, 전신질환	■ 서혜부, 내측 허벅지, 무릎의 통증 ■ 통증으로 인한 운동 감소 ■ 양성 검사: Thomas 검사, Ely 검사, Faber, Trendelenburg 검사 ■ X-ray = 양측 넙다리뼈머리 탈석회화, 관절 간격 감소, 넙다리뼈머리가 볼기뼈절구로 내측 이동

계속

병리/발생기전	징후/증상
넙다리뼈머리 골단 분리증 - 성장과 호르몬 불균형으로 인한 성장판 약화 ; 체중 증가, 10~16세 사이, 남자에서 2배 흔함	■ 한쪽 엉덩관절, 허벅지, 무릎 통증의 점진적 시작 ■ 엉덩관절 안쪽돌림 감소: 엉덩관절을 굽힘, 벌림, 바깥돌림 자세 취함 ■ 넙다리네갈래근 퇴행 ■ 파행성 보행, 다리 부동 ■ 전후방 x-ray에서 성장판이 넓어짐 확인, 측방 x-ray에서 성장판 전위 확인 ■ 근육좌상 및 견열 감별
레그-칼베-퍼테스 병(LCPD) - 원인모름 넙다리뼈머리 무혈성 궤사, 가족력, 둔위분만과 관계 1~3개월 지나서 발현 4~13세 사이, 보통 편측; 남자에 흔함	■ 보행 시 엉덩관절과 서혜부의 통증이 허벅지로 뻗침 ■ Trendelenburg 검사 (+) ■ 관절운동범위 감소(폄, 안쪽돌림, 벌림); 15° 이상의 굽힘 구축 ■ 다리 부동; 허벅지 위축 ■ 뼈 스캔 검사 또는 MRI로 조기 발견 X-ray에는 수주일이 되어도 정상 소견. 초기 단계(~4주)에 넙다리뼈머리의 위쪽 테두리와 평행한 초승달 모양의 방사선 투과성 소견. ■ 소아기 류마티스 관절염(JRA)과 다른 염증성 질환 감별
유골 골종 - 긴 뼈에 발생하는 양성 골종양; 원인 미상	■ 밤에 엉덩관절 주위 모호한 통증 ■ 활동 시 증가하며 아스피린으로 감소 ■ 관절운동범위 감소, 넙다리네갈래근 위축 ■ X-ray로 나타날 수 있으나 MRI나 CT로 확진 ■ 큰뼈돌기 부위 점액낭염, 넙다리 목 스트레스 골절 감별
화골성 근염 - 넙다리뼈 외상 후에 석회화 침착	■ 국소 통증 ■ 무릎 굽힘 감소 ■ 석회화된 종괴를 촉지할 수 있음

계속

<table>
<tr><th>병리/발생기전</th><th>징후/증상</th></tr>
<tr><td>엉덩관절 탈구 - 둔위 분만, 외상,
인공관절 치환술(THR) 후
약해진 근육 등</td><td>■ (양성)검사: Ortolani 검사,
Barlow 검사
■ (양성) x-ray (사경과 관련)
선천성(congenital)
■ 다리가 짧음, 굽힘, 벌림 자세 취함
후방, 외상 후 (MVA)
■ 서혜부와 외측 엉덩관절 통증
■ 다리가 짧음, 굽힘, 모음,
안쪽돌림 자세 취함
전방, 외상 후
■ 서혜부 통증 및 압통
■ 상전방 탈수 시 폄,
바깥돌림 자세 취함
■ 전하방 탈수 시 굽힘, 벌림,
바깥돌림 자세 취함</td></tr>
</table>

제 7 장

무릎관절(Knee)

해부학 (Anatomy)

앞면(Anterior)

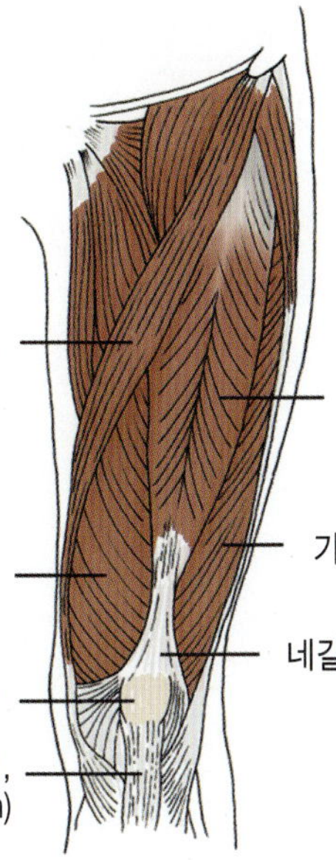

앞 무릎(anterior knee)

뒷면(Posterior)

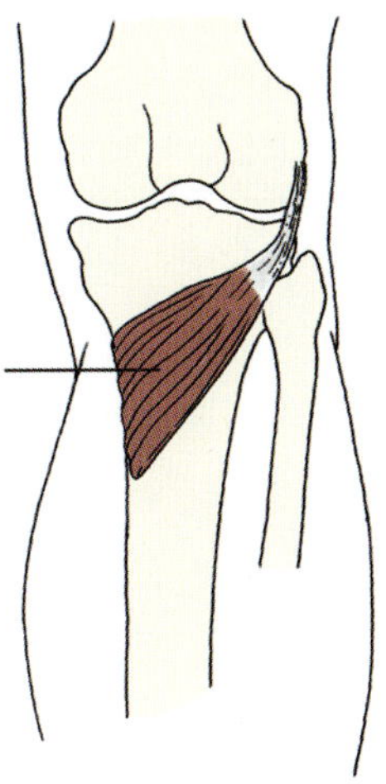

안쪽면(Medial)

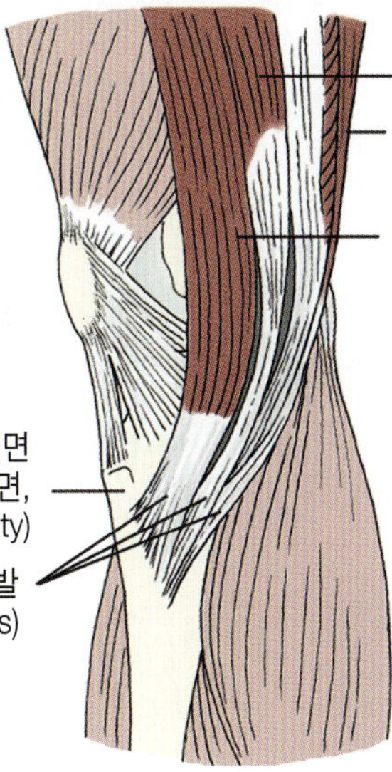

내과적인 위험 징후 (Medical red flags)

- **야간통** = 종양 또는 감염
- **봉와직염**
  - 피부 외상의 경력
  - 통증, 종창, 열감
  - 발적이 진행
  - 오한, 발열, 위약감
- **심부정맥 혈전증(DVT) 위험요인**
  - 침상안정
  - 수술
  - 골절 & 외상
  - 경구피임약
  - 울혈성 심부전, CA, DM
  - 임신
- **심부정맥 혈전증**
  - 다리의 통증 및 압통
  - 1.2 cm 이상의 둘레 길이 증가
  - 촉지 시 발열감
  - 160 mm Hg 이상의 혈압계 적용 시 통증
  - Homan 검사 (+)

방사선 검사 (Imaging)

Ottawa 무릎관절 규칙

X-ray 검사는 환자가 다음과 같을 때만 필요하다:

- 55세 이상
- 무릎뼈의 국소 압통
- 비골두의 압통
- 90° 이상의 굽힘 불가능
- 외상 후 체중 부하(네발자국)가 불가능할 때 & 응급상황(절뚝거리며 걷는 것과는 상관없이)

통계: 성인: 민감도 = 98%~100%, 특이도 = 19%~54%
아동: 민감도 = 92%, 특이도 = 49%

검사 항목 (Toolbox tests)

Western Ontario & McMaster 대학 퇴행성 관절염 지수

방법: 각 항목에서 활동의 어려운 정도에 따라 점수를 매긴다.
0 = 없음; 1 = 약간; 2 = 상당히; 3 = 매우; 4 = 아주 극심하게

구분	항목	점수
통증	■ 걷기	
	■ 계단 오르기	
	■ 야간통	
	■ 휴식시 통증	
	■ 체중 부하 시(설때)	
강직	■ 아침 강직	
	■ 오후 늦은 시간 강직	
육체적 기능	■ 계단 내려오기	
	■ 계단 오르기	
	■ 앉았다 일어서기	
	■ 서있기	
	■ 아래로 구부리기	
	■ 평지 걷기	
	■ 차를 타고 내리기	
	■ 쇼핑하기	
	■ 양말 신기	
	■ 침대에 눕기	
	■ 양말 벗기	
	■ 침대에서 일어나기	
	■ 목욕탕에 들어가고 나오기	
	■ 앉아 있기	
	■ 화장실에 들어가고 나오기	
	■ 무거운 집안일	
	■ 가벼운 집안일	
점수:		

점수: 각각에 정해진 모든 점수를 더한다. 점수가 높을수록 장애가 심하다.

Source: From Bellamy, et al. Journal of Rheumatology, 15:1833–1840, 1988.

Lysholm 무릎관절 평가 방법

현재 당신의 상태를 가장 잘 표현하는 항목을 고르시오.

파행(절뚝거림)	없음	5
	약간, 가끔	3
	심함, 계속	0
보조기구	필요 없음	5
	지팡이 또는 목발	2
	체중부하 불가능	0
잠김	없음	15
	걸리는 느낌	10
	가끔 잠김	6
	자주 잠김	2
	진찰시 잠겨있는 상태	0
불안정성	없음	25
	드물게	20
	자주	15
	단순한 활동에도 발생	10
	단순한 활동에도 자주 발생	5
	계속 발생	0
통증	없음	25
	심한 일할 때 가끔	20
	심한 일할 때 자주	15
	2km 이상 보행시 실행	10
	2km 미만 보행시 실행	5
	계속됨	0
종창 (swelling)	없음	10
	심한 활동 후	6
	평소 활동 후	2
	계속	0

계속

Lysholm 무릎관절 평가 방법 – *계속*

현재 당신의 상태를 가장 잘 표현하는 항목을 고르시오.

계단 오르기	별 문제 없음	10
	약간 힘듬	6
	한 번에 한계단씩만	2
	불가능	0
쪼그려 앉기	문제 없음	5
	약간 문제	4
	90° 이상 불가능	2
	전혀 불가능	0
전체 점수		

점수: 모든 점수의 종합, 점수가 높을 수록 기능이 좋다.

Source: From Tegner, Y, Lysholm, J. Rating systems in the evaluation of knee ligament injuries. clin Orthop Relat Res. 1985 Sep; (198):43-49.

전이통 양상 (Referral patterns)

근육 통증의 전이 양상

넙다리곧은근(대퇴직근, rectus femoris)

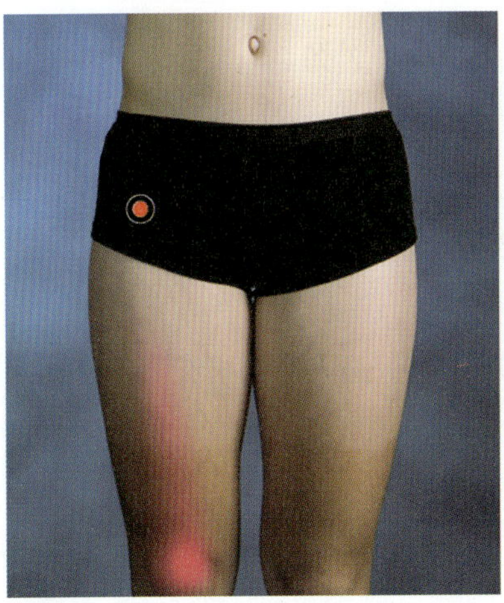

넙다리넓은근(대퇴광근, vasti muscles)

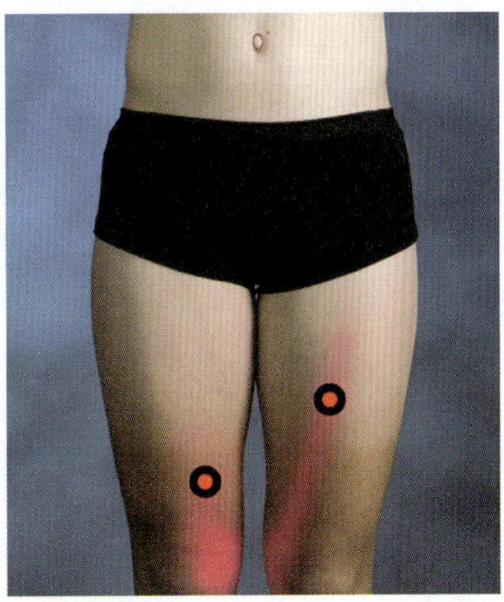

햄스트링 근육
(Hamstring muscles)

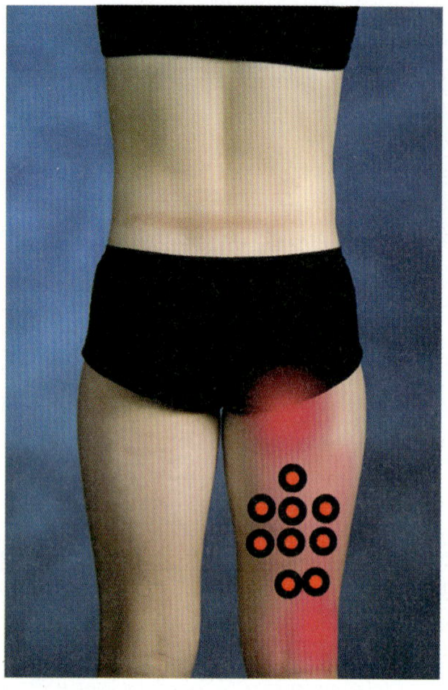

넙다리근막긴장근
(Tensor fascia latae)

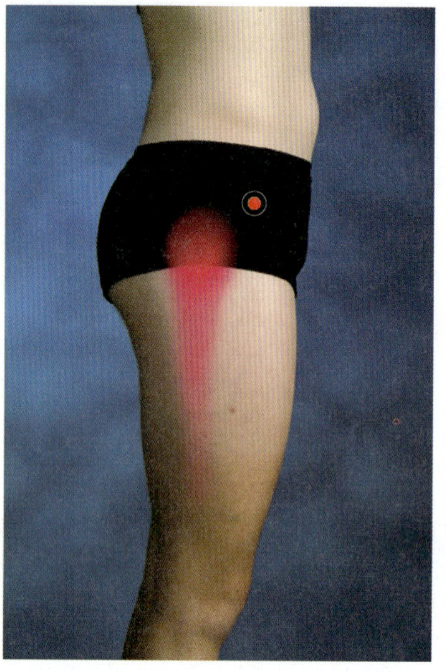

촉지 방법 (Palpation pearls)

■ *모음근 결절 (adductor tubercle)*

= 큰모음근 부착 부위, 넓적다리 안쪽관절융기에서 시작, 몸쪽으로 안쪽넓은근과 (슬건)햄스트링 사이로 지나가며, 넙다리뼈가 골반골과 만나는 지점

■ *가쪽곁인대 (lateral collateral ligament)*

= 다리를 접어 반대쪽 무릎에 발목을 걸침(4자 자세); 가쪽곁인대를 종아리뼈머리(비골두) 위에서 촉지할 수 있음. (딱딱한 연필 같은 구조)

■ *온종아리신경* (common peroneal nerve)

= 넙다리두갈래근과 가쪽 장딴지근 힘살 사이에서 무릎의 후방 외측으로 주행

■ *오금근* (popliteus)

= 무릎을 처음 구부리는 근육; 정강뼈 거친면 내측에서 무릎 후방을 지나 장딴지근 뒤를 지나감

■ *Q각* (Q-gngle)

= 위앞엉덩뼈가시(ASIS)와 무릎뼈 중심점을 이은 선과 정강뼈거친면에서 무릎뼈 중심점을 이은 선이 만나는 각도. 정상(누웠을 때): 여자 = 13°~18°; 남자 = 10°~15°

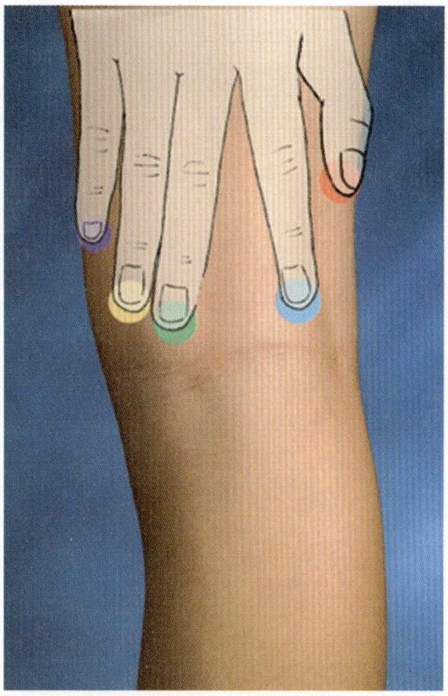

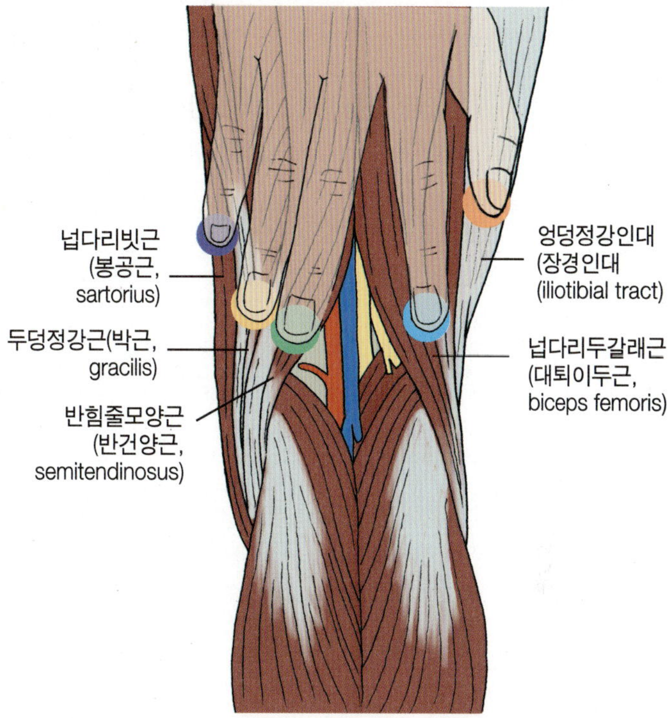

근력 및 기능 (Strength & Function)

- 동심 수축 시 넙다리네갈래근과 넙다리뒤근(hamstring)의 비 = 5 : 3 (즉, 넙다리뒤근이 넙다리네갈래근의 60%~65%가 되어야 함)
- 넙다리네갈래근: 넙다리뒤근 비가 전방십자인대(ACL) 재활 시 5 : 4가 되어야 함
- 넙다리네갈래근: 넙다리뒤근 비가 후방십자인대(PCL) 재활 시 5 : 2가 되어야 함

무릎의 골역동학 (Osteokinematics of the knee)

정상 운동 범위	최대 관절 용적 각도	최소 관절 용적 각도	정상 끝느낌	비정상 끝느낌
굽힘 >130° 회전 = 10°	25° 굽힘	최대 편 후, 정강뼈 바깥돌림	굽힘 = 조직 근접 폄 = 탄력적/딱딱함 하지직거상 = 탄력적	반발성 제한 = 전위된 연골판 물컹한 느낌 = 인대의 병리

- 넙다리뼈 관절융기와 무릎뼈 하방이 무릎 20° 굽힘 위치에서 만나기 시작; 90°에서 무릎뼈 상방과 만나고 135° 굽힘 시 좌우측이 만남
- 안쪽 반월상 연골에 부착되는 구조물 = 안쪽곁인대(MCL)와 반막모양근
- 가쪽 반월상 연골에 부착되는 구조물 = 후방십자인대(PCL)와 오금근

무릎 운동의 관절역동학 (Arthrokinematics for knee mobilization)

오목한 면 : 정강뼈 고평부 볼록한 면 : 넙다리뼈 관절융기	*무릎 폄의 메카니즘:* **비체중부하 시** = 정강뼈가 넙다리뼈에 대해 전방으로 구르며 미끄러짐 **체중부하 시** = 정강뼈에 대해 넙다리뼈가 전방으로 구르며 후방으로 미끄러짐	*무릎 폄의 메카니즘:* **비체중부하 시** = 정강뼈가 넙다리뼈에 대해 후방으로 구르며 미끄러짐 **체중부하 시** = 정강뼈에 대해 넙다리뼈가 후방으로 구르며 전방으로 미끄러짐

특수검사 (Special tests)

Lachman 검사 (LACHMAN' S TEST)

목적: 전방십자인대 검사

자세: 바로 부워 30° 굽혀서 뒤넙다리근을 이완시킨다.

방법: 먼쪽 넙다리뼈를 안정시키고 몸쪽 정강뼈를 잡고 전방으로 당긴다.

해석: 양성 검사 = 5 mm 이상 전위되고 조직이 부드럽게 밀린다.

주의: 뒤넙다리근 강직, 관절출혈, 후방 내측 반월상 연골의 파열 시 위음성

통계: 민감도 = 63%–99%, 특이도 = 90%–99%

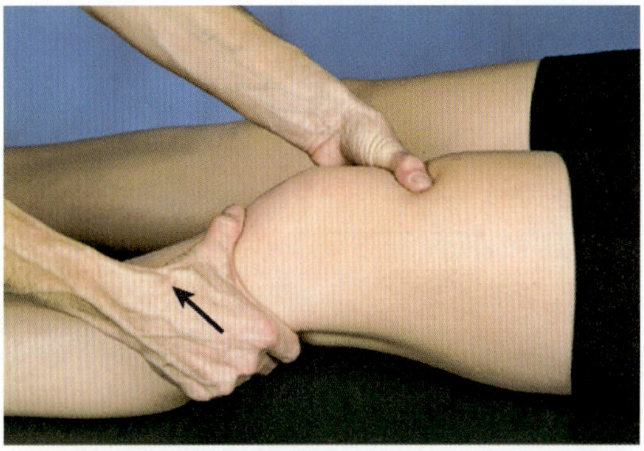

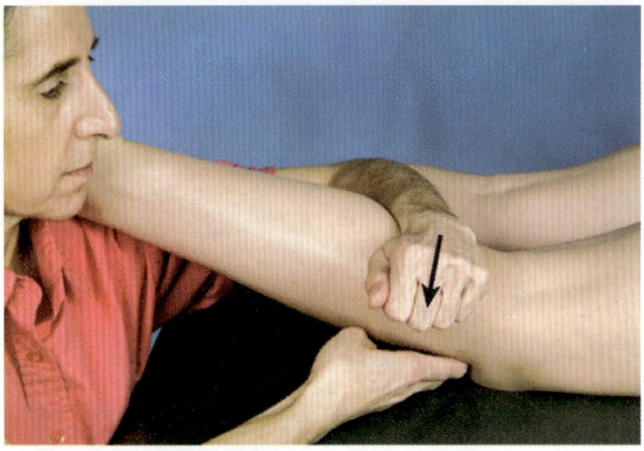

엎드린 자세 Lachman 검사 (PRONE LACHMAN' S TEST)

목적: 전방십자인대 검사

자세: 엎드린 자세, 무릎 30° 굽힘해서 뒤넙다리근을 이완한다.

방법: 전방 관절면을 촉지하면서 후방으로 정강뼈를 민다.

해석: 양성 검사 = 5 mm 이상 전위되고 조직이 밀린다.

주의: 뒤넙다리근 강직, 관절 출혈, 후방 내측 반월상 연골의 파열 시 위음성

전방전위 검사 (ANTERIOR DRAWER TEST)

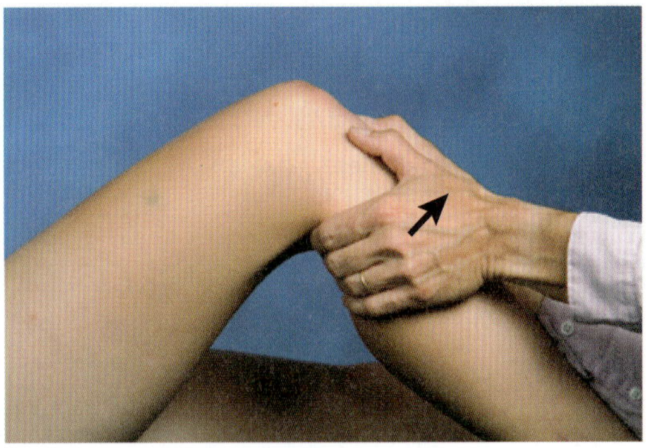

목적: 전방십자인대 불안정성 검사
자세: 바로 누워 발을 테이블 위에 안정시키고 무릎을 80~90° 굽히고, 뒤넙다리근을 이완시킨다.
방법: 몸쪽 정강뼈를 넙다리뼈에 대해 앞으로 당긴다.
해석: 양성 검사 = 5mm 이상의 전방전위 덜컥하는 느낌이나 갑작스러운 움직임은 무릎 반월상 연골의 병변을 시사함.
주의: 후방십자인대 손상 시 검사의 처음 시작이 뒤에서 위치함으로 전방전위검사가 과장된다.
통계: 민감도 = 22%-95%, 특이도 = 78%-97%

후방전위 검사 (POSTERIOR DRAWER TEST)

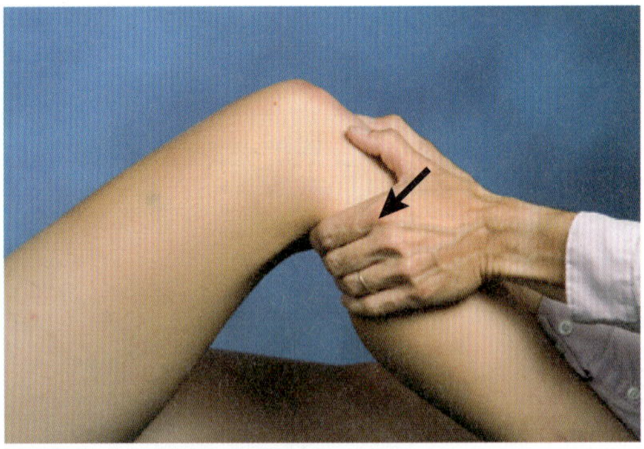

목적: 후방십자인대 불안정성 검사
자세: 바로 누워 무릎을 90° 굽힘하고 발을 테이블 위에 안정시킨다.
방법: 정강뼈 몸쪽을 먼쪽 넙다리뼈에 대하여 후방으로 밀어준다.
해석: 양성 검사 = 5mm 이상의 후방 전위
통계: 민감도 = 86%-90%, 특이도 = 99%

후방전위징후 검사 (SAG or GODFREY'S TEST)

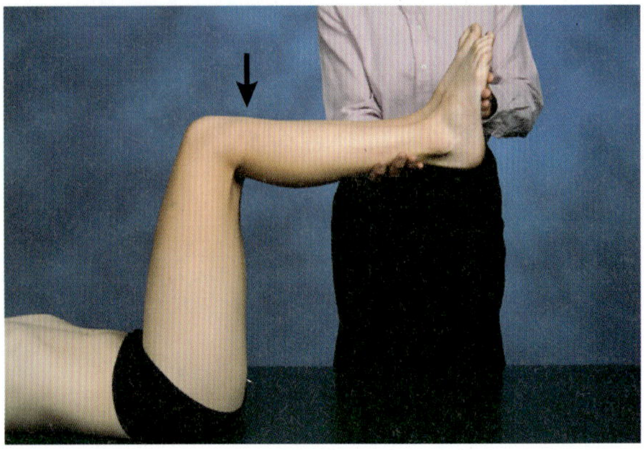

목적: 후방십자인대의 불안정성 검사
자세: 바로 누워 엉덩관절과 무릎을 90°씩 굽힘한다.
방법: 정강뼈거친면의 높이를 비교한다.
해석: 양성 검사 = 정강뼈거친면의 반대편에 대해 후방으로 전위됨.
통계: 민감도 = 79%, 특이도 = 100%

Clarke 검사; Grind 검사; Zohler 검사 (CLARKE'S TEST; GRIND TEST; ZOHLER'S TEST)

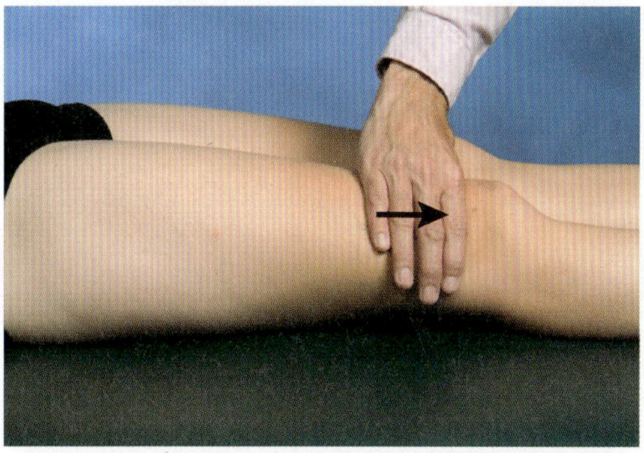

목적: 무릎뼈 연골 연화증 검사
자세: 바로 누워 무릎을 편다.
시술자는 넙다리네갈래근을 위에서부터 아래로 누른다.
방법: 넙다리네갈래근에 힘을 주도록 지킨다.
해석: 양성 검사 = 수축 시 통증 발생

내번부하 검사 (VARUS TEST)

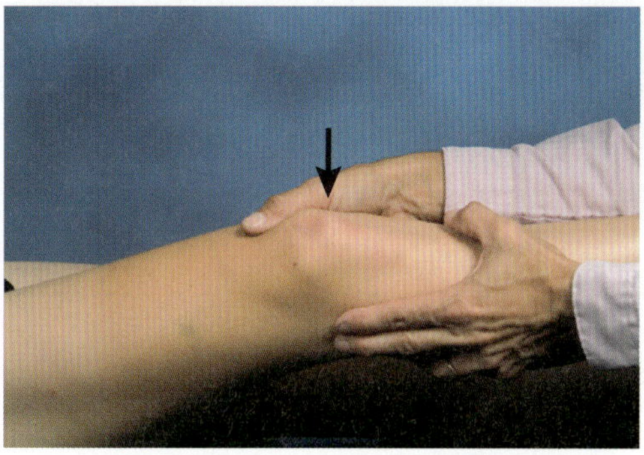

목적: 가쪽곁인대 불안정성 검사
자세: 바로 누워 무릎을 30° 구부리고,
편 채로 다시 반복한다.
방법: 한 손은 무릎 안쪽 관절선을 덮어주고, 다른 쪽 손가락을 가쪽 관절선에 맞추어 잡아준다; 안쪽 손바닥과 바깥쪽 아래팔과 팔꿈치를 이용하여 내번력을 가한다.
해석: 양성 검사 = 통증이나 외측이 반대측에 비해 많이 벌어지는 경우
통계: 민감도 = 25%

외반부하 검사 (VALGUS TEST)

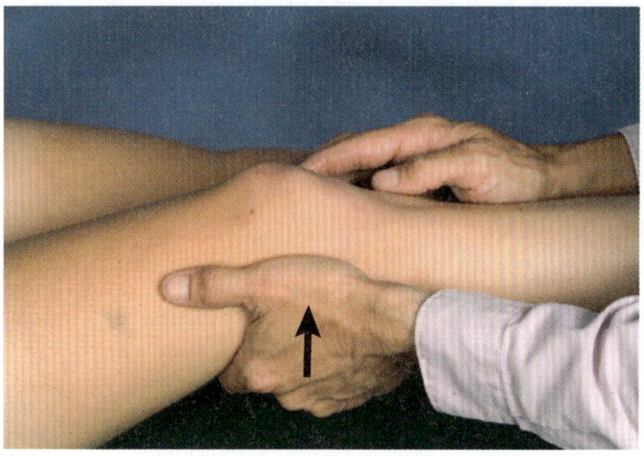

목적: 안쪽곁인대 불안정성 검사
자세: 무릎을 편채로 시행,
30° 구부려서 재시행
방법: 한 손은 무릎 가쪽 관절선을 덮어주고, 다른 쪽 손가락을 안쪽 관절선에 맞추어 잡아준다. 바깥쪽 손바닥과 안쪽 아래팔과 팔꿈치를 이용하여 외반력을 가한다.
해석: 양성 검사 = 통증이나, 안쪽이 반대측에 비해 많이 벌어지는 경우
통계: 민감도 = 86%-96%

Apley 검사 (APLEY' S TEST)

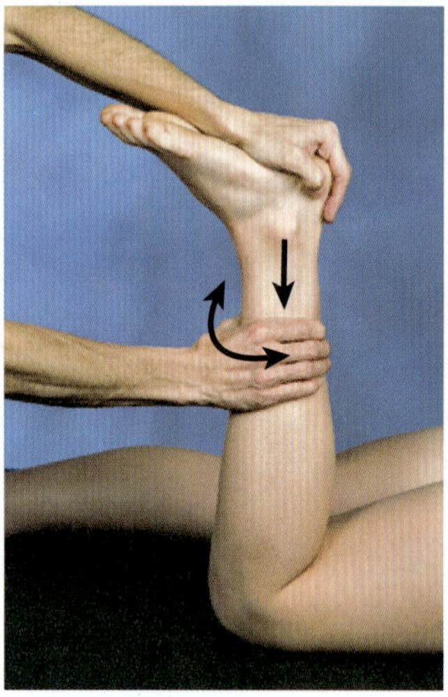

목적: 반월상 연골 평가

자세: 엎드려 누워 무릎을 90° 굽힘한 후 발과 발꿈치뼈(종골)를 잡는다.

방법: 아래로 압력을 주면서 정강뼈를 안쪽돌림, 또는 바깥돌림한다.

해석: 양성 검사 = 통증, 뚝소리(snapping), 잠김(locking), 염발음(crepitus) 등

통계: 민감도 = 13%–58%, 특이도 = 80%–93%

McMurray 검사 (McMURRAY' S TEST)

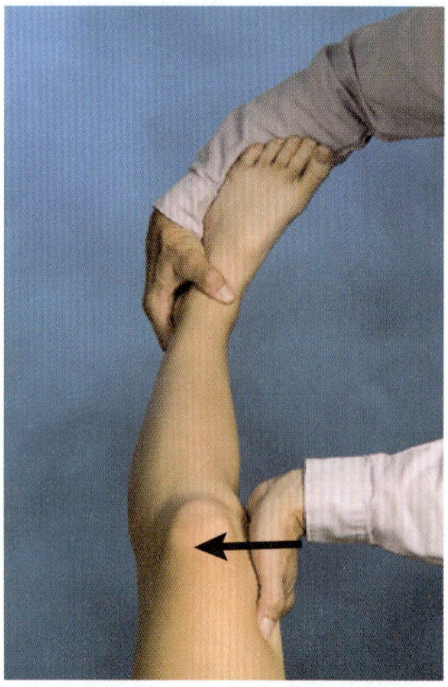

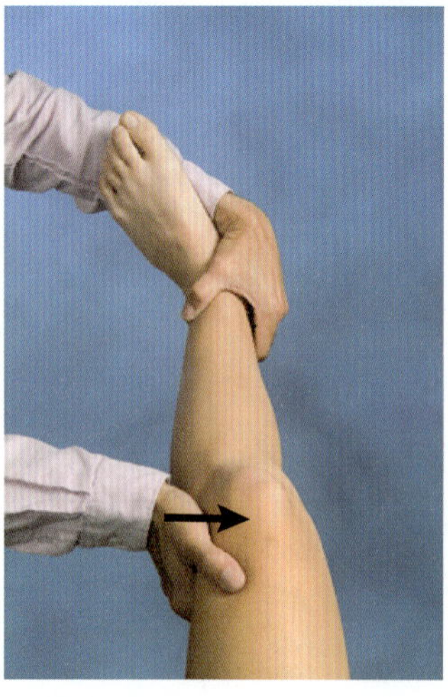

목적: 반월상연골 평가

자세: 바로 누워, 한 손으로 무릎 관절면을 받치고, 다른 손으로 먼쪽 정강뼈를 잡는다.

방법: 최대 굽힘 자세에서 내번력을 주며, 안쪽돌림시키면서 무릎을 편다. 다시 최대 굽힘자세에서 반대방향의 힘을 주며 시행한다. 내번력과 정강뼈를 바깥돌림시키면서 무릎을 편다.

해석: 양성 검사 = 안쪽돌림 시 통증 또는 snapping/clicking 소리가 나면, 가쪽 반월상연골 이상, 바깥돌림 시에는 안쪽 반월상연골 이상, 무릎이 굽힘 시 통증 또는 snapping/clicking 소리가 나면 반월상연골의 후각, 펼 때에 통증과 또는 snapping/clicking 소리가 나면, 전방 반월상연골의 이상

통계: 민감도 = 16%–67%, 특이도 = 57%–98%

Thessaly 검사 (THESSALY' S TEST)

목적: 반월판 손상 검사

자세: 무릎을 5° 구부리고, 병변있는 다리로 선다.

방법: 검사자는 팔을 당겨서 무릎을 20° 굽힘시킨 상태에서 안쪽돌림, 바깥돌림을 3회 시킨다.

해석: 양성 검사 = 환자가 잠김이나 끌어 당김을 느낄 때

통계: 5° : 민감도 = 66%~81%, 특이도 = 91%-96% 그리고 20° : 민감도 = 89%-92%, 특이도 = 96%-97%

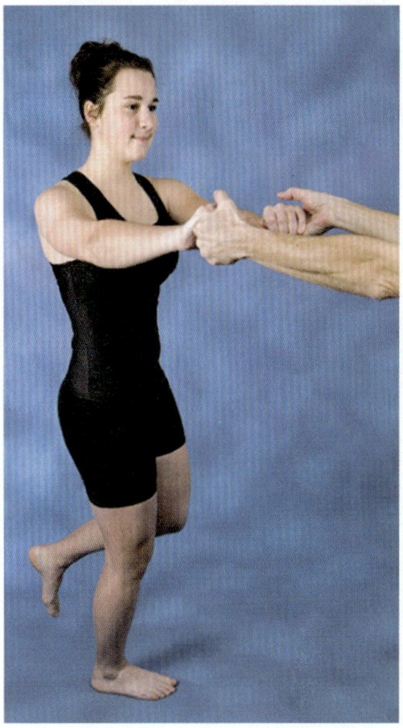

무릎뼈 불안정 검사 [PATELLA APPREHENSION (FAIRBANK' S) TEST]

목적: 무릎뼈의 아탈구 검사

자세: 앉거나 누운 후 무릎을 30° 구부리고 넙다리네갈래근을 이완한다.

방법: 조심해서 무릎뼈를 외측으로 밀어준다.

해석: 양성 검사 = 무릎뼈가 거의 탈구되려하거나 넙다리네갈래근이 힘을 주어 탈구를 막는 것을 관찰

통계: 민감도 = 32%-39%, 특이도 = 86%

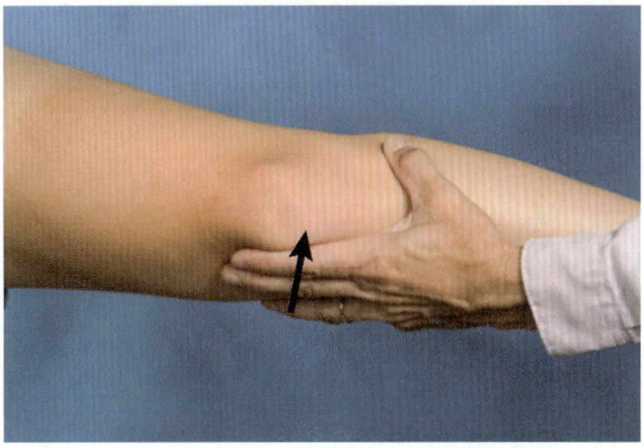

무릎뼈 경사 검사 (PATELLA TILT TEST)

목적: 엉덩정강인대의 구축과 무릎뼈의 운동성 평가

자세: 바로 누워 무릎을 편다.

방법: 무릎뼈 외측을 들어 준다.

해석: 양성 검사 = 무릎뼈를 들어 줄 수 없는 경우

Noble 검사 (NOBLE' S TEST)

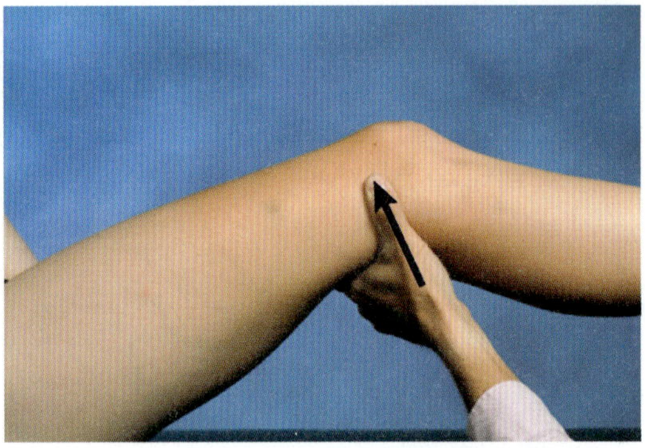

목적: 엉덩정강인대 자극 정도 평가

자세: 무릎과 엉덩관절을 90° 씩 구부린다.

방법: 무릎을 펴면서 넙다리뼈 외측에 압박을 준다.

해석: 양성 검사 = 30° 굽힘위치에서 넙다리뼈 외측에 통증 또는 염발음이 발생.

Ober 검사 (OBER' S TEST)

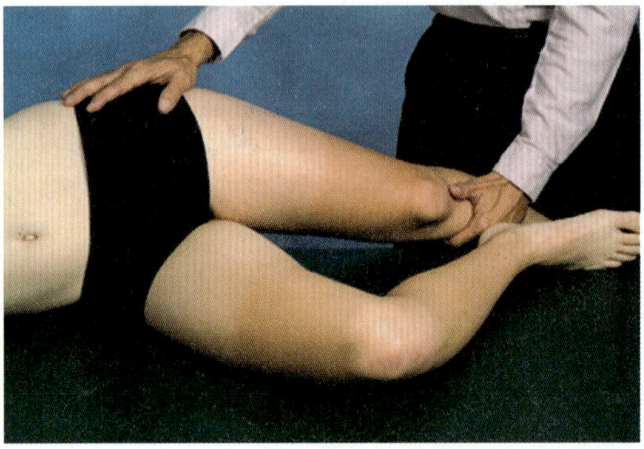

목적: 엉덩정강인대 구축 평가

자세: 옆으로 눕는다.

방법: 엉덩관절을 펴면서 다리가 모여지도록 한다.

해석: 양성 검사 = 다리가 아래로 떨어지며 모여지지 않는다.

Renne 검사 (RENNE' S TEST)

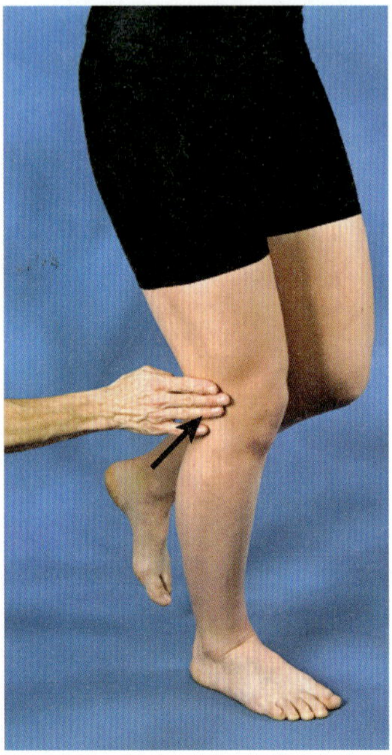

목적: 엉덩정강인대 자극 정도 평가

자세: 바로 선다.

방법: 무릎을 구부리며 넙다리뼈 가쪽에 압박을 가한다.(반쪼그려 앉기)

해석: 양성 검사 = 30° 굽힘 자세에서 넙다리뼈 가쪽에 통증이나 염발음이 발생

축전위 검사 (PIVOTSHIFT TEST)

목적: 앞가쪽 불안정성 평가
자세: 바로 눕는다.
방법: 외반력을 준 상태에서 무릎을 완전 폄 위치에서 굽힘시킨다.
해석: 양성 검사 = 아탈구되어 있던 정강뼈 고평부가 갑자기 정복된다.

Stutter 검사 (머뭇거림 검사) (STUTTER TEST)

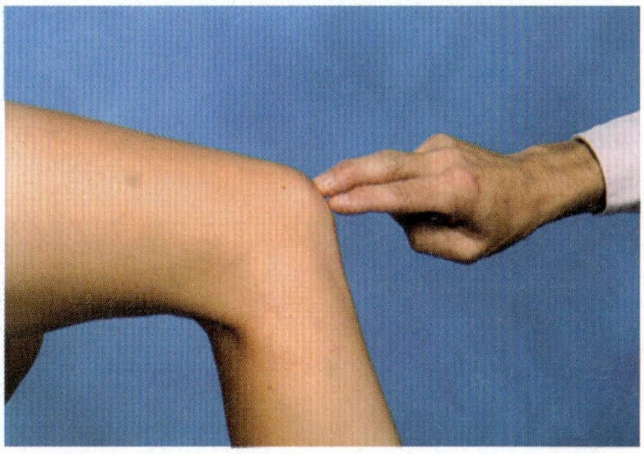

목적: 안쪽 추벽 자극 검사
자세: 테이블 가장자리에 무릎을 구부리고 앉는다.
방법: 손가락을 무릎뼈 중심에 가볍게 놓고 무릎을 천천히 편다.
해석: 양성 검사 = 무릎이 펴지는 동안 무릎뼈가 머뭇머뭇거리게 된다.

무릎뼈 활줄 검사 (PATELLAR BOWSTRING TEST)

목적: 안쪽 추벽 검사
자세: 바로 눕는다.
방법: 구부렸다 폈다를 반복하는 동안 무릎뼈를 안쪽으로 민다.
해석: 양성 검사 = 덜컹거리는 느낌이 난다.

Wilson 검사 (WILSON' S TEST)

목적: 안쪽 넙다리뼈 관절융기의 골연골염 검사
자세: 바로 누워 무릎을 90° 굽힌다.
방법: 무릎을 펴면서 정강뼈를 안쪽돌림한다.
해석: 양성 검사 = 통증이 30° 굽힘, 안쪽돌림 시에 통증 발생, 정강뼈 바깥돌림 시 통증 감소 시에 반월상 연골판 이상 배제 필요

감별진단 (Differential diagnosis)

병리/발생기전	징후/증상
슬개낭종(Baker's cyst) - 만성적 자극에 의한 후방관절낭의 결손	■ 반막모양근이나 안쪽 장딴지근의 골프공 크기의 양성종양, 무릎을 최대한 편 후에 촉지 ■ 무릎 관절운동(ROM)이 감소하며, 아프고 뻣뻣해짐 ■ MRI로 도움이 됨; DVT & tumor 감별 필요
정강이 부목 / 전방 - 앞정강근, 긴엄지폄근, 긴발가락폄근의 과사용증후군, 오래 달리기나 부적절한 연부조직 상태, 후족부 내반으로 생긴 과도한 모음	■ 앞정강근 전방의 통증 ■ 저항을 주며 후방 굽힘, 모음 시 통증 ■ 발바닥굽힘, 외반으로 스트레칭 시에 통증 ■ 제2발허리뼈머리(중족골두)와 먼쪽 엄지발가락 안쪽의 통증과 굳은 살 ■ 장딴지근의 구축 ■ 보행 시 뒤꿈치 통증 ■ X-ray; 스트레스 골절과 감별 필요
정강이 부목 / 후방 - 긴엄지굽힘근, 긴발가락굽힘근의 과사용증후군, 후족부 내반을 보상하기 위한 갑작스러운 내반, 뒤정강근의 부하 증가	■ 제2>제3>제4 발허리뼈머리(중족골두) 아래의 굳은 살 형성 ■ 정강이 뒤안쪽, 안쪽 복사뼈 후방의 통증 ■ 제1발허리발가락(MTP)관절의 과운동성 ■ 저항을 주며 내번, 발바닥 굽힘 시 통증 ■ 외번(eversion) 후방굴곡을 하며 스트레칭 시 통증 ■ X-ray; 스트레스 골절과 감별 필요

계속

병리/발생기전	징후/증상
구획증후군 – 정강이 부목의 진행으로 근육의 미세 순환 감소; 남 > 여, 우 > 좌 주의: 응급상황으로 빠른 후송이 필요 (얼음을 대고, 압박은 피한다.)	■ 체액의 증가로 조직내압 증가; 정상 ≤10mm Hg, 20mm Hg 이상 시 혈류 감소, 30mm Hg 이상 시 괴사 ■ 긴엄지폄근의 허혈 ■ 피부는 따뜻하거나 딱딱함 ■ 관절 움직임 시 통증; 족하수 (foot drop) ■ 제1발가락사이관절 사이의 감각소실이 가장 신빙성 있는 징후 ■ 맥박은 마지막까지 정상인 경우가 많고 근육 괴사(muscle necrosis)나 신경 손상을 막기 위해 4~6시간 내에 수술 필요함 ■ MRI나 압력 측정
활액낭염 – 기계적 자극 ■ 무릎뼈 전방(prepatella) = 운동 시 흔함 = 무릎 앞에 충격이 가해지는 스포츠 활동 ■ 무릎뼈 하방(infrapatella) = 성직자의 활액막염 = 무릎꿇음 ■ 거위 발건(pes anserine) = 장거리 달리기 선수, 퇴행성 관절염을 가진 중년 이후의 여성	■ 국소 발열감 ■ 국소적 달걀모양의 종창 ■ 활액낭 아래 2~4 cm 통증 ■ 염발음 ■ 능동/수동관절운동 시 불편감 ■ MRI로 확진
오금근 힘줄염 – 과사용, 내리막길 달리기, 갑작스런 멈춤 반복 등으로 발생	■ 운동 후 무릎 후외방의 통증, 계단을 내려올 때 통증 ■ 염발음 ■ 양반다리할 때 통증 ■ MRI가 도움이 될 수 있음; 엉덩정강인대, 두갈래근힘줄염 감별 필요

계속

병리/발생기전	징후/증상
도약슬(Jumper's Knee) = 무릎뼈 힘줄염(골격이 미숙한 상태에서 가장 흔함) 도약이다. 발로 참, 달리기 등에 의한 견열 과사용 손상	■ 무릎힘줄 부착 부위의 압통과 저항을 주며 무릎을 펼 때 통증 ■ 국소적 염발음 및 종창 ■ Q-각 상승 ■ 오스굿씨병(Osgood-schlatter' s), SLJ, & 활액낭염을 감별해야 함 ■ MRI로 확진
엉덩정강인대 마찰 증후군 - 엉덩정강인대의 구축으로 반복되는 자극과 마찰, 정강뼈를 안쪽돌림과 엎침, 내반슬 등으로 인해 발생 몸쪽 통증 = 엉덩이 증후군 먼쪽 통증 = 달리기 주자의 무릎	■ 내리막길 주행 시 통증 ■ 체중 부하하고, 30° 무릎 굽힘 시 통증 ■ 가쪽 넙다리뼈 관절융기 위의 압통 ■ 양성 검사: Ober, Noble, Renne 검사 ■ X-ray (-) ■ 넙다리돌기 활액낭염(trochanteric bursitis), 골연골염(osteochnoditis) 감별 필요 ■ MRI나 초음파로 확진
추벽 증후군 - 직접적 가격이나 부적절하고 익숙하지 않은 동작 반복	■ 안쪽 넙다리관절융기 통증; 안쪽에 줄 모양의 조직 촉지 ■ 소리가 나거나, 잠김, 불안정감 ■ 최대 굽힘 시 통증 ■ McMurray 검사 위양성 ■ 양성 검사: stutter 검사, 추벽, 극장 징후 & bowstring ■ 무릎넙다리 주행 이상 감별 필요 ■ X-ray는 정상; MRI를 통한 비침습적 방법으로 후벽 확인 가능 ■ 관절경을 통해 추벽 확인 가능

계속

병리/발생기전	징후/증상
연골연화증 - 부적절한 생역학으로 인해 무릎뼈 관절연골 약한 엉덩관절 바깥돌림근	■ 전방 무릎 통증; 계단 이용 시 통증, 염발음 ■ 넙다리네갈래근 안쪽갈래 위축; 엉덩관절 바깥돌림근 약화 ■ 무릎관절 외반 증가, Q-각 증가 ■ 양성검사: 극장 징후, Clarke 검사, Fairbank 검사 ■ MRI로 확진
무릎뼈 아탈구 - 과도한 정강뼈 바깥돌림, 엎침, 상위 무릎뼈, 가쪽지지띠 구축, 엉덩관절 바깥돌림근 약화 (Q각, 넙다리뼈 회전 증가)	■ 삼출액으로 넙다리네갈래근 안쪽갈래 약화 ■ 양성 검사: 무릎뼈 경사, 무릎뼈 불안감 ■ 안쪽 무릎뼈 변연부의 압통 ■ 무릎과 엉덩관절을 90° 씩 구부리고 앉았을 때 무릎뼈가 상방 외측을 향함 ■ 무릎관절 불안정감 또는 염발음 발생 ■ Q-각 증가 ■ X-ray로 골연골편 또는 골절을 진단할 수 있음
무릎뼈 골절 - 직접적 가격에 의해 발생	■ 통증 및 "dome" 삼출액; 촉지 결핍 ■ 폄 불가능 ■ X-ray로 확진
가쪽곁인대 염좌 - 내반 부하에 의해 가쪽곁인대의 파열 또는 늘어남	■ 가쪽 무릎의 열감과 종창 ■ 가쪽 무릎관절면의 압통 (그림-4 지점 촉지) ■ 관절운동 범위로 정상 ■ 내반 부하 검사(+) ■ MRI나 관절조영술로 확진 ■ 견연 골절, 성장판 손상 감별 위해 (-)X-ray 필요함

계속

병리/발생기전	징후/증상
안쪽곁인대 염좌 - 외반 부하에 의해 안쪽곁인대의 파열 또는 늘어남	■ 굽힘이 90°로 제한 됨 ■ 심부인대 파열 시 무릎 속 출혈 발생 ■ 외반 부하 검사(+) ■ 안쪽 무릎 관절면의 압통 ■ MRI나 관절 조영술로 확진 ■ 견열골절, 성장판 손상 감별 위해 x-ray 필요함
전방십자인대 손상 - 방향 전환이나 외반 바깥돌림하며 감속, 발바닥굽힘하며 무릎의 과다굽힘 시 발생	■ 끊어지는 소리와 함께 2시간 내 관절 내 피가 찬다 ■ 정강뼈 뒤가쪽의 극심한 통증 ■ 불안정성 ■ 양성검사: 전방전위검사, Lachman, pivot shift 검사 ■ KT 1000/2000에서 5 mm 이상의 전위 ■ X-ray 음성; MRI가 필요 ■ 혈관절증
후방십자인대 손상 - 자동차 앞 대시보드(dashboard) 손상, 무릎 90° 이상 구부린 상태에서 전후방 간격	■ 약간의 종창; 수일 후 멍이 듬 ■ 무릎 통증과 오금부위(popliteal fossa)의 압통 ■ 운동 가능할 수 있음 ■ 양성검사: 후방전위검사, 후방 Lachman, 후방전위징후 검사 ■ X-ray 상(-); MRI로 진단 ■ 혈관절증

계속

병리/발생기전	징후/증상
반월상 연골 파열 - 체중부하, 과다폄 시 회전력에 의해 발생, 정강뼈 바깥돌림, 내측 손상, 정강뼈 안쪽돌림, 외측 손상 *특징적 손상:* 소아 = 장축과 변연부 파열 10대 = 양동이 손잡이 파열	■ 내번/외반 부하 음성 ■ 과도한 굽힘, 펼 때 통증 ■ 1-3일에 걸쳐 점차 종창 증가 ■ 관절면 통증 ■ 양성 검사: McMurray 검사 Apley 검사 ■ 전반부는 폄 시 후방부는 굽힘 시 잠기고, 안쪽으로 10°-30° 굽힘, 가쪽 70° 이상 굽힘. ■ X-ray로 골절, 종양(tumor), 유리체 감별 ■ MRI로 가성 파열 감별
퇴행성 관절염(DJD) - 노화, 부적절한 생역학, 반복된 외상	■ 관절면 염발음 ■ 부종으로 인한 과다폄 불가능 ■ 보행 시 입각기 감소 ■ '겔(gelling)' 현상 = 염증으로 활액이 끈끈함 증가 ■ 전내측 통증 및 뻣뻣해짐 ■ 관절 간격 감소, spurring, 골극 형성
오스굿씨병 - 넙다리뼈의 과도한 성장으로 인한 정강뼈 골단염은 정강뼈 몸쪽 성장판 부위의 견열 손상을 가져올 수 있다; 가족력; 8~15세 사이, 남>여	■ 정강뼈결절 및 먼쪽 무릎힘줄의 간헐적 통증 ■ 정강뼈거친면의 비대 ■ 네갈래근 긴장과 뒤넙다리근육 관절운동(AROM) 감소 ■ 폄 지연 ■ (+) Ely 검사 ■ (+) X-ray 외측면 촬영 시 견열 골절 ■ 무혈성 괴사 감별

계속

병리/발생기전	징후/증상
SLJ 증후군 - 무릎뼈 힘줄의 과사용 및 과도한 폄; 10-14세 남자	■ 무릎뼈 먼쪽의 압통과 전방 무릎 통증 ■ 통증성 파행 ■ 무릎 관절운동 감소 ■ X-ray = 외측면= 무릎뼈 먼쪽의 골편
골화성 근염 - 외상으로 인한 근육의 석회화, 혈종형성후 2~3주에 석회화, 4~8주에 골화가 됨; SCI 또는 TBI 이후 신경성으로 본다.	■ 발열감, 압통 ■ 관절운동 감소 ■ 손상된 근육 수축 시 통증 ■ 2-3주 후 X-ray, MRI로 조기진단 가능
이소성 화골염 - 직접적 외상에 의한 근육의 골화	■ 관절운동(ROM) 감소 ■ 손상된 근육힘 약화 ■ 압통(TTP), 종창, 발적 ■ 2-3주 후 X-ray, MRI로 조기진단 가능
박리성 골연골염 - 연골밑뼈 손상, 점진적 진행; 외상이나 성장판 이상으로 발생; 안쪽 넙다리관절융기 뒤가쪽에 호발; 10~18세 남>여	■ 무릎 삼출액 ■ 무릎 굽힘/폄 시 염발음, 삼출액 ■ 모호한 통증 ■ 통증성 파행 ■ Wilson 검사 ■ 안쪽 넓적다리 관절융기 압통 ■ X-ray는 민감도 낮음, MRI나 골주사 검사 필요

제 8 장

발과 발목관절(Ankle & Foot)

해부학 (Anatomy)

발목 인대의 안쪽면 (medial view of ankle ligaments)

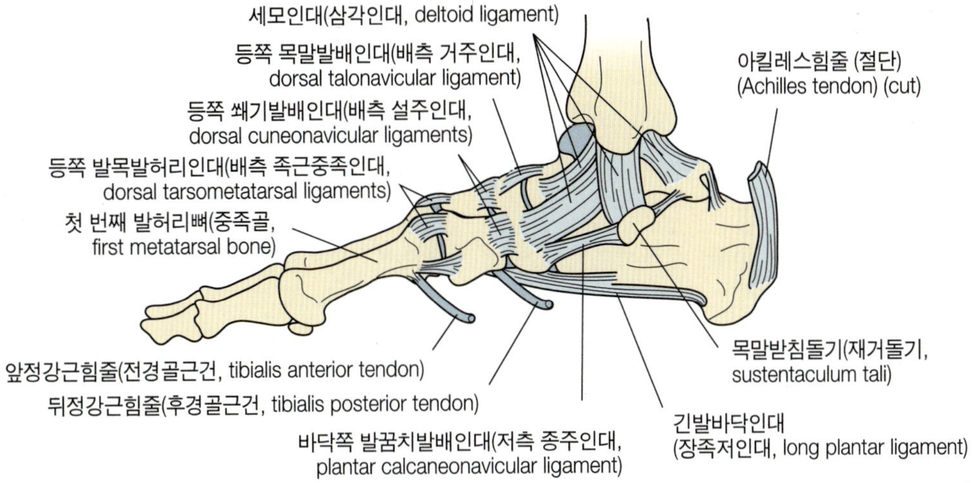

발목 인대의 가쪽면 (lateral view of ankle ligaments)

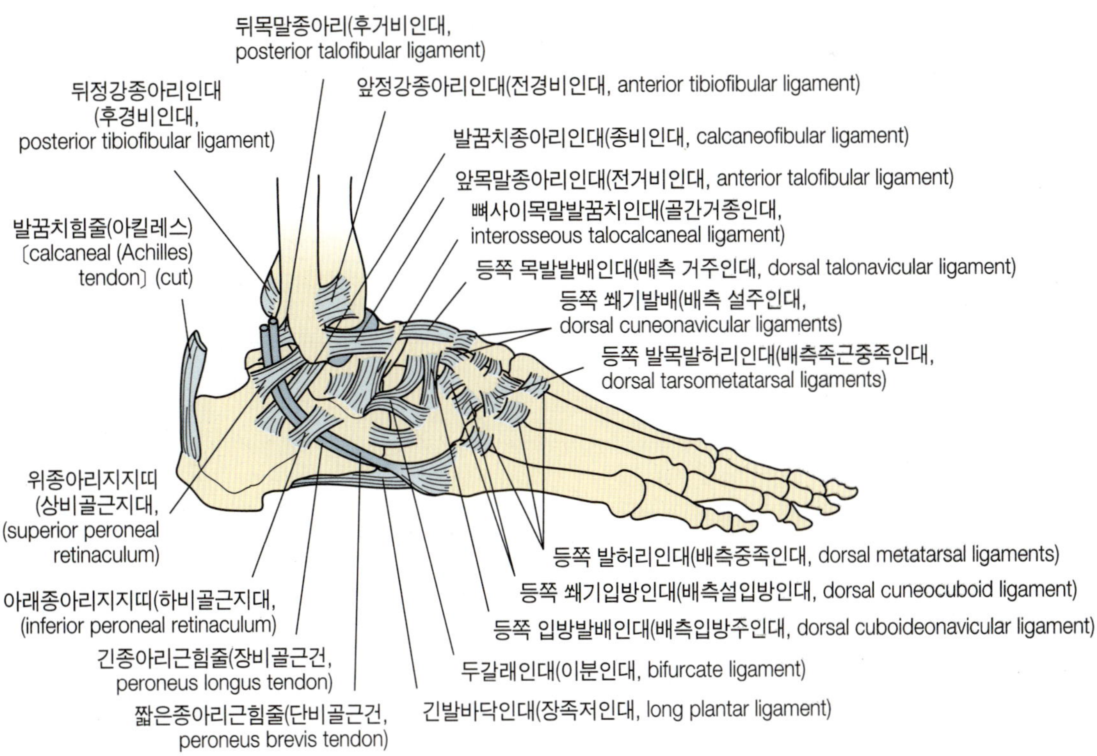

내과적인 위험 징후 (Medical red flags)

- 저린감 = 양말 착용 양상의 분포
  - 당뇨
  - 납/수은 중독
- 통풍
  - 종창 및 압통, 제1발허리발가락관절(MTP), 발목관절
  - 관절운동 시 통증
  - 건드릴 때 민감한 통증
- '라임' 병(Lyme's disease)
  - 소 눈 모양의 발적
  - 감기양상의 증상
- 양측 발목 부종 혈압↑, 비스테로이드성 소염제 사용으로 인한 신장의 혈관 수축

복합 국소 통증 증후군(Complex regional pain syndrome)

1 단계(stage)	■ 작열감, 쑤심, 압통(tenderness), 관절 강직(stiffness) ■ 부종, 온도 변화 ■ 손톱 성장 증가 & 발의 털 증가
2 단계(stage)	■ 통증, 부종(swelling), 관절 강직 증가 ■ 통증의 위치가 모호해 짐 ■ 피부색과 질감(texture) 변화
3 단계(stage)	■ 통증이 발 전체로 전달 ■ 신경 전달 속도 감소 ■ 근육 위축

방사선 검사 (Imaging)

오타와(Ottawa)와 발목관절 규칙

손상 시 발목의 x-ray 검사로 아래의 사항이 만족하는 경우에만 필요하다:

- 안쪽복사뼈(내측복사골) 후방 6 cm 근처의 뼈 압통
- 가쪽복사뼈(외측복사골) 후방 6 cm 근처의 뼈 압통
- 손상직후 *양발*에 체중부하를 완전히 할 수 없는 경우와 네 발자국을 다닐 수 없는 통증

통계: 성인 : 민감도 = 95%–100%, 특이도 = 16%
어린이: 민감도 = 83%–100%, 특이도 = 21%–50%

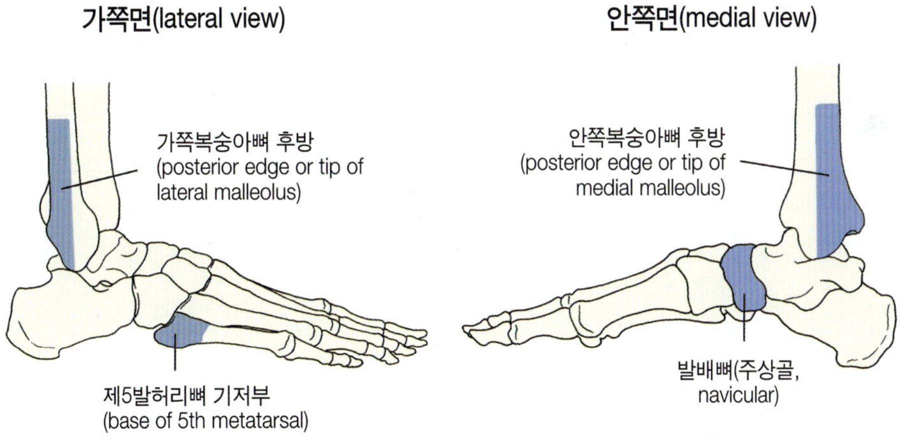

오타와 발 규칙

손상 시 발의 x-ray 검사는 아래의 사항을 만족하는 경우에만 필요하다:

- 발배뼈 압통
- 제5발허리뼈 기저부 압통
- 손상직후 *양발*에 체중부하를 완전히 할 수 없는 경우와 네 발자국을 다닐 수 없는 통증

통계: 성인 : 민감도 = 93%–100%, 특이도 = 12%–21%
어린이: 민감도 = 100%, 특이도 = 36%

검사 항목 (Toolbox tests)

발목 손상 평가 방법 및 점수			
주관적 평가		**정상적으로 보행이 가능할까요?**	
증상 없음	15	예	15
약간	10		
중간	5	아니오	0
매우 심함	0		
계단 내려오는 것이 가능한가요?		**정상적으로 달릴 수 있을까요? (44계단 정도)**	
예	15	18초 내	10
아니오	0	18~20초	5
		20초 이상	0
다친 다리의 뒷꿈치로 서 있을 수 있을까요?		**다친 다리의 발가락으로 서 있을 수 있을까요?**	
40초 이상	10	40초 이상	10
30-39초	5	30~39초	5
30초 이하	0	30초 이하	0
다친 다리로 한발로 설 수 있을까요?		**발목관절 불안정중**	
55초 이상	10	안정 (5 mm)	10
50-54초	5	중증도 (6-10 mm) 5	
50초 이하	0	매우 심함 (>10 mm)	0
후방 굴곡 범위		**전체 점수**	
10° 이상	10		
5°-9°	5		
5° 이하	0		
점수 매기기: 모든 점수의 합 매우 좋음 = 85-100; 좋음 = 70-80; 보통 = 55-60; 좋지 않음 ≤50			

Source: From American Journal of Sports Medicine, 22(4):462-9, 1994 Jul-Aug.

발 기능 평가

각 항목에 표시하시오.

발 통증이 얼마나 심한가요?

	통증 없음									상상할 수 있는 가장 심한 통증
가장 심할 때										
아침										
맨발로 걷기										
맨발로 서 있기										
신발 신고 걷기										
신발 신고 서 있기										
보조기 사용하고 걷기										
보조기 사용하고 서 있기										
일과를 끝낸 후										

얼마나 어려운가요?

	아무 어려움 없음									매우 어려워 할 수 없다
집에서 걷기										
밖에서 걷기										
4 블록 걷기										
계단 오르기										

얼마나 어려운가?

	불편함 없음									매우 불편해 가능함
계단 내려오기										
발끝으로 서기										
의자에서 일어서기										
길턱 넘기										
빨리 걷기										

계속

발 기능 평가 – *계속*

각 항목에 표시하시오.

발의 통증으로 시간을 얼마나 많이 소모하는가요?

	없음									모두
집에 머무는 시간										
침대에 있는 시간										
활동의 제한										
실내 보조기구 사용										
실외 보조기구 사용										

전체 점수: ______________________

점수 매기기: **모든 점수를 더하고, 100을 곱한다.**

점수가 클수록 장애가 심함.

Source: From Journal of Clinical Epidemiology, 44(6):561–570, 1991.

전이 통증 양상 (Referral patterns)

근육통의 전이 양상

긴 & 짧은 종아리근(장 · 단 비골근, peroneus longus & brevis)

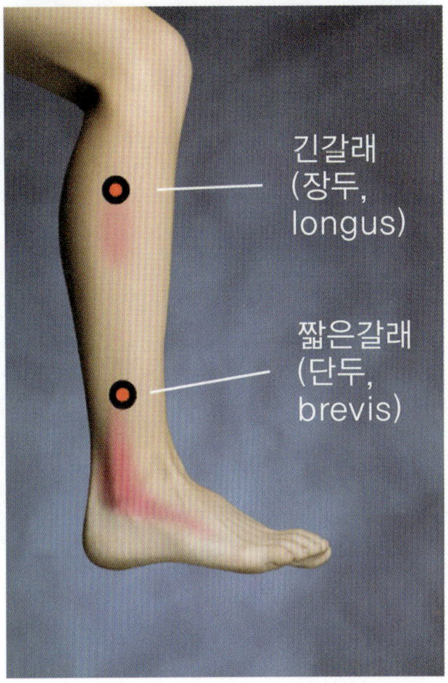

셋째종아리근(삼차비골근, peroneus tertius)

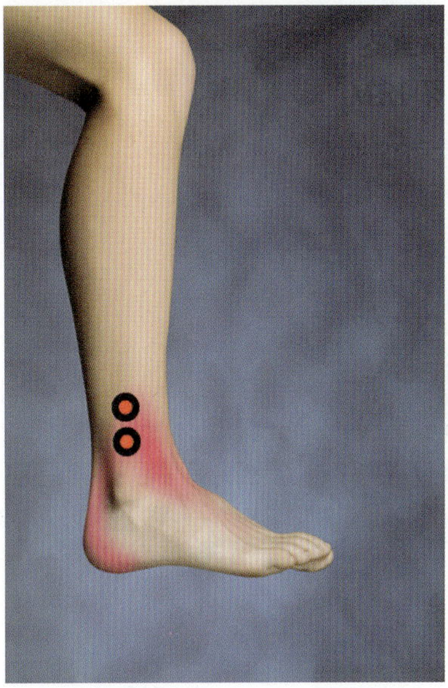

앞정강근(전경골근, tibialis anterior)

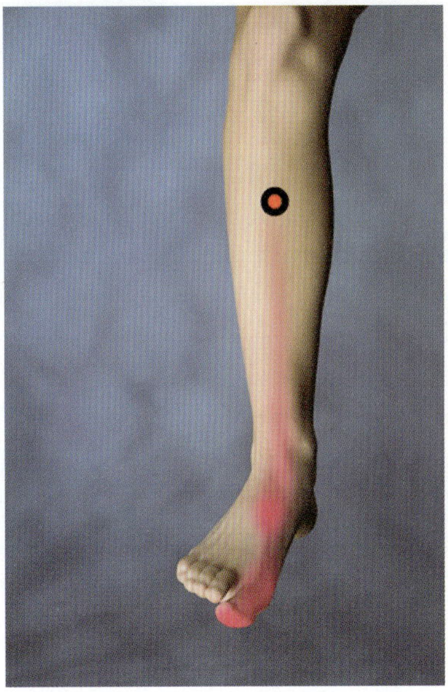

긴엄지굽힘근(장무지 굴곡근, flexor hallucis longus)

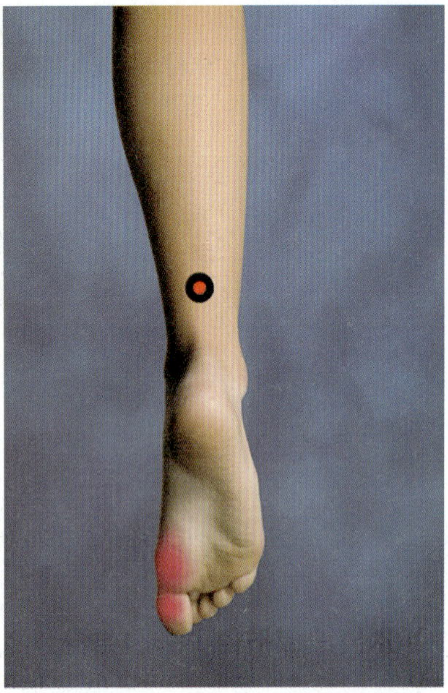

긴발가락굽힘근(장족지 굴곡근, flexor digitorum longus)

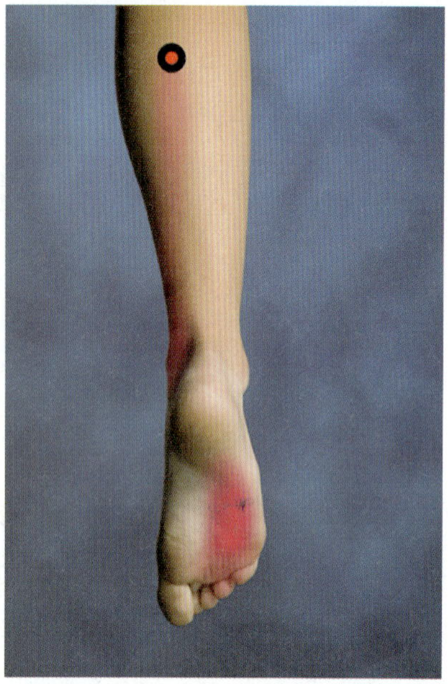

긴발가락폄근(장족지 신전근, extensor digitorum longus)

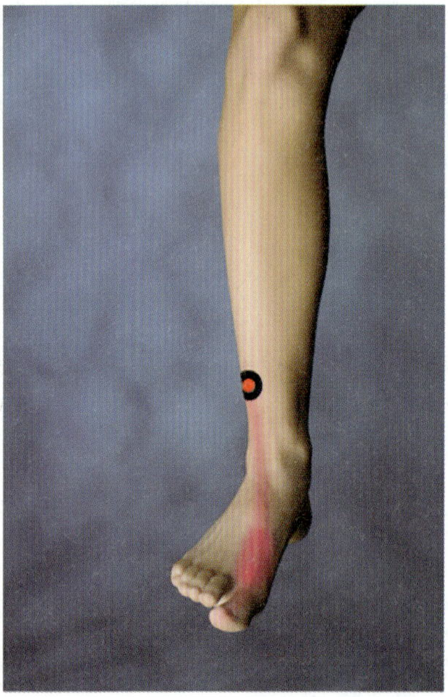

긴엄지폄근(장무지 신전근, extensor hallucis longus)

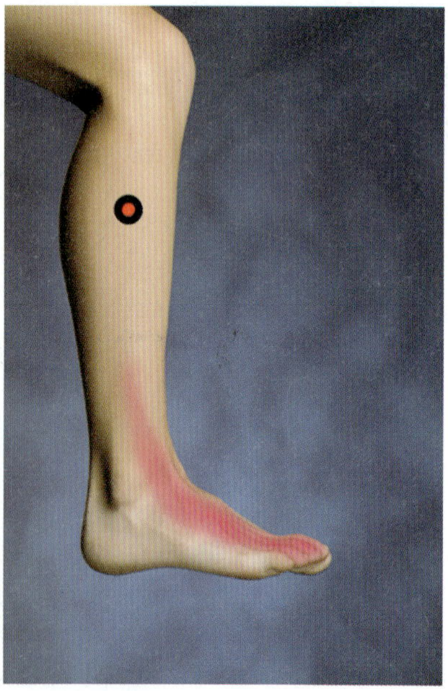

시진 (Visual inspection)

- 망치 발가락(Hammer toe) = 발허리발가락관절(MTP)과 먼쪽발가락사이관절(DIP)의 과다폄과 몸쪽발가락사이관절(PIP)의 굽힘, 보통 엄지발가락 외반 변형 동반, 신발 착용 시 통증
- 무지외반증 = 제1발허리발가락관절 간각, 20° 이상
- 긴엄지발 = 첫 번째 발허리뼈(MT) > 2nd > 3 > 4 > 5
- 엄지 제2발가락 동균발 = 첫 번째 발허리뼈(MT) = 2nd MT > 3 > 4 > 5
- 긴 제2발가락 발 = 첫 번째 발허리뼈(MT) < 2nd > 3 > 4 > 5
- 목말밑관절 중립 = 전족부를 수동적으로 등쪽굽힘과 회내전한 후 목말뼈(거골, talus) 위치 파악

촉지 방법 (Palpation pearls)

- ***발등동맥(dorsalis pedis artery)*** = 제1, 2 발허리뼈(중족골) 사이의 발등
- ***목발받침돌기(sustentaculum tali)*** = 발목 안쪽복사뼈 아래의 작은 돌출부
- ***종아리결절(peroneal tubercle)*** = 가쪽복사뼈에서 먼쪽 1인치에 솟은 뼈 융기
- ***바닥근(plantaris)*** = 무릎관절 굽힌 후 종아리뼈머리 후방면의 안쪽에서 촉지, 약간의 몸쪽 움직임과 가쪽 장딴지 갈래를 지나 구르기; 몸쪽/가쪽에서 먼쪽/안쪽으로 진행
- ***앞정강근(tibialis anterior)*** = 정강뼈 축 외측을 따라서 내려오다 안쪽 쐐기뼈의 안쪽에 부착
- ***긴발가락폄근(extensor digitorum longus)*** = 발가락을 펴는 동안 폄지지띠 위에서 힘살 근육들 중 앞정강근과 종아리근 사이에 위치

상방 그림(superior view)

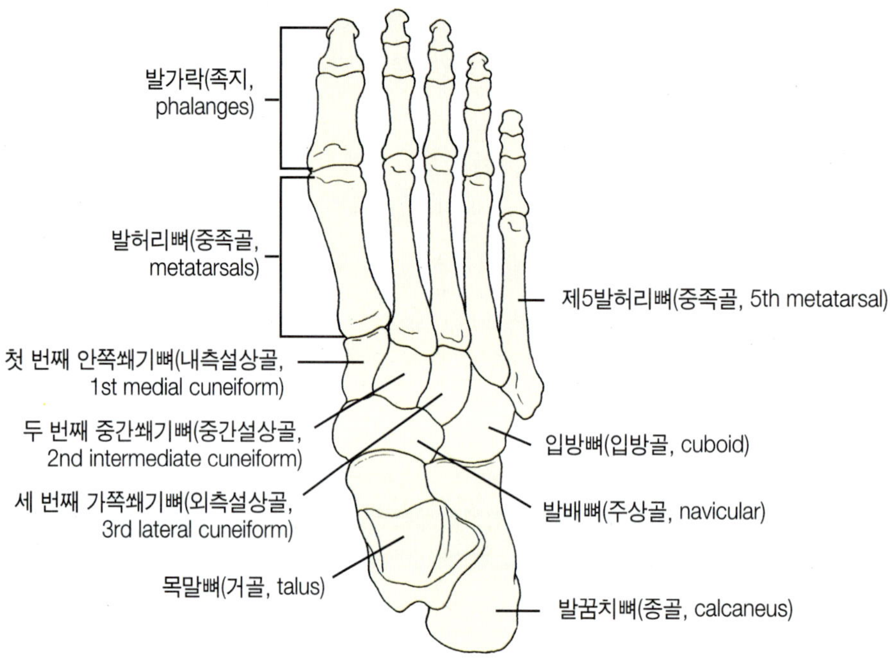

A

하방그림(inferior view)

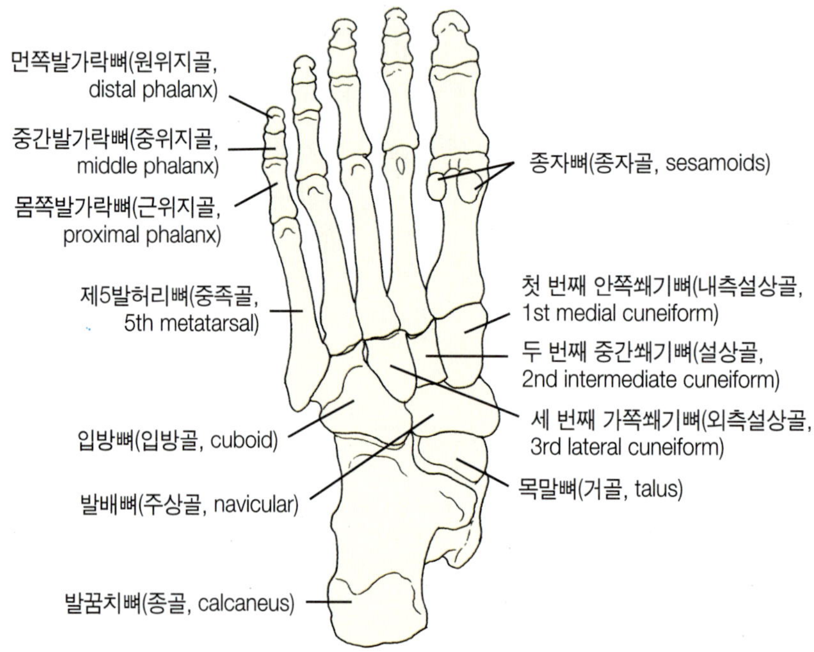

긴발가락폄근과 긴엄지폄근 (Extensor digitorum & ext hallucis)

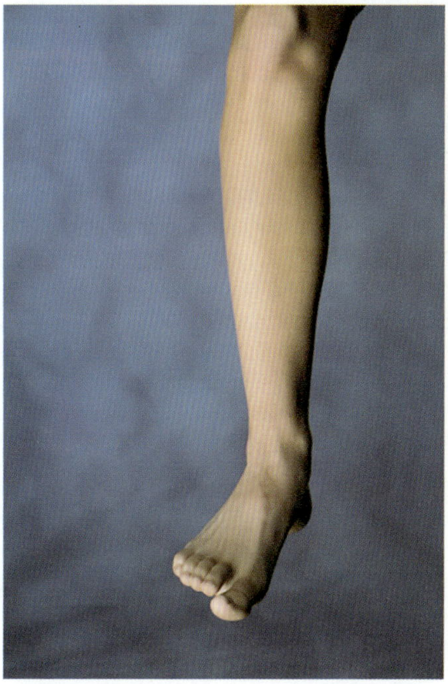

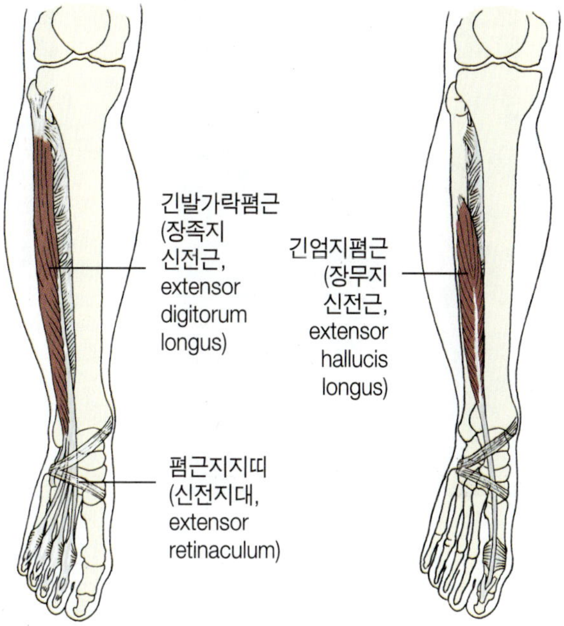

장딴지빗근(족저근, plantaris)

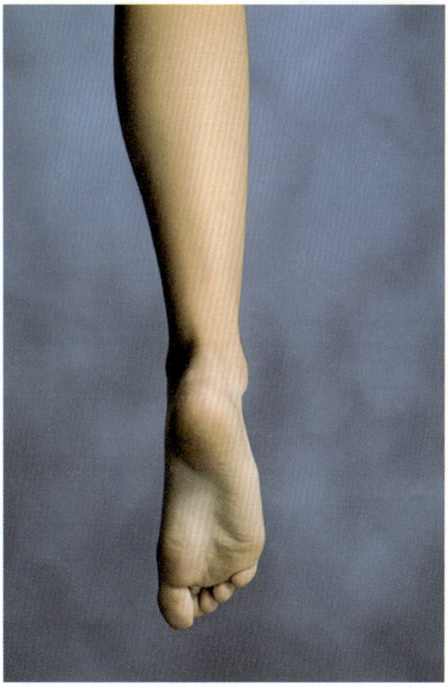

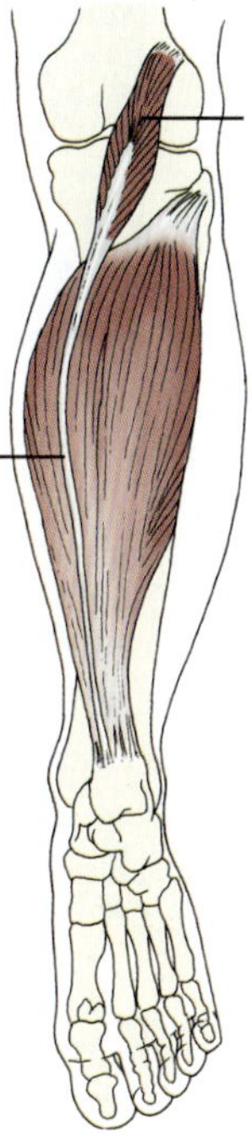

발목 가쪽 구조(Lateral ankle structures)

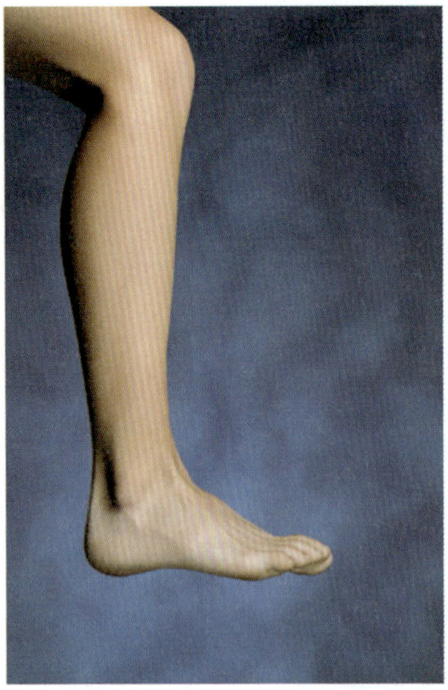

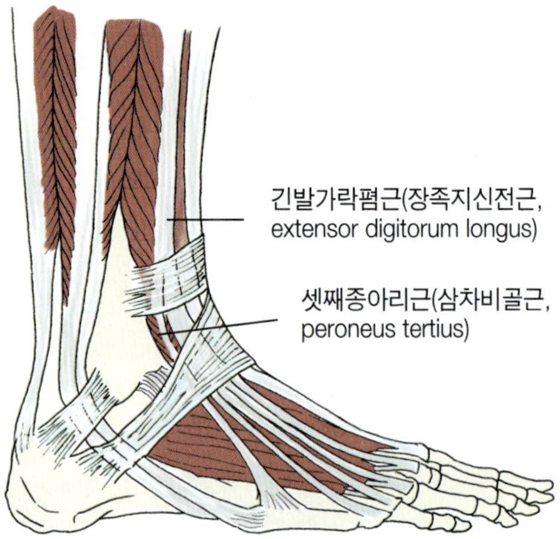

발목 안쪽 구조(Medial ankle structures)

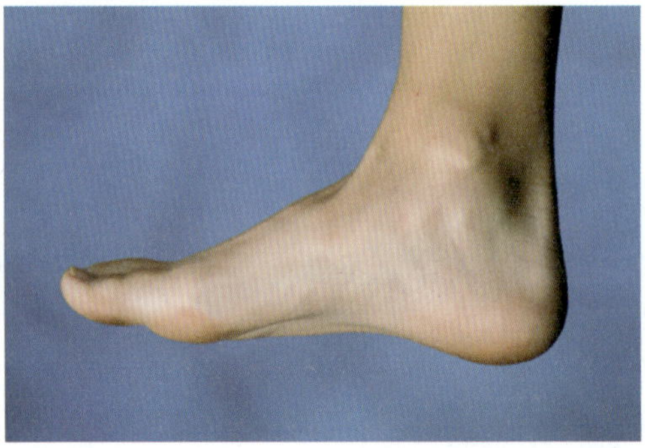

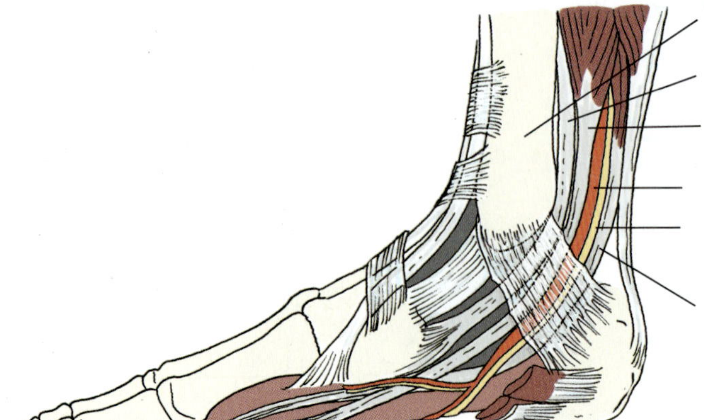

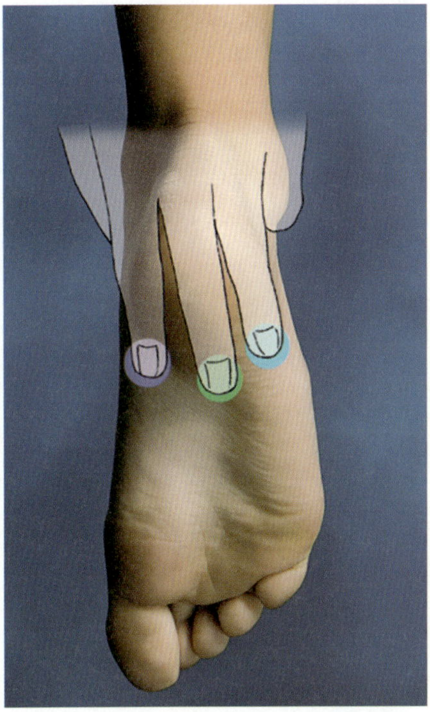

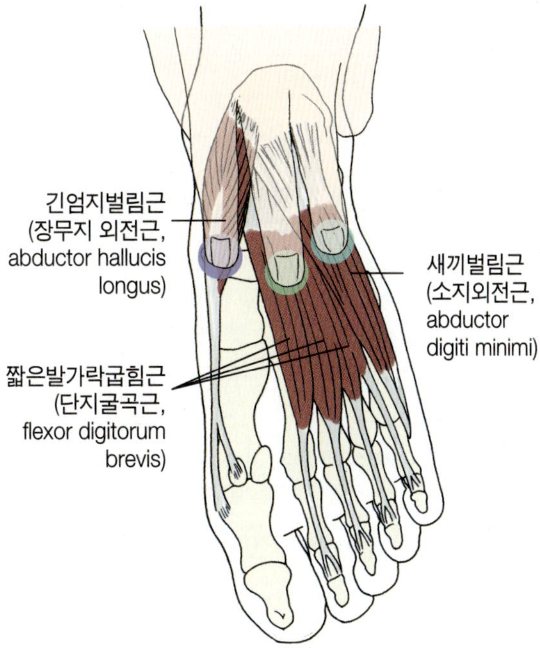

Feiss 선

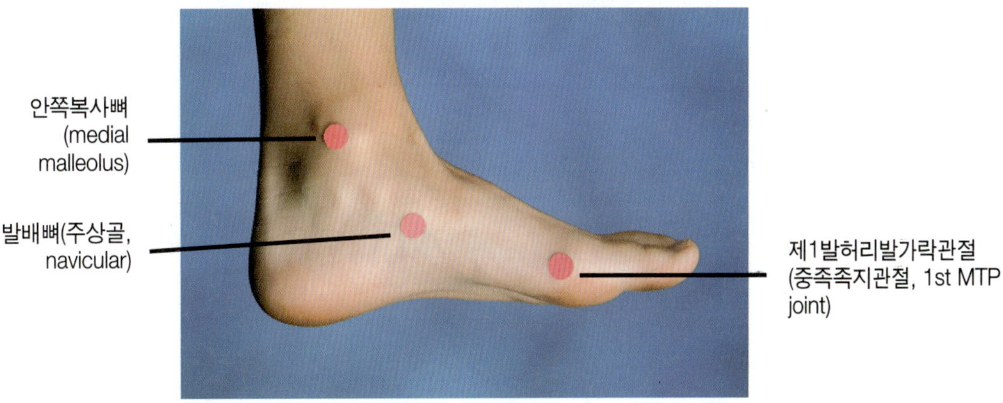

비체중부하 시, 발목 안쪽복사뼈와 제1발허리뼈 머리(중족골두)를 잇는 선, 발배뼈는 이 선 위에 있어야 하며, 체중부하 시, 2/3 이상 발배뼈는 바닥으로 내려가면 안 된다.

Girth 평가 (Girth assessment)

발목 부종 평가 그림-8 방법

1. 가쪽복사뼈에서 먼쪽에서 시작; 안쪽으로 가면서 발배뼈 거친면의 먼쪽으로 이동

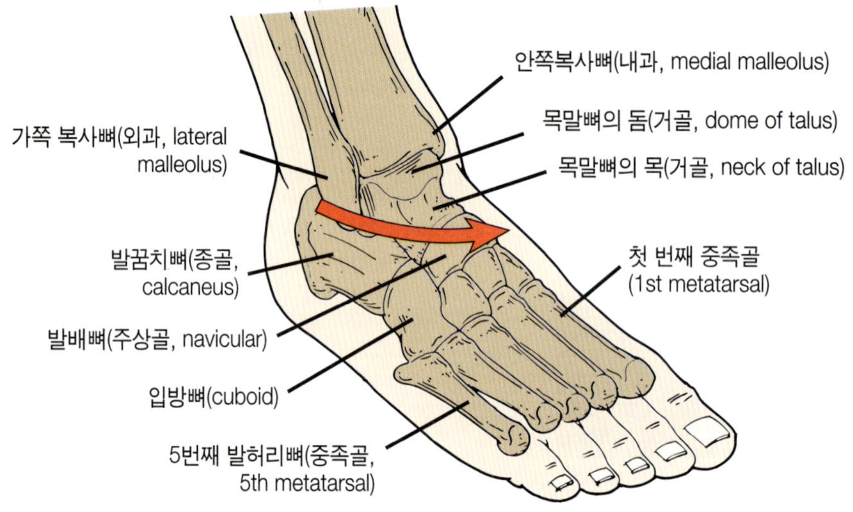

2. 아치 아래에서 5번째 발허리뼈머리의 먼쪽으로

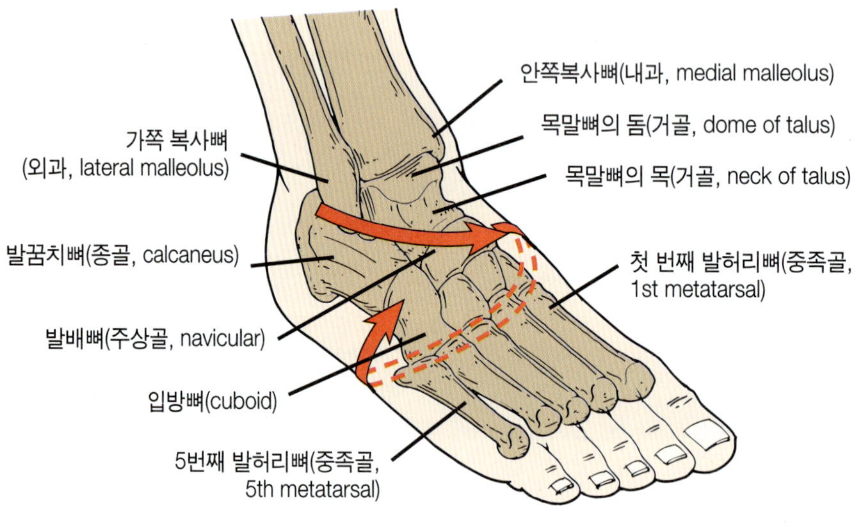

Source: From Gulick, D. sport Notes: Field & clinical Examination Guide. FA Davis, Philadelphia, 2008, page 169.

계속

발목 부종 평가 그림-8 방법 - *계속*

3. 앞정강근힘줄을 가로질러 안쪽복사뼈의 먼쪽 면으로

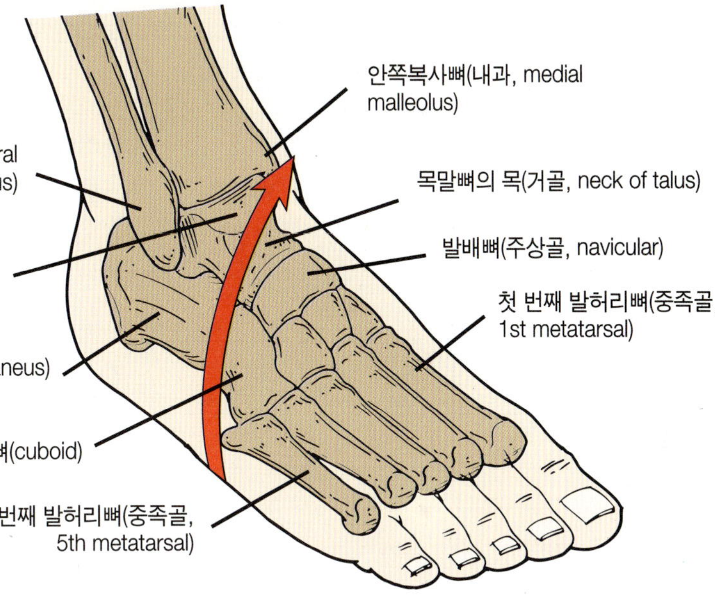

4. 아킬레스힘줄 뒤로 지나서 가쪽복사뼈 이동

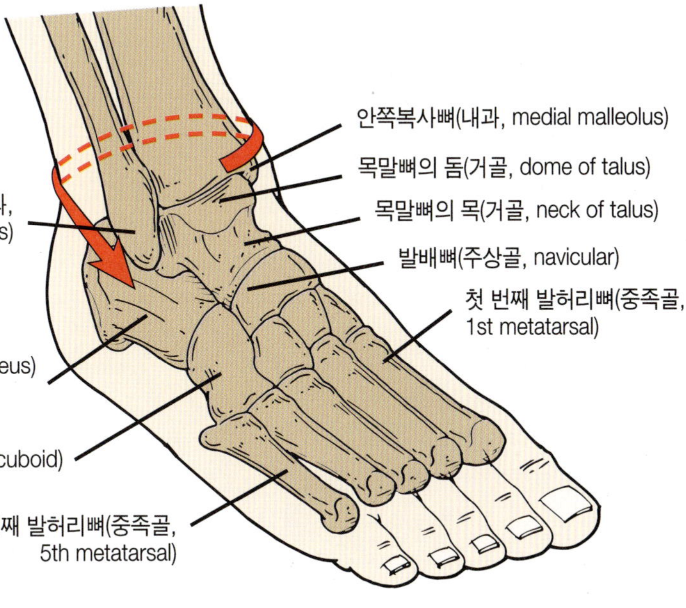

Source: From Gulick, D. 2008, page 170.

발목과 발의 골역동학 (Osteokinematics of the ankle & foot)

정상 관절운동범위 (ROM)		관절 용적이 큰 위치	관절 용적이 작은 위치	정상적 끝느낌	비정상 끝느낌
발바닥굽힘 30°-50° 발등쪽굽힘 20° 내번(inversion) 10°-30° 외번(eversion) 10°-20°		10° 발바닥 굽힘	최대 발등쪽 굽힘	탄력적으로 스트레칭됨	비어있는 느낌 = 인대 손상
제1 발허리 발가락관절	폄 35°	5~10° 폄	최대 폄	연부조직이 늘어나는 느낌	연부조직이 늘어나는 느낌 = 최대 폄 시
제2-5 발허리 발가락관절	굽힘 75°	약간 굽힘	최대 폄	굽힘 / 폄 = 연부조직이 늘어남 / 탄력적 벌림 / 모음 = 인대가 늘어나는 느낌	연부조직이 늘어나는 느낌 = 최대 굽힘 시

발목과 발 운동을 위한 관절역동학
(Arthrokinematics for ankle & foot mobilization)

발목관절 굽힘과 폄	오목한 면: 먼쪽 정강뼈/종아리뼈 볼록한 면: 목말뼈	*발목관절 등쪽굽힘의 메카니즘:* **비체중부하(OKC) -** 목말뼈가 전방으로 구르며 후방으로 미끄러 짐 **체중부하(CKC) -** 정강뼈가 전방으로 구르며 미끄러짐	*발목관절 발바닥굽힘의 메카니즘:* **비체중부하(OKC) -** 목말뼈가 후방으로 구르며 전방으로 미끄러 짐 **체중부하(CKC) -** 정강뼈가 후방으로 구르며 미끄러짐
발목관절 내번과 외번 (inversion/eversion)	오목한 면: 전방 발꿈치뼈 관절면과 목말뼈 후방 볼록한 면: 후방발꿈치뼈 관절면과 목말뼈 전방	*내번의 메카니즘:* **비체중부하(OKC) -** 전방 발꿈치관절 면이 안쪽으로 구르며 미끄러지고 후방 발꿈치뼈 관절면이 가쪽으로 구르며 미끄러짐 **체중부하(CKC) -** 목말뼈가 안쪽으로 구르고 가쪽으로 미끄러지며, 후방에서 목말뼈가 안쪽으로 구르며 미끄러진다.	*외번의 메카니즘:* **비체중부하(OKC) -** 전방 발꿈치관절 면이 가쪽으로 구르며 미끄러지고 후방 발꿈치뼈 관절면이 안쪽으로 구르며 미끄러짐 **체중부하(CKC) -** 전방에서 발꿈치뼈가 가쪽으로 구르며 안쪽으로 미끄러지고 후방에서 목말뼈가 가쪽으로 구르며 미끄러짐
발허리발가락 (MTP)관절 굽힘과 폄	오목한 면: 발가락 볼록한 면: 발허리뼈	*굽힘의 메카니즘:* 발가락이 발허리뼈에 대해 먼쪽 하방으로 구르며 미끄러짐	*폄의 메카니즘:* 발가락이 발허리뼈에 대해 몸쪽 상방으로 구르며 미끄러짐

특수 검사 (Special tests)

전방전위 검사 (ANTERIOR DRAWER)

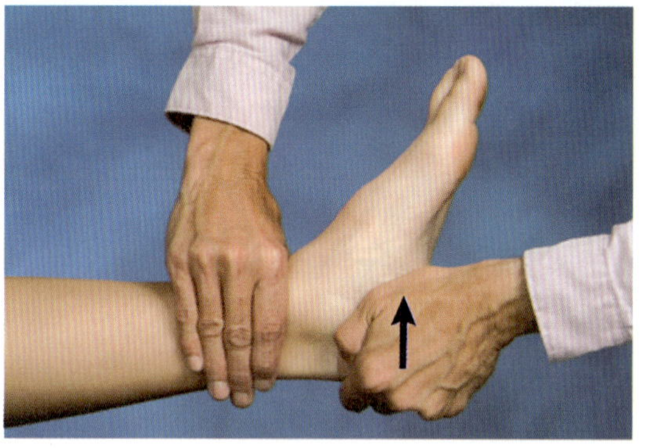

목적: 앞목말종아리인대 이완 평가
자세: 발목을 20° 구부린다.
먼쪽 정강뼈/종아리뼈를 안정화시킨다.
방법: 발꿈치뼈/목말뼈의 후방을 잡고,
전방으로 당긴다.
해석: 양성 검사 = 통증과 과도한 운동

목말뼈 경사 검사 (TALAR TILT)

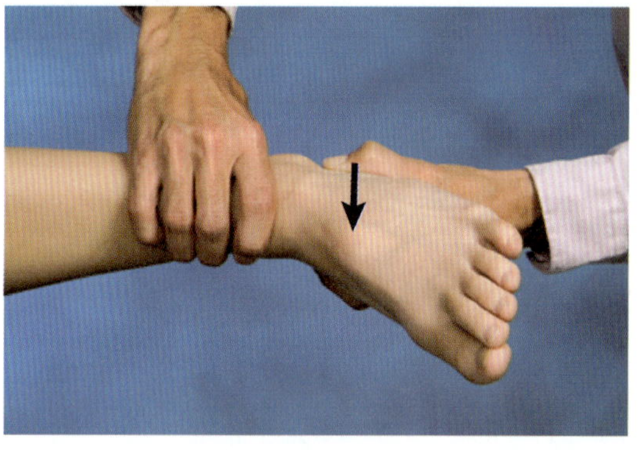

목적: 가쪽인대 불안정 검사–ATF, CF, PTF
자세: 비체중부하로 다리를 잡고, 가쪽인대를 촉지한다.
방법: 발꿈치뼈를 잡고 내번력을 가하면서
목말뼈를 잡아당긴다.
발바닥굽힘(앞목말종아리인대; ATF),
중립자세(발꿈치종아리인대; CF),
발등굽힘(정강종아리인대; PTF)
해석: 양성 검사 = 반대측에 비해 과도하게 벌어지거나 통증 발생

압박 검사 (SQUEEZE TEST)

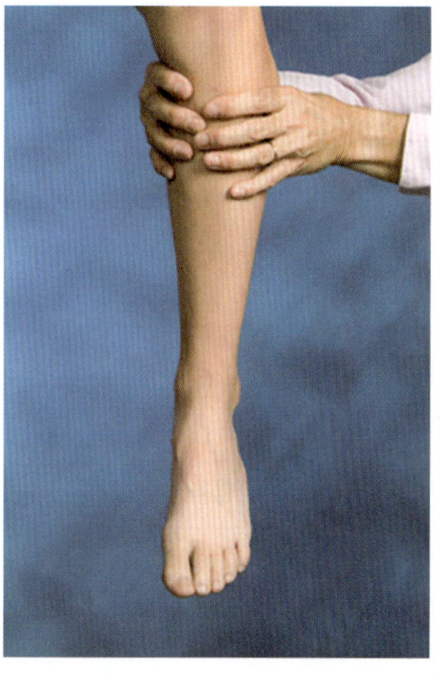

목적: 먼쪽 정강종아리인대 결합 검사
자세: 무릎을 펴고 눕는다.
방법: 몸쪽 정강뼈/종아리뼈에서 시작하며 강하게 정강뼈와 종아리뼈를 압박하며 모으고, 점차 먼쪽으로 진행
해석: 양성 검사 = 인대결합 통증; 먼쪽 정강종아리인대의 통증

Note: 회복시간 = 5 + (0.97×양성인 위치와 발목 사이의 거리) ± 3일

외회전 부하 검사 (뒷꿈치에서 회전)

[ER STRESS TEST(rotate from heel) KLEIGER'S TEST (rotate from forefoot)]

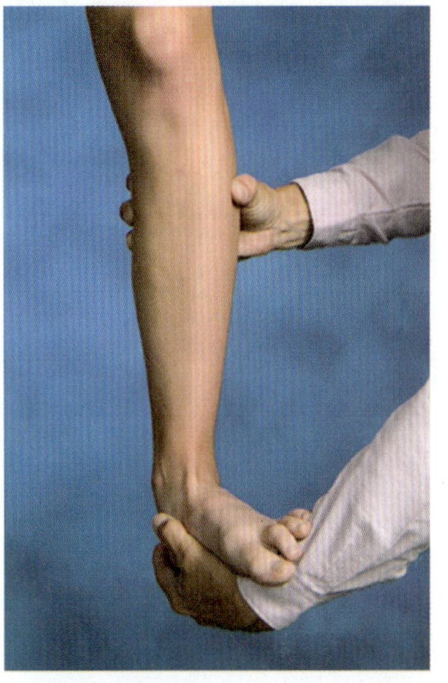

목적: 안쪽 세모인대와 먼쪽 정강종아리인대 결합 평가

자세: 앉아서 다리를 안정시킨다.

방법: 뒤꿈치를 잡고 발바닥굽힘 상태로 외회전하고 다리 발등굽힘 상태로 외회전함.

해석: 양성 검사 = 통증이나 과도하게 벌어짐

윈드러스 검사 (WINDLASS TEST)

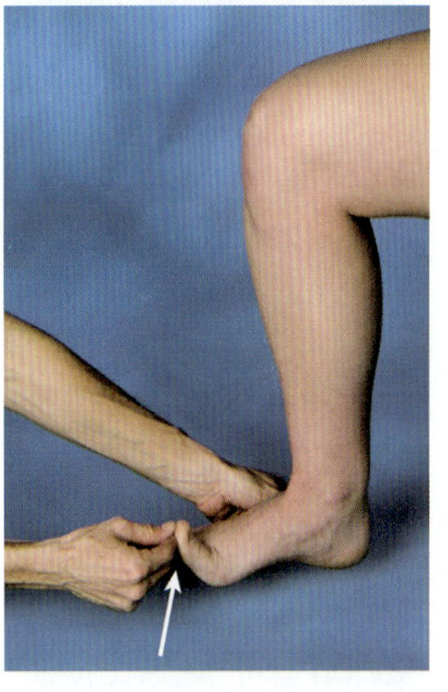

목적: 발바닥 근막 검사

자세 1: 무릎을 90° 구부려 체중지지 안한 상태

방법 1: 발목을 중립위치에 안정시키고 엄지발가락을 발등굽힘시킨다.

해석 1: 양성 검사 = 안쪽 종아치의 통증

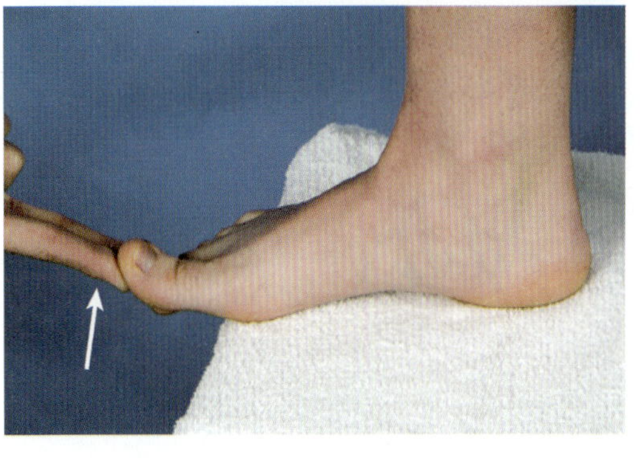

자세 2 : 체중지지(WB)

방법 2: 양쪽 발에 똑같이 체중지지가 되게 일어선 상태에서 발가락을 발판 모서리에 내려놓고 엄지발가락을 발등굽힘시킨다.

해석 2: 양성 검사 =안쪽 종아치(medial longitudinal)의 통증

종아리근힘줄 탈구 (PERONEAL TENDON DISLOCATION)

목적: 종아리지지띠의 손상 평가
자세: 엎드리고 무릎을 90° 굴곡함
방법: 저항을 주면서 발목을 발바닥굽힘하고 발등굽힘한다.
해석: 양성 검사 = 발목 가쪽복사뼈에서 힘줄이 탈구 됨

Thompson 검사 (THOMPSON' S TEST)

목적: 아킬레스힘줄 파열 평가
자세: 엎드려 눕는다.
방법: 무릎을 90° 굴곡한 후 종아리 중간을 잡고 압박한다.
해석: 양성 검사 = 발이 발바닥굽힘 되지 않음

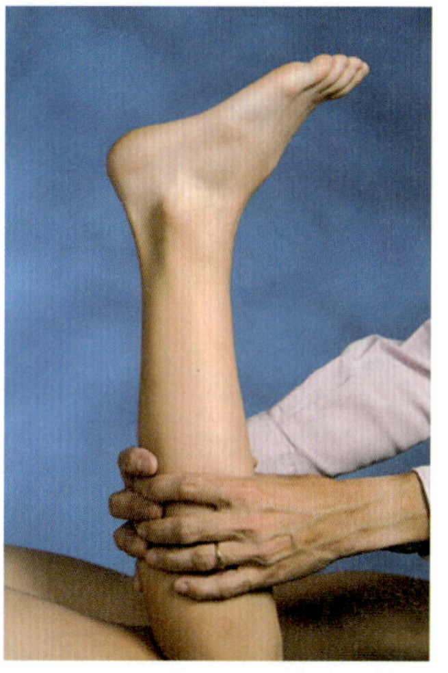

Homan 징후 (HOMAN' S SING)

목적: 다리의 혈전성 정맥염
자세: 바로 누움
방법: 종아리를 쥐면서 발목 굴곡함
해석: 양성 검사 = 갑작스러운 종아리 통증

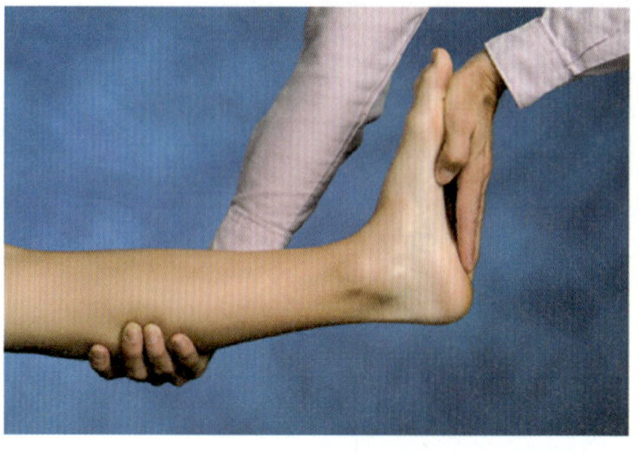

Morton 검사 (MORTON' S TEST)

목적: 지간신경 검사
자세: 비체중 부하
방법: 가로로 발허리 아치를 잡고 옆에서 누르며 압박한다.
해석: 양성 검사 = 제2-3, 제3-4발가락사이 공간 통증

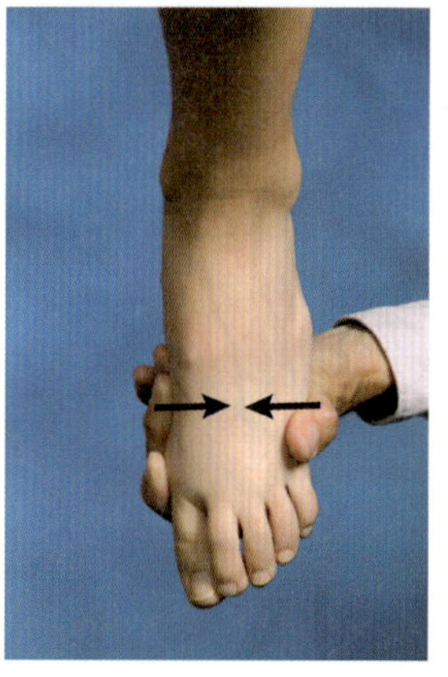

충격 검사 (BUMP TEST)

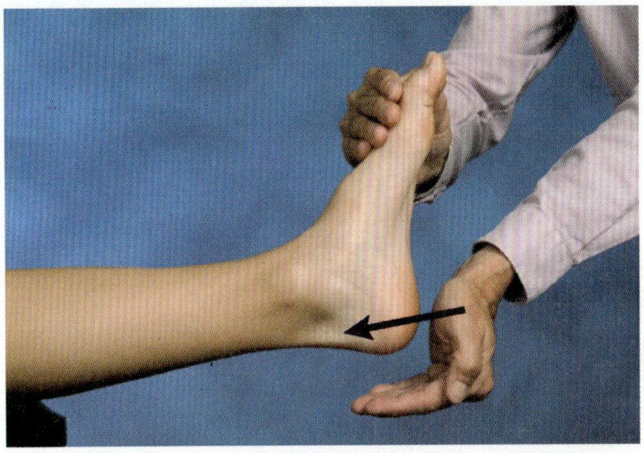

목적: 스트레스 골절 검사

자세: 비체중부하 – 발목관절 중립

방법: 손바닥으로 뒤꿈치에 힘을 가해 충격을 줌

해석: 양성 검사 = 골절부에 통증

발허리뼈 부하 (METATARSAL LOAD)

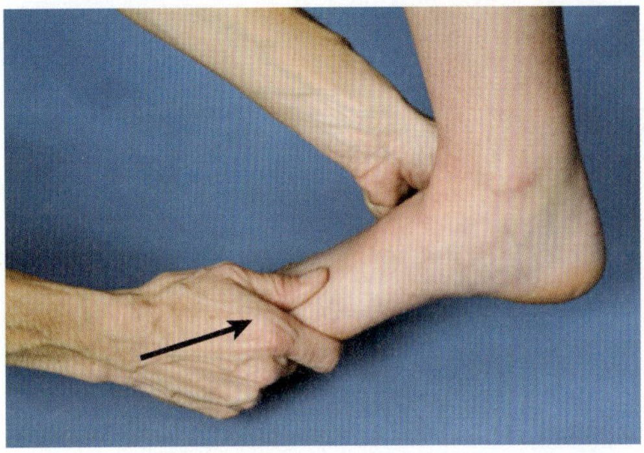

목적: 발허리뼈 골절 검사

자세: 비체중부하로 발을 중립 위치에 놓음

방법: 각각의 발허리뼈를 잡고 장축으로 힘을 가한다.

해석: 양성 검사 = 압박을 가하고, 발허리관절의 통증

티넬 검사 (TINEL'S TEST)

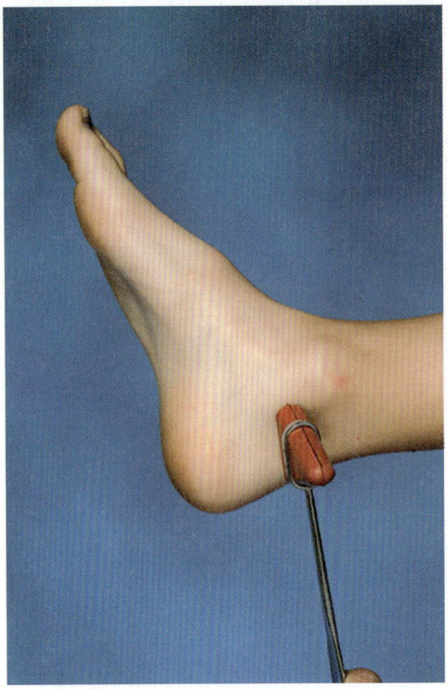

목적: 정강신경 손상 검사

자세: 비체중 부하

방법: 뒤정강신경(안쪽발바닥신경) 위를 두드린다. 안쪽복사뼈의 후방의 바로 아래

해석: 양성 검사 = 발의 저린감

감별진단 (Differential diagnosis)

병리/발생기전	징후/증상
발가락 과다폄 손상 - 체중부하 시 엄지발가락이 과다폄하며 족장판인대와 가쪽곁인대가 파열됨	■ 발가락 폄 시 통증 ■ 발 들림 시기에 통증, 통증성 파행 ■ 제1발허리발가락관절의 멍과 부종 ■ X-ray(음성) ■ 종자뼈, 발허리뼈머리 골절과 감별 필요
무지외반증 - 류마티스 관절염, 잘 맞지 않은 신발, 평발	■ 통증, 종창, 제1발허리 발가락 각 > 15° ■ 엄지의 관절운동범위 감소, 제2발가락 망치족 변형 ■ X-ray가 유용함 ■ 류마티스 관절염 감별 필요
종자골염 - 높이 뛰는 운동 등에 의한 직접적 손상	■ 발 들림 시에 통증, 통증성 파행, 제1발허리발가락관절의 부종 ■ 발허리발가락관절의 수동적 폄 시 통증 ■ MRI나 X-ray가 필요 ■ 발가락 과다폄 손상과 이분 종자뼈와 감별 필요
스트레스 골절 - 반복적인 부하에 의한 손상; 운동량을 갑자기 늘린 후 3주 정도에 발생; 제2발허리뼈에 흔함 반복적인 스트레스 골절의 경우 식이장애 의심	■ 심부 국소 통증, 야간 통증 ■ 관절운동 정상 ■ 양성 검사: 발허리뼈 부하, 충격 검사 양성 ■ 골주사검사와 MRI로 진단 ■ 초음파 검사로 확진 가능 ■ 심부 정맥 혈전증과 감별 필요
무지강직증 - 소아에서 박리성 골연골, 퇴행성 관절염, 통증 류마티스 관절염과 연관	■ 제1발허리발가락관절의 후방 굴곡 감소 ■ 제1발허리발가락관절 후방의 통증 및 부종 ■ 계단이나 경사를 오르기 불편함 ■ 보행 시 발을 들 때 다리를 외회전함 ■ 등쪽뼈곁돌기와 관절 간격 감소를 X-ray로 진단

계속

병리/발생기전	징후/증상
샤르코씨관절 - 과성장성 관절증으로 당뇨병과 관련 됨	■ 점진적인 뼈와 근육의 약화 ■ 감각이 떨어지며 통증은 별로 없다. ■ 한쪽 다리의 심각한 종창 ■ 피부 온도 증가, 발적 ■ X-ray에서 골수염과 비슷한 소견
모르톤 지간신경종 - 지간신경이 두꺼워짐(25~50세 여 > 남). 굽이 높은 구두, 과도한 엎침, 높은 종아치, 전족부의 가쪽 압박, 체중 증가	■ 제3, 4 발허리뼈머리 아래에 쑤시고 타는 듯한 통증, 발바닥에 패드가 붙어 있는 느낌 ■ 주위에 굳은 살 형성 ■ 체중부하 시 통증, 모르톤 검사 양성 ■ 모음근 약화 ■ 근전도검사(EMG) = 신빙성 떨어짐 ■ MRI 등으로 스트레스 골절 감별
발바닥근막염 - 장딴지근과 연장됨; 반복적인 스트레스에 의해 염증 발생, 쿠션이 좋지 않은 신발, 발의 엎침 증가, 비만	■ 아침 통증↓, 발바닥근막 몸쪽 안쪽 부위의 뭉쳐진 덩어리가 만져짐 ■ 등쪽굽힘 및 발가락 폄 시 통증 ■ 장딴지근의 구축으로 등쪽굽힘 감소 ■ 내재근 약화 ■ 신경과 반사는 정상 ■ 근전도검사(EMG)는 정상: x-ray로 골극이 관찰될 수 있으나 통증의 정도와는 무관
족근관 증후군 - 족근관 터널 구조물의 압박(뒤정강신경, 동맥, 뒤정강근, 장족지굴곡근) 외상, 체중 증가, 과도한 엎침과 염증	■ 안쪽/발바닥 면과 제1발허리뼈발가락의 날카로운 통증 ■ 타는 듯한 통증, 야간통, 부종 ■ 보행, 수동적 발등 굴곡, 외번 시 통증 ■ 근력약화나 내재근 약화를 진단하기 어려움 ■ 심부전 반사와 관절운동은 정성 ■ Tinel 징후 양성, 발목 안쪽복사뼈 아래 ■ 근전도 검사(EMG) 이상; 당뇨병콩팥병증과 신경종 감별

계속

병리/발생기전	징후/증상
종아리근힘줄염 - 구조적으로 3곳에서 좁은 부위를 지나고 갑자기 방향이 바뀌며 여기서 이차적인 손상이 발생함	■ 탈구된 힘줄 = 외번, 발등굽힘 시 뚝소리가 나고 탈구될 수 있다. ■ 발목 가쪽복사뼈 하방의 부종과 멍 ■ X-ray로 종아리근지지띠의 견열 골절 관찰 가능
온종아리신경 마비 - 온종아리신경 마비, 발을 교차시켜 앉거나 압박을 가했을 때 발생, 꽉조이는 스키부츠, 하키 스케이트, 강한 모음 발바닥굽힘 시 손상 됨	■ 발목 염좌 증가 ■ 국소 통증과 멍 ■ 발 낙하, 외번 및 발등굽힘 약화 ■ 부분적 감각 손실 ■ 검사 = 발 안쪽으로 걸을 때 통증 ■ MRI, 근/신경전도(EMG)/NCV 검사로 진단
Sever 씨 병 - 8~16세에 발생, 남>여, 성장판의 빠른 성장과 운동 시에 외부의 충격으로 발생	■ 뒤꿈치 통증, 발꿈치뼈의 안가쪽 압박 시 압통 ■ 통증으로 발등굽힘 감소, 계단오르기 어려움 ■ X-ray는 정상일 수도 ■ 뒤꿈치 들기에 잘 반응 (수개월 소요됨)
아킬레스힘줄염 - 힘줄 부착 부위 4.5cm 상방의 혈액 순환이 좋지 않은 부위에 발생 좋지 않은 신발, 과도한 엎침, 30~50세 남자	■ 아킬레스힘줄 부착 부위에서 2~6cm 상방 국소 압통 ■ 아침 강직, 통증성 파행, 계단오르기 힘듬 ■ 힘줄이 두꺼워지고 관절 운동 시 염발음 ■ 조직 덩어리가 만져질 수 있다. ■ 무릎이 펴지고 발목 발등굽힘 감소 ■ 힘줄 결손 또는 심부정맥 혈전증 감별 위해 MRI 필요

계속

병리/발생기전	징후/증상
아킬레스힘줄 파열 – 30세 이하, 장딴지근의 강력한 수축; 30세 이상, 퇴행성 변화(O형 혈액형에 많다.)	■ 손상이 터지는 느낌 ■ 촉지 시 벌어진 간격이 만져짐 ■ 발가락으로 걷기 불가능하고, 부종과 멍 발생 ■ Thompson 검사 양성 ■ MRI로 확진
후반골근힘줄염 – 적절하지 못한 생역학과 과사용; 40세 이상의 여자	■ 발목 안쪽에 압통 ■ 능동관절운동(AROM) 시 염발음 ■ 수동적 엎침, 능동적 뒤침 운동 시 통증 ■ 저항을 주며 내번, 발바닥굽힘 시 통증
정강이 부목 / 전방 – 앞정강근, 긴엄지폄근, 긴발가락폄근의 과사용증후군, 오래 달리기나 부적절한 연부조직 상태, 후족부 내반으로 생긴 과도한 모음	■ 앞정강근 전방의 통증 ■ 저항을 주며 등쪽굽힘, 모음 시 통증 ■ 발바닥굽힘, 외번으로 스트레칭 시에 통증 ■ 제2발허리뼈머리와 먼쪽 엄지 안쪽의 통증과 굳은 살 ■ 장딴지근의 구축 ■ 보행 시 뒤꿈치 통증 ■ X-ray; 스트레스 골절과 감별 필요
정강이 부목 / 후방 – 긴엄지굽힘근, 긴엄지굽힘근의 과사용증후군	■ 제2>제3>제4 발허리뼈머리 아래의 굳은 살 형성 ■ 정강이 뒤/안쪽 1/3-2/3, 안쪽복사뼈 후방의 통증 ■ 제1발허리발가락관절의 과운동성 ■ 발 뒤쪽에 부하되는 내번력을 보상하기 위한 빠르고 과도한 엎침 동작은 발을 감속시켜 주기 위한 뒤정강근의 스트레스를 증가시킨다. ■ 저항을 주며 내번, 발바닥굽힘 시 통증 ■ 외번 등쪽굽힘을 하며, 스트레칭 시 통증 ■ (–) X-ray, 스트레스 골절과 감별 필요

계속

병리/발생기전	징후/증상

구획증후군 - 정강이 부목의 진행으로 근육의 미세 순환 감소; 남>여, 우>좌
주의: 응급상황으로 빠른 후송이 필요 (얼음을 대고, 압박은 피한다.)
	■ 5P's = 저린감(paresthesia)(발가락들),
	마비(paresis)(족하수),
	통증(pain)(전방 정강뼈),
	창백(pallor),
	허혈(pulseless)
	■ 피부는 따뜻하거나 딱딱함
	■ 스트레치 또는 능동관절운동범위, 족하수 시 통증
	■ 경련통, 광범위 통증, 긴장감
	■ 제1발가락사이관절 사이의 감각소실이 가장 신빙성 있는 징후
	■ 관절움직임 시 통증: 긴엄지폄근의 허혈
	■ 체액의 증가로 조직내압 증가;
	정상 ≤10mm Hg,
	20mm Hg 이상 시 혈류 감소,
	30mm Hg 이상 시 괴사
	■ 맥박은 마지막까지 정상인 경우가 많고 근육괴사나 신경 손상을 막기 위해 4~6시간 내에 수술 필요함
	■ 체액저류로 연부조직 압력 증가
	  ▪ 정상구획압력, 10 mm Hg
	  ▪ 20 mm Hg 이상이면 모세혈관 혈류 장애 발생
	  ▪ 30 mm Hg 이상이면 허혈성 괴사 발생
	■ X-ray와 골주사검사로 스트레스 골절 감별
	■ MRI와 압력 측정으로 확진함

복합 국소 통증 증후군 - 주로 외상 후 발생 222페이지 참조.	■ 과민성 통증, 다한증 ■ 관절낭 강직 ■ 근육 위축과 골다공증 ■ 이영양성 변화와 부종 ■ 혈관운동 불안정성

계속

병리/발생기전	징후/증상
먼쪽정강종아리인대 손상 – 과도한 등쪽굽힘과 외번에 의한 앞/뒤 정강종아리인대 손상	■ 양성검사: 압박검사, 바깥돌림 검사 ■ 인대와 뼈사이인대 막의 통증과 종창 ■ 사면 x-ray에서 관절 간격이 넓어짐 ■ 회복시간 = 5 + (0.97× 압박 시 양성인 부위에서 발목까지의 거리) ± 3일 ■ 골절 및 견열과 감별 필요
가쪽곁인대 손상 – 전방 목말종아리인대, 목말발꿈치인대, 후방 목말종아리인대의 내번, 발바닥굽힘 시 손상	■ 풍부한 혈액순환 = 2시간 내 종창 발생 ■ 손상된 인대 위로 압통, 멍이 든다. ■ 다양한 정도의 불안정성 ■ 양성검사: 목말뼈 경사, 전방 전위 검사 (바깥쪽 복사뼈 끝 아래부분의 움푹 들어간 부위에 존재) ■ X-ray상 정상이나 스트레스 부하 검사 양성 ■ 관절 조영검사로 초기 24시간만 정상

발목 인대 손상의 정도 (Grades of ankle sprains)

1도 손상	2도 손상	3도 손상
■ 출혈 없음 ■ 미약한 종창 ■ 국소압통 ■ 내반(varus) 불안정성 없음 ■ (음성) 전방 전위 ■ (음성) 목말뼈 경사 ■ 없음/약간의 절뚝거림 ■ 뛰기 불편 ■ 회복 2~10일	■ 약간 출혈 ■ 국소 종창 (↓Achilles definition) ■ (양성) 전방 전위 ■ (양성) 목말뼈 경사 ■ 내반 불안 없음 ■ (양성) 절음 ■ 뒤꿈치 들기, 쪼그려 뛰기, 달리기 불가능 ■ 회복 10~30일	■ 심한 종창 (no Achilles definition) ■ 안쪽/가쪽 압통 ■ (양성) 전방 전위 ■ (양성) 목말뼈 경사 ■ (양성) 내반(varus) 검사 ■ 체중부하 불가능 ■ 회복 30~90일

참고문헌(References)

Akseki D, Ozcan O, Boya H, Pinar H. A new weight-bearing meniscal test and a comparison with McMurray's test and joint line tenderness. *Arthroscopy.* 2004;20(9):951-958.

Albeck M. A critical assessment of clinical diagnosis of disc herniation in patients with monoradicular sciatica. Acta Neurochiropractic. 1996;138:40-44.

Albert H, Godskesen M, Westergaard J. Evaluation of clinical tests used in classification procedures in pregnancy-related pelvic joint pain. *European Spine Journal.* 2000;9(2):161-166.

Arky R (Medical Consultant). *Physicians' Desk Reference.* Montvocle, NJ: Medical Economics Company. 2008

Barankin B, Freiman A. *Derm Notes.* Philadelphia, PA: FA Davis; 2006.

Barth JRH, Burkhart SS, DeBeer JF. Bear-Hug Test: A New and Sensitive Test for Diagnosing a Subscapular Tear. *Arthroscopy: The Journal of Arthroscopy and Related Surgery.* October 2006;22(10):1076-1084.

Beaton DE, Wright JG, Katz JN. Development of the Quick DASH: Comparison of three item-reduction approaches. *The Journal of Bone and Joint Surgery.* May 2005;87A(5):1038-1046.

Bellamy N, Buchanan WW, et al. Validation study of WOMAC: A health status instrument for measuring clinically important patient relevant outcomes to antirheumatic drug therapy in patients with osteoarthritis of the hip or knee. *Journal of Rheumatology.* 1988;15:1833-1840.

Bellamy N. Pain assessment in osteoarthritis: Experience with the WOMAC osteoarthritis index. *Seminars in Arthritis and Rheumatism.* 1989;18 (supplement 2):14-17.

Benner W. Specificity of the Speed's test: Arthroscopic technique for evaluating the biceps tendon at the level of the bicipital groove. *Arthroplasty.* 1998;14(8):789-796.

Biel A. *Trail Guide to the Body.* 2nd ed. Boulder, CO: Discovery Books; 2001.

Blower PW, Griffin AJ. Clinical sacroiliac tests in ankylosing spondylitis and other causes of low back pain. *Annals of Rheumatic Disorders.* 1984;43:192-195.

Boeree NR, Ackroyd CE. Assessment of the meniscus and cruciate ligaments: an audit of clinical practice. *Injury.* 1991;22(4):291-294.

Boissannault WG. *Primary Care for the Physical Therapist.* Elsevier Saunders, 2005

Boissannault WG, Bass C. Pathological origins of trunk and neck pain: Part I-Pelvic and abdominal visceral disorders. *Journal of Orthopedics and Sports Physical Therapy.* 1990;12(5):192-207.

Boissannault WG, Bass C. Pathological origins of trunk and neck pain: Part II–Disorders of the cardiovascular and pulmonary systems. *Journal of Orthopedics and Sports Physical Therapy.* 1990;12(5):208–215.

Boissannault WG, Bass C. Pathological origins of trunk and neck pain: Part III–Diseases of the musculoskeletal system. *Journal of Orthopedics and Sports Physical Therapy.* 1990;12(5):216–221.

Brantigan CO, Roos DB. Diagnosing thoracic outlet syndrome. *Hand Clinics.* 2004;20:27–36.

Broadhurst NA, Bond MJ. Pain provocation tests for the assessment of sacroiliac joint dysfunction. *Journal of Spinal Disorders.* 1998;11(4): 341–345.

Broomhead A, Stuart P. Validation of the Ottawa ankle rules in Australia. *Emergency Medicine.* 2003;15(2):126–132.

Bruske J, Bednarski M, Grzelec H, Zyluk A. The usefulness of the Phalen test and the Hoffman–Tinel sign in the diagnosis of carpal tunnel syndrome. *Acta Orthopaedica Belgica.* 2002;68(2):141–145.

Budiman–Mak E, Conrad KJ, Roach KE. The Foot Function Index: a measure of foot pain and disability. *Journal of Clinical Epidemiology.* 1991;44(6):561–570.

Burkhart S, Morgan CB, Kibler B. Shoulder injuries in overhead athletes: the dead arm revisited. *Clinics in Sports Medicine.* 2000;19(1):125–158.

Butler DA. *Mobilisation of the Nervous System.* Melbourne, Australia: Churchill Livingstone; 1991.

Cailliet R. *Hand Pain and Impairment.* 2nd ed. Philadelphia, PA: FA Davis; 1976.

Cailliet R. *Neck and Arm Pain.* Philadelphia, PA: FA Davis; 1976.

Cailliet R. *Foot and Ankle Pain.* Philadelphia, PA: FA Davis; 1976.

Cailliet R. *Knee Pain and Disability.* Philadelphia, PA: FA Davis; 1976.

Cailliet R. *Low Back Pain Syndrome.* 3rd ed. Philadelphia, PA: FA Davis; 1983.

Calis M, Akgen K, Birtane M, Calis H, Tuzun F. Diagnostic values of clinical diagnostic tests in subacromial impingement syndrome. *Annals of the Rheumatic Disease.* 2000;59:44–47.

Cibulka MT, Koldehoff R. Clinical usefulness of a cluster of sacroiliac joint tests in patients with and without low back pain. *Journal of Orthopedic and Sports Physical Therapy.* 1999;29(2):83–92.

Ciccone, CD. *Pharmacology in Rehabilitation.* 2nd ed. Philadelphia, PA: FA Davis; 1990.

Clark KD, Tanner S. Evaluation of the Ottawa ankle rules in children. *Pediatric Emergency Care.* 2003;19(2):73–78.

Colachis S, Ctrohm M. A study of tractive forces and angle of pull on vertebral interspaces in cervical spine. *Archives of Physical Medicine.* 1965;46:820-830.

Crocket HC, Gross LB, Wilk KE, Schwartz ML, Reed J, O' Mara J, Reilly MT, Dugas JR, Meister K, Lynam S, Andrews JR. Osseous adaptations and range of motion at the glenohumeral joint in professional baseball pitchers. *American Journal of Sports Medicine.* 2002; 30:20-26.

DeGarceau D, Dean D, Requejo SM, Thordarson DB. The association between diagnosis of plantar fasciitis and windlass test results. *Foot and Ankle International.* March 2003;24(3):251-255.

Deglin JH, Vallerand AH. *Davis' s Drug Guide for Nurse.* 7th ed. Philadelphia, PA: FA Davis; 2001.

Duruoz MT, Poiraudeau S, Fermanian J, Menkes CJ, Amor B, Dougados M, Revel M. Development and validation of a rheumatoid hand functional disability scale that assesses functional handicap. *Journal of Rheumatology.* 1996; Jul;23(7):1167-1172.

Dutton M. *Orthopaedic Examination, Evaluation, and Intervention.* New York: McGraw Hill; 2004.

Dworkin SF, Huggins KH, LeResche L, Von Korff M, Howard J, Truelove E, Sommers E. Epidemiology of signs and symptoms in temporomandibular disorders: clinical signs in cases and controls. Journal of the *American Dental Association.* 1990;120(3):273-281.

Evans PJ, Bell GD, Frank C. Prospective evaluation of the McMurray test. *American Journal of Sports Medicine.* 1993;21(4):604-608.

Evans PJ. Prospective evaluation of the McMurray test. *American Journal of Sports Medicine.* 1994;22:567-568.

Evans R. *Illustrated Orthopedic Physical Assessment.* 2nd ed. St. Louis, MO: Mosby; 2001.

Fairbank JC, Couper J, Davies JB, O' Brien JP. The Oswestry low back pain disability questionnaire. *Physiotherapy.* 1980;66:271-273.

Farrell K. APTA Home Study Course, Solutions to Shoulder Disorders, 11.1.6 Adhesive Capsulitis.

Faught BE. Efficacy of clinical tests in the diagnosis of carpal tunnel. Doctoral dissertation, 2001.

Fitzgerald RH Jr. Acetabular labrum tears: diagnosis and treatment. *Clinical Orthopedics.* 1995;311:60-68.

Fowler PJ, Lubliner JA. The predictive value of five clinical signs in the evaluation of meniscal pathology. *Arthroscopy.* 1989;5:184-186.

Gann N. *Orthopedics at a Glance.* Thorofare, NJ: Slack Incorporated; 2001.

Gillard J, Perez-Cousin M, Hachulla E, Remy J, Hurtevent J-F, Vinckier L, Thevenon A, Duquesnoy B. Ddiagnosing thoracic outlet syndrome:

contribution of provocative tests, ultrasonography, electrophysiology, and helical computer tomography in 48 patients. *Joint Bone Spine.* 2001;68416-424.

Goloborod' ko SA. Provocative test for carpal tunnel syndrome. *Journal of Hand Therapy.* 2004;17:344-348.

Goodman C, Boissonnault W. Pathology: *Implications for the Physical Therapist.* Philadelphia, PA: W.B. Saunders; 1998.

Goodman C, Snyder T. *Differential Diagnosis for Physical Therapists: Screening for Referral.* 4th ed. Philadelphia, PA: W.B. Saunders; 2008.

Guanche CA, Jones DC. Clinical testing for tears of the glenoid labrum. *Arthroscopy.* 2003;19(5):517-523.

Gulick DT. *Sport Notes.* Philadelphia, PA: FA Davis, 2008.

Gulick DT. *Screening Notes.* Philadelphia, PA: FA Davis, 2006

Hall CM, Brody LT. *Therapeutic Exercise.* Philadelphia, PA: Lippincott Williams and Wilkins; 1998.

Hall H. A simple approach to back pain management. Patient Care. 1992;15:77-91.

Hansen PA, Micklesen P, Robinson LR. Clinical utility of the flick maneuver in diagnosing carpal tunnel syndrome. *American Journal of Physical Medicine and Rehabilitation.* 2004;83:363-367.

Harilainen A. Evaluation of knee instability in acute ligamentous injuries. *Annal of Chiropractic Gynaecology.* 1987;76:269-273.

Harris H. Harris hip score. *Journal of Bone and Joint Surgery (Am).* 1969;51-A(4):737-55.

Heald SL, Riddle DL, Lamb RL. The shoulder pain and disability index: The construct validity and responsiveness of a region-specific disability measure. *Physical Therapy,* 1997;77:1079-1089.

Hegedus EJ, Goode A, Campbell S, Morin A, Tamaddoni M, Moorman CT, Cook C. Physical examination of the shoulder: a systematic review with meta-analysis of the individual tests. *British Journal of Sports Medicine.* 2008;42:80-92.

Heller L, Ring H, Costeff H, Solzi P. Evaluation of Tinel' s and Phalen' s signs in diagnosis of the carpal tunnel syndrome. *European Neurology.* 1986;25(1):40-42.

Hertel R, Ballmer FT, Lambert SM, Gerber CH. Lag signs in the diagnosis of rotator cuff rupture. *Journal of Shoulder and Elbow Surgery.* 1996;5(4):307-313.

Holtby MB, et al. Accuracy of the Speed' s and Yergason tests in detecting biceps pathology and slap lesions: comparison with arthroscopic findings. *Arthroscopy.* 2004;20(3):231-236.

Holtby MB, Razmjou H. Validity of the supraspinatus test as a single clinical test in diagnosing patients with rotator cuff pathology. *Journal of Orthopedics and Sports Physical Therapy.* 2004;34:194-200.

Hoppenfeld S. *Physical Examination of the Spine and Extremities.* New York, NY: Appleton-Century-Crofts; 1976.

Institute for Work and Health. http://www.iwh.on.ca/products/dash.php. Accessed February 2008.

Internet Drug Index. Available at: http://www.rxlist.com. Accessed August 2004.

Johanson M. APTA Home Study Course, Solutions to Shoulder Disorders, 11.1.4 Rotator Cuff Disorders.

Itoi E, Kido T, Sano A, Urayama M, Sata K. Which is more useful, the "full can test" or the "empty can test" in detecting the torn supraspinatus tendon? *American Journal of Sports Medicine.* 1999;27:65-68.

Jonsson T, Althoff B, Peterson L, Renstrom P. Clinical diagnosis of ruptures of the anterior cruciate ligament: a comparative study of the Lachman test and the anterior drawer sign. *American Journal of Sports Medicine.* 1982;10:100-102.

Kaikkonen A, Kannus P, Jarvinen M. A performance test protocol and scoring scale for the evaluation of ankle injuries. *American Journal of Sports Medicine.* 1994;22(4):462-469.

Karachalios T, Hantes M, Zibis AH, Zachos V, Karantanas AH, Malizos KN. Diagnostic accuracy of a new clinical test (the Thessaly test) for early detection of meniscal tears. *Journal of Bone and Joint Surgery.* May 2005; 87A(5):955-962.

Katz JW, Fingeroth RJ. The diagnostic accuracy of ruptures of the anterior cruciate ligament comparing the Lachman test, the anterior drawer sign, and the pivot shift test in acute and chronic knee injuries. *American Journal of Sports Medicine.* 1986;14(1):88-91.

Khine H, Dorfman DH, Avner JR. Applicability of Ottawa knee rules for knee injuries in children. *Pediatric Emergency Care.* 2001;17(6):401-404.

Kim S-H, Ha, K-I, Ahn J-H, Kim S-H, Choi H-J. Biceps load test II: a clinical test for SLAP lesions of the shoulder. *Arthroscopy.* 2001;17(2):160-164.

Kim S-H, Park J-S, Jeong W-K, Shin S-K. The Kim test. *American Journal of Sports Medicine.* 2005;33(8):1188-1192.

Knuttson B. Comparative value of electromyographic, and clinical-neurological examinations in diagnosis of lumbar root compression syndrome. *Acta Orthopedic Scandinavia.* 1961;Suppl 49:19-49.

Kosteljanetz M, Espersen O, Halaburt H, Miletic T. Predictive values of clinical and surgical findings in patients with lumbago-sciatica: a prospective study. *Acta Neurochirugica.* 1984;73:67-76.

Kuhlman KA, Hennessey WJ. Sensitivity and specificity of carpal tunnel syndrome signs. *American Journal of Physical Medicine and Rehabilitation.* 1997;76(6):451-457.

Kurosaka M, Yagi M, Yoshiya S, Muratsu H, Mizuno K. Efficiency of the axially loaded pivot shift test for the diagnosis of a meniscal tear. *International Orthopedics.* 1999;23:271–274.

Lan LB. The scaphoid shift test. *The Journal of Hand Surgery.* 1993;18A(2): 366–368.

Laslett M, Aprill CN, McDonald B, Young SB. Diagnosis of sacroiliac joint pain: validity of individual provocation tests and composites of tests. *Manual Therapy.* 2005;10:207–218.

Laslett M, Young SB, Aprill CN, McDonald B. Diagnosing painful sacroiliac joints: a validity study of a McKenzie evaluation and sacroiliac provocation tests. *Australian Journal of Physiotherapy.* 2003;49:89–97.

LaStayo P, Weiss S. The GRIT: a quantitative measure of ulnar impaction syndrome. *Journal of Hand Therapy.* 2001;14(3):173–179.

Lee JK, Yao L, Phelps CT, Wirth CR, Czajka J, Lozman J. Anterior cruciate ligament tears: MR imaging compared with arthroscopy and clinical tests. *Radiology.* 1988;166:861–864.

Leroux, et al. Diagnostic value of clinical tests for shoulder impingement syndrome. *Revue du Rhumatisme.* 1995;62(6):423–428.

Lester B, Halbrecht J, Levy IM, Gaudinez R. "Press test" for office diagnosis of triangular fibrocartilage complex tears of the wrist. *Annals of Plastic Surgery.* 1995;35(1):41–45.

Levangie PK. Four clinical tests of sacroiliac joint dysfunction: the association of test results with innominate torsion among patients with and without low back pain. *Physical Therapy.* 1999;79(11):1043–1057.

Levangie PK, Norkin CC. *Joint Structure and Function.* 3rd ed. Philadelphia, PA: FA Davis; 2001.

Levine DW, Simmons BP, Koris MJ, Daltroy LH, Hohl GG, Fossel AH, Katz JN. A self-administered questionnaire for the assessment of severity of symptoms and functional status in carpal tunnel syndrome. *Journal of Bone and Joint Surgery.* 1993;75(11):1585–1592.

Lewis C, McNerney T. *Clinical Measures of Functional Outcomes.* Virginia: Learn Publications.

Lewis CL, Sahrmann SA. Acetabular labral tears. *Physical Therapy.* 2006; 86(1):110–121.

Lewis CL, Sahrmann SA, Moran DW. Anterior hip joint force increases with hip extension, decreased gluteal force, or decreased iliopsoas force. *Journal of Biomechanics.* 2007;40:3725–3731.

Lewis C, Wilk K, Wright R. *The Orthopedic OutcomesTool Box.* Virginia: Learn Publications.

Lillegard WA, Burcher JD, Rucker KS. *Handbook of Sports Medicine.* 2nd ed. Boston, MA: Butterworth-Heinemann; 1999.

Liu SH, Henry MH, Nuccion SL. A prospective evaluation of a new physical examination in predicting glenoid labral tears. *American Journal of Sports Medicine.* 1996;24(6):721–725.

Liu SH, Osti L, Henry M, Bocchi L. The diagnosis of acute complete tears of the anterior cruciate ligament. Comparison of MRI, arthrometry and clinical examination. *Journal of Bone and Joint Surgery.* 1995;77(4):586–588.

Lo IKY, Nonweiler B, Woolfrey M, Litchfield R, Kirkley A. An evaluation of the apprehension, relocation, and surprise tests for anterior shoulder instability. *American Journal of Sports Medicine.* 2004;32(3):655–661.

Lucchesi GM, Jackson RE, Peacock WF, Cerasani C, Swor RA. Sensitivity of the Ottawa rules. Annals of *Emergency Medicine.* 1995;26(1);1–5.

Ludewig P. APTA Home Study Course, Solutions to Shoulder Disorders, 11.1.1 Functional Shoulder Anatomy and Biomechanics.

Lysholm J, Gillquist J. Evaluation of knee ligament surgery results with special emphasis on using of a scoring scale. *American Journal of Sports Medicine.* 1982;10:150–154.

MacDermid JC, Turgeon T, Richards RS, Beadle M, Roth JH. Patient rating of wrist pain and disability: a reliable and valid measurement tool. Journal of Orthopaedic Trauma. November 1998;12(8):577–586.

MacDermid JC, Wessel J. Clinical diagnosis of carpal tunnel syndrome: a systemic review. *Journal of Hand Therapy.* 2004;17(2):309–319.

MacDonald PB, Clark P, Sutherland K. An analysis of the diagnostic accuracy of the Hawkins and Neer subacromial impingement tests. *Journal of Shoulder and Elbow Surgery.* 2000;9(4):299–301.

Magee D. *Orthopedic Physical Assessment.* 4th ed. Philadelphia: WB Saunders; 2002.

Malanga GA, Andrus S, Nadler SF, McLean J. Physical examination of the knee: a review of the original test description and scientific validity of common orthopedic tests. *Archives of Physical Medicine and Rehabilitation.* 2003;84:592–603.

Martin RL, Sekiya JK. The interrater reliability of 4 clinical tests used to assess individuals with musculoskeletal hip pain. *Journal of Orthopedics and Sports Physical Therapy.* 2008;38(2):71–77

McFarland EG, Kim TK, Savino RM. Clinical assessment of three common tests for superior labral anterior–posterior lesions. *American Journal of Sports Medicine.* 2002;30(6):810–815.

McKinnis LN. *Fundamentals of Orthopedic Radiology.* Philadelphia, PA: FA Davis; 1997.

Medscape from Web MD. Available at: www.medscape.com. Accessed August 2004.

Melzack R. The McGill pain questionnaire. In: *Pain Measurement and Assessment.* New York: Raven Press; 1983:41–48.

Melzack R. The short–form McGill pain questionnaire. *Pain.* 1987;30:191–197.

Mimori K, Muneta T, Nakagawa T, Shinomiya K. A new pain provocation test for superior labral tears of the shoulder. *American Journal of Sports Medicine.* 1999;27:137–142.

Nakagawa S, Yoneda M, Hayashida K, Obata M, Fukushima S, Miyazaki Y. Forced shoulder abduction and elbow flexion test: a new simple clinical test to detect superior labral injury in the throwing shoulder. *Arthroscopy.* 2005;21(11):1290–1295.

Narvani A, Tsiridis E, Kendall S, Chaudhuri R, Thomas P. A preliminary report on prevalence of acetabular labrum tears in sport patients with groin pain. *Knee Surgery, Traumatology, and Arthroscopy.* 2003;11:403–408.

Neumann D. *Kinesiology of the Musculoskeletal System.* St. Louis, MO: Mosby; 2002.

Nils J, van Geel C, van der Auwera, van de Velde B. Diagnostic value of five clinical tests in patellofemoral pain syndrome. *Manual Therapy.* 2005

Noble J, Erat K. In defense of the meniscus: a prospective study of 200 meniscectomy patients. *Journal of Bone and Joint Surgery.* 1980;62–B:7–11.

Novak CB, Lee GW, Mackinnon SE, Lay L. Provocation testing for cubital tunnel syndrome. Journal of Hand Surgery. 1994;19A:817–820.

O' Brien SJ, Pagnani MJ, Fealy S, McGlynn SR, Wilson JB. The active compression test: A new and effective test for diagnosing labral tears and acromioclavicular joint abnormality. American Journal of Sports Medicine. 1998;26(5):610–613.

Park HB, Yokota A, Gill HS, Rassi GE, McFarland EG. Diagnostic accuracy of clinical tests for the different degrees of subacromial impingement syndrome. Journal of Bone and Joint Surgery. 2005;87–A(7):1446–1455.

Partentis MA, Mohr KJ, ElAttrache NS. Disorders of the superior labrum: review and treatment guidelines. *Clinical Orthopedics.* 2002;400:77–87.

Pfalzer LA, Drouin J. Screening for underlying cancer in acute care physical therapy practice. Acute Care Perscpectives. 2001;10(1–2):1–4,10,14,17,36, 40,44–55.

Plint AC, Bulloch B, Osmond MH, Stiell I, Dunlap H, Reed M, Tenenbein M, Klassen TP. Validation of the Ottawa ankle rules in children with ankle injuries. *Academic Emergency Medicine.* 1999;6(10):1005–1009.

Powell JM, Lloyd GJ, Rintoul RF. New clinical test for fracture of the scaphoid. *Canadian Journal of Surgery.* July 1988;31(4):237–242.

Ransford AO, Cairns D, Mooney V. The pain drawing as an aid to the psychoReider B. *The Orthopedic Physical Examination.* Philadelphia, PA: WB Saunders Company; 1999.

Rayan GM, Jensen C. Thoracic outlet syndrome: provocative examination maneuvers in a typical population. *Journal of Shoulder and Elbow Surgery.* 1995;4:113–117.

Roach KE. Development of a shoulder pain and disability index. Arthritis Care and Research. 1991;4:143–149.

Rothstein JM, Roy SH, Wolf SL. *The Rehabilitation Specialist's Handbook.* Philadelphia, PA: FA Davis; 1991.

Rubinstein RA Jr, Shelbourne KD, McCarroll JR, VanMeter CD, Rettig AC. The accuracy of the clinical examination in the setting of posterior cruciate ligament injuries. *American Journal of Sports Medicine.* 1994;22:550–557.

Russell A, Maksymovich W, LeClerq S. Clinical examination of the sacroiliac joints. A prospective study. *Arthritis and Rheumatism.* 1981;24:1575–1577.

Saal JA. Natural history and nonoperative treatment of lumbar disk herniation. *Spine.* 1996;21(24S):7S.

Saidoff D, McDonough A. *Critical Pathways in Therapeutic Intervention.* St. Louis, MO, Mosby; 2002.

Sallay PI, Poggi J, Speer KP, Garrett WE. Acute dislocation of the patella. A correlation pathoanatomic study. *American Journal of Sports Medicine.* 1996;24:52-60.

Sandberg R, Balkfors B, Henricson A, Westlin N. Stability tests in knee ligament injuries. *Archives of Orthopedic Trauma Surgery.* 1986;106(1):5–7.

Saunders HD, Ryan RS. *Evaluation, Treatment and Prevention of Musculoskeletal Disorders.* Volume 1–Spine. 4th ed. Chaska, MN: The Saunders Group; 2004.

Scalzitti DA. Screening for psychological factors in patients with low back problems: Waddell's nonorganic signs. *Physical Therapy.* 1997; 77(3):306–312.

Scholten RJPM, Deville WLJM, Opstelten W, Bijl D, Van der Plas CG, Bouter LM. The accuracy of physical diagnostic tests for assessing meniscal lesions of the knee. *Journal of Family Practice.* 2001;50(11):938–944.

Sgaglione NA, Pizzo WD, Fox JM, Friedman MJ. Critical analysis of knee ligament rating systems. *American Journal of Sports Medicine.* 1995;23(6):660–667.

Stankovic R, Johnell O, Maly P, Willner S. Use of lumbar extension, slump test, physical and neurological examination in the evaluation of patients with suspected herniated nucleus pulposus. A prospective clinical study. *Manual Therapy.* 1999;4(1):25–32.

Starkey C, Ryan J. *Orthopedic and Athletic Injury Evaluation Handbook.* Philadelphia, PA: FA Davis; 2003.

Stiell IG, McKnight RD, Greenberg GH, McDowell I, Nair RC, Wells GA, Johns C, Worthington JR. Implementation of the Ottawa ankle rules. *JAMA.* March 1994;271(11):827–832.

Stiell IG, Wells GA, Hoag RH. Implementation of the Ottawa knee rule for the use of radiography in acute knee injuries. *JAMA.* 1997;278:2075–2079.

Stiell IG, Greenberg GH, Well GA, McDowell I, Cwinn AA, Smith NA et al. Prospective validation of a decision rule for the use of radiography in acute knee injuries. JAMA. 1996;275:611–615.

Stratford PW, Binkley J. A review of the McMurray test: definition, interpretation, and clinical usefulness. *Journal of Orthopedic and Sports Physical Therapy.* 1995;22(3):116–120.

Suenaga E, Noguchi Y, Jingushi S, Shuto T, Nakashima Y, Miyanishi K, Iwamoto Y. Relationship between the maximum flexion–internal rotation test and the torn acetabular labrum of a dysplastic hip. *Journal of Orthopedic Science.* 2002;7:26–32.

Szabo RM, Slater RR. Diagnostic testing in carpal tunnel syndrome. *Journal of Hand Surgery.* 2000;25(1):184.

Tegner Y, Lysholm J. Rating system in the evaluation of knee ligament injuries. *Clinical Orthopedics.* 1985;198:43–49.

Tennet DT, Beach WR, Meyers JF. Clinical sports medicine update. A review of the special tests associated with shoulder examination. *American Journal of Sports Medicine.* 2003;31:154–160.

Tetro AM, Evanoff BA, Hollstien SB, Gelberman RH. A new provocation test for carpal tunnel syndrome. Assessment of wrist flexion and nerve compression. *Journal of Bone and Joint Surgery.* 1998;80(3):493–498.

Thompson JC. *Netter's Concise Atlas of Orthopedic Anatomy.* Teterboro, NJ: Icon Learning Systems; 2002.

Tigges S, Pitts S, Mukundan S Jr, Morrison D, Olson M, Shahriara A. External validation of the Ottawa knee rules in an urban trauma center in the United States. *American Journal of Roentgenology.* 1999;172(4):1069–1071.

Tomberlin J. APTA Home Study Course, Solutions to Shoulder Disorders, 11.1.2 Physical Diagnostic Tests of the Shoulder: An Evidence-based Perspective.

Tong HC, Haig AJ, Yamakawa K. Spurling test and cervical radiculopathy. *Spine.* 2002;27(2):156–159.

Torg JS, Conrad W, Kalen V. Clinical diagnosis of anterior cruciate ligament instability in the athlete. *American Journal of Sports Medicine.* 1976;4:84–93.

Travell J, Simon D. *Trigger Point Flip Charts.* Baltimore, MD: Williams and Wilkins; 1996.

Unverzagt CA, Schuemann T, Mathisen J. Differential diagnosis of a sports hernia in a high-school athlete. *Journal of Orthopedics and Sports Physical Therapy.* 2008;38(2):63–70.

Ure BM, Tiling T, Kirchner R, Rixen D. Reliability of clinical examination of the shoulder in comparison with arthroscopy. *Unfallchirurg.* 1993;96:382-386.

Van der Wurff P, Meyne W, Hagmeijer RHM. Clinical tests of the sacroiliac joint. *Manual Therapy.* 2000;5(2):89-96.

Vernon H, Mior S. The Neck Disability Index: A study of reliability and validity. *Journal of Manipulative and Physiological Therapeutics.* 1991;14:409-415.

Waddell G. Nonorganic physical signs in low back pain. *Spine.* 1980; 5(2):117-125.

Waddell G, McCulloch JA, Kummel E, Venner RM. Nonorganic physical signs in low-back pain. *Spine.* 1980; 5:117-125.

Wainner RS, Fritz JM, Irrgang JJ, Boninger ML, Delitto A, Allison S. Reliability and diagnostic accuracy of the clinical examination and patient self-report measures for cervical radiculopathy. *Spine.* 2003;28(1):52-62.

Wainner RS, Boninger ML, Balu G, Burdett R, Helkowski W. Durkan gauge and carpal compression test: accuracy and diagnostic test properties. *Journal of Orthopedic and Sports Physical Therapy.* 2000;30(11):676-682.

Wolf EM, Agrawal V. Transdeltoid palpation (the rent sign) in the diagnosis of rotator cuff tears. *Journal of Shoulder and Elbow Surgery.* 2001;10(5):470-473.

찾아보기(Index)

【 A 】

【 B 】

【 C 】

【 E 】

【 F 】

【 G 】

【 H 】

【 K 】

【 L 】

【 M 】

【 N 】

【 O 】

【 P 】

【 Q 】

【 R 】

【 S 】

【 T 】

【 W 】

【 ㄱ 】

【 ㄴ 】

【 ㄷ 】

【 ㄹ 】

【 ㅁ 】

【 ㅂ 】

【ㅅ】

【ㅇ】

【 ㅈ 】

【 ㅊ 】

【 ㅋ 】

【 ㅌ 】

【 ㅍ 】

【 ㅎ 】